JN427493

소화기내시경 실무 길잡이

기구, 약제, 시술의 모든 것

대한소화기내시경학회
부산 · 울산 · 경남지회

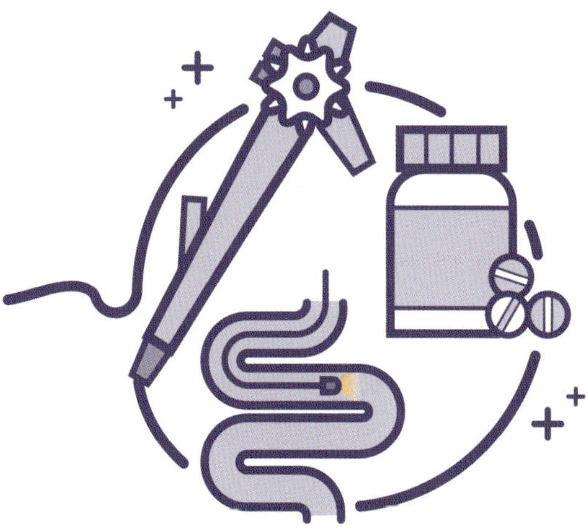

도서출판 대한의학

집필진

집필위원장

박 수 범(부산대학교 양산부산대학교병원 소화기내과)

집필부위원장

김 성 은(고신대학교복음병원 소화기내과)
최 준 혁(인제대학교 해운대백병원 소화기내과)

집필위원

고 명 석(동아대학교 동아대학교병원 소화기내과)
김 수 진(부산대학교 양산부산대학교병원 소화기내과)
소 훈 섭(울산대학교 울산대학교병원 소화기내과)
유 승 정(인제대학교 부산백병원 소화기내과)
이 승 범(울산대학교 울산대학교병원 소화기내과)
이 정 환(인제대학교 해운대백병원 소화기내과)
이 종 윤(동아대학교 동아대학교병원 소화기내과)
장 진 욱(부산대학교 양산부산대학교병원 소화기내과)
홍 승 민(부산대학교 부산대학교병원 소화기내과)

대한소화기내시경학회
부산·울산·경남지회 임원진 명단

임원진

이사장	지삼룡	부이사장	이종훈
회장	이재승	부회장	이동현
총무	김광하	부총무	최철웅
학술	문 원	편집	박수범
재무	김현진	교육	정인두
전산정보	방성조	홍보섭외	이상헌
보험	김태오	감사	김형욱
무임소	조대현		
	최준혁		
	김성은		

자문위원

강대환	김지원	김진도	노명환	문영수	박선자
박승근	박희승	박희욱	설상영	송근암	송철수
양웅석	이광웅	이재양	이종수	이준상	정운태
정을조	조성락	지창준	최석렬	최성호	허정호

머리말

내시경실에서는 검진내시경뿐만 아니라 다양한 치료내시경이 이루어지고 있습니다. 이러한 시술을 정확하고 안전하게 수행하기 위해서는 내시경 기기와 보조기구의 사용법을 충분히 이해하는 것이 필수적입니다. 내시경 의사와 보조자는 내시경 장비, 약제, 그리고 시술 방법에 대한 정확한 지식을 갖추어야 하며, 이는 환자의 안전과 치료의 성공에 직결됩니다.

이에 소화기내시경학회 부울경지회에서는 내시경실에서 사용되는 장비와 기구에 대한 설명뿐만 아니라, 다양한 시술 방법을 정리하여 한 권의 책으로 구성하였습니다. 이 책은 풍부한 사진과 함께 실무에서 바로 활용할 수 있도록 제작되어, 내시경실 업무를 총괄적으로 이해하는 데 도움을 줄 것입니다.

특히, 내시경 검사 및 치료에 대한 이해를 넓히고, 현장에서 실질적인 도움이 될 수 있도록 경험이 풍부한 의료진이 집필에 참여하였습니다. 현장에서 놓치기 쉬운 부분까지 주의사항을 포함하여 설명하였기에, 내시경실에서 근무하는 의료진에게 유용한 참고자료가 될 것입니다.

다만, 본 책자는 최신 정보를 바탕으로 구성되었으나, 의료 기술과 장비는 지속적으로 발전하고 있습니다. 따라서 일부 내용이 최신 변화와 다를 수 있으며, 보다 구체적인 사항은 제조사의 설명서나 첨부 문서를 참고하는 것이 좋습니다. 본 책에서는 기본 개념과 최신 장비를 간결하고 명확하게 소개하고 있으며, 각 소제목마다 핵심 내용을 정리하고 중요 사항을 강조하였습니다.

이 책은 내시경실 업무를 시작하는 전임의 및 간호사 선생님들에게 특히 유용할 것입니다. 또한, 내시경실과 관련된 모든 의료 종사자들이 실무에서 놓칠 수 있는 부분을 쉽게 이해할 수 있도록 구성하였습니다. 내시경실에 비치하여 활용한다면, 누구에게나 도움이 될 것입니다. 감사합니다.

2025년 6월

집필위원장 박 수 범

추천사

소화기 내시경과 관련된 기구와 술기는 지난 수십 년간 비약적으로 발전해 왔으며, 소화기 내시경 검사는 임상에서 소화기 질환의 진단과 치료에 있어 중요한 역할을 하고 있다. 따라서 내시경 시술을 직접 시행하는 내시경의사뿐만 아니라 보조하는 의료진의 지식과 숙련도의 중요성이 점차 커지고 있다.

소화기 내시경 검사의 질적 향상을 위해서는 기초 지식뿐만 아니라 임상 현장에서 바로 적용할 수 있는 술기에 대한 실용적인 지침이 필요하다. 따라서 내시경과 관련 기구의 정확한 이해, 적절한 약제 사용, 환자 안전을 고려한 시술 방법, 그리고 합병증 예방과 대처 방법까지, 다양한 임상적 경험과 노하우가 체계적으로 정리된 지침서의 발간은 내시경의를 포함하는 모든 의료진에게 매우 중요하다고 할 수 있다.

대한소화기내시경학회 부산·울산·경남지회에서는 이러한 상황을 고려하여 『소화기내시경 실무 길잡이: 기구, 약제, 시술의 모든 것』이라는 제목의 책자를 발간하였다. 이 책은 단순한 참고서의 수준을 넘어, 내시경 실무자들이 일상적인 진료에서 바로 활용할 수 있는 정보와 노하우를 풍부하게 담고 있다. 초보자에게는 내시경 실무를 시작하는 데 도움이 되는 입문서로, 경험이 풍부한 전문가들에게는 최신 기술과 장비, 임상적 지식을 재정리하고 더 깊이 있게 성찰할 수 있는 기회를 제공할 것이다. 무엇보다도 이 책은 현장에서 내시경 검사를 시행하고 보조하는 모든 의료진에게 실질적인 도움이 되는 '현장형 지침서'로서 가치가 있다고 하겠다.

이 책은 소화기 내시경 검사의 수준을 한 단계 높이는 데 기여할 수 있는 소중한 책자로 생각되며, 보다 안전하고 효과적인 내시경 검사를 시행하는 데 큰 역할을 할 것이라 확신한다. 따라서 소화기 내시경 검사와 관련된 모든 의료진에게 자신 있게 추천을 드리며, 이 책의 집필에 참여하신 모든 선생님들께 깊은 존경과 감사의 마음을 전하는 바이다.

2025년 6월

대한소화기내시경학회 이사장

고려대학교 의과대학 교수

박 종 재

발간사

대한소화기내시경학회 부산울산경남지회는 1977년 창립한 이래 지역의 소화기 내시경 분야의 학술을 활성화하는데 힘써 왔습니다. 또한 본 지회에서는 2010년 『실전공략 임상소화기내시경』, 2013년 『실전 소화기내시경 가이드라인』, 2022년 『경피적 내시경 위루술』, 2023년 『소화기내시경집담회 증례집』 등의 책자 발간을 통해 본 지회의 다양한 경험과 최신 지견들을 정리하고 공유하기 위해 노력해 왔습니다. 이는 지회의 역대 이사장님들, 회장님들, 여러 선후배 임원 여러분들의 노력의 결과입니다.

이번에는 본 지회에서 『소화기내시경 실무 길잡이: 기구, 약제, 시술의 모든 것』이라는 제목으로 새로운 책자를 발간합니다. 내시경실에서 행해지는 진단내시경과 다양한 치료내시경들을 시행하기 위해서는 내시경 의사와 보조자들이 내시경 기계에 대한 이해, 내시경 보조 기구들의 사용법, 사용되는 약제 등에 대해 정확하게 이해하고 수행하여야 합니다. 본 책자에는 내시경 개요, 위장관 진단내시경, 위장관 치료내시경, 진단 및 치료내시경의 우발증, 췌담도내시경과 내시경초음파의 다섯 분야로 구성되어져 있고, 각 검사에 대한 설명, 기계장비에 대한 설명, 사용되는 약물, 보조기구 등에 대해 준비 단계에서부터 설명하려고 노력했습니다. 이 책자에서는 내시경실에서 일어나는 업무를 총괄적으로 이해할 수 있도록 많은 사진들과 함께 실제 내시경실 현장에 도움이 되기 위해 기술하였습니다. 매일매일 쏟아지는 최신 정보와 새로운 기구들을 이 책에서 다 기술하지는 못하였지만 새로이 내시경실 업무를 시작하는 내시경 의사 선생님, 간호사 선생님들에게 도움이 되고자 하였습니다.

이 책자가 나오기까지 지도를 아끼지 않으신 역대 이사장님들, 그리고 여러 회장님들의 격려에 감사드리고, 여러모로 도와주신 임원 여러분들께도 고개 숙여 감사드립니다. 특히, 어려운 의료현장의 여건 속에서도 개인적인 희생을 마다하지 않고 자료를 정리하고 집필하여 주신 박수범 편집위원장님과 집필진 선생님들께 감사드립니다.

2025년 6월

대한소화기내시경학회 부산·울산·경남지회 이사장

지 삼 룡

목차

PART 1 내시경 개요 14

내시경 시스템 14

내시경 스코프 구조 21

다양한 내시경 스코프 27

상부내시경 스코프 27

하부내시경 스코프 29

소장내시경 스코프 32

내시경 주변 기기 34

송기, 송수, 흡인 34

이산화탄소 송기 장치 37

송수 펌프 39

고주파 전기 수술기 41

아르곤 플라즈마 응고 45

내시경초음파 48

확대 내시경 54

투 채널 내시경 57

멀티벤딩 내시경 59

이미지 증강내시경 61

컴퓨터 보조 내시경(AI 내시경) 64

PART 2 위장관 진단내시경 66

인두마취제(리도카인), 기포제거제, 점액제거제 66

내시경실 약물 및 진정제 68

준비 도구: 마우스피스, 오버튜브, 생검겸자 72

마우스피스 72

오버튜브 73

생검겸자 74

진정내시경 검사 76
상부내시경 검사 80
하부내시경 검사 84
소장내시경 검사 87
캡슐내시경 검사 92
색소내시경 검사 95

PART 3 위장관 치료내시경 98

사용되는 보조기구 98
- 인젝터 98
- 점막하 주입액 100
- 올가미(스네어) 103
- 나이프 107
- 캡(후드) 112
- 밴드 114
- 네트 겸자 115

식도 정맥류 결찰술 116
위 정맥류 경화술 122
저온 올가미 폴립 절제술 124
점막절제술 127
변형된 점막절제술 129
- 캡장착 내시경 점막절제술 129
- 결찰 후 내시경 점막절제술 131
- 점막절개 후 내시경 점막절제술 133

내시경 점막하 박리절제술 136
경피내시경하 위루술 139
이물제거 144
풍선 확장술 및 부지 확장술 147
스텐트 삽입술 151

PART 4 진단 및 치료내시경의 우발증 155

약물 관련 155

검사 관련 156

출혈 157

천공 159

사용되는 보조기구 162

에피네프린 첨가 고장식염수 국소주사법 162

지혈 겸자 164

내시경 클립 및 클립 고정 디바이스 165

분말 스프레이 170

Over-The-Scope-Clip (OTSC®) 174

PART 5 췌담도내시경과 내시경초음파 176

췌담도내시경 장비 176

십이지장경 176

담도내시경 178

내시경초음파 181

부속기구 183

삽입도관 183

유도철사 184

괄약근 절개도 185

바스켓 187

풍선도관 188

협착부 확장용 풍선 189

경비 담관 배액관 및 췌관배액관 190

플라스틱 스텐트 191

금속 스텐트 192

조직 채취를 위한 부속기구(세포검사솔, 생검 겸자) 194

내시경초음파 천자 바늘 195

내시경적 역행성 담췌관 조영술 198
내시경적 역행성 담췌관 조영술의 준비 198
내시경적 역행성 담췌관 조영술의 진행 206
내시경 유두절개술 214
내시경 유두부 풍선확장술 219
내시경적 역행성 담췌관 조영술을 통한 담석 제거술 222
내시경적 역행성 담췌관 조영술을 통한 조직 채취 231
내시경적 경비 담관 배액관 배액술 232
내시경적 역행성 담관 배액술 236
내시경 유두부 절제술 237
담도내시경 240
경피경간 담도경 검사 240
단일 시술자 담도내시경 244
췌담도계 내시경초음파 248

INDEX 258

PART

1 내시경 개요

내시경 시스템

내시경 시스템은 스코프와 본체로 나뉘며, 본체는 프로세서, 광원장치, 저장장치, 모니터, 주변장치 등으로 구성된다.

내시경 시스템의 개요

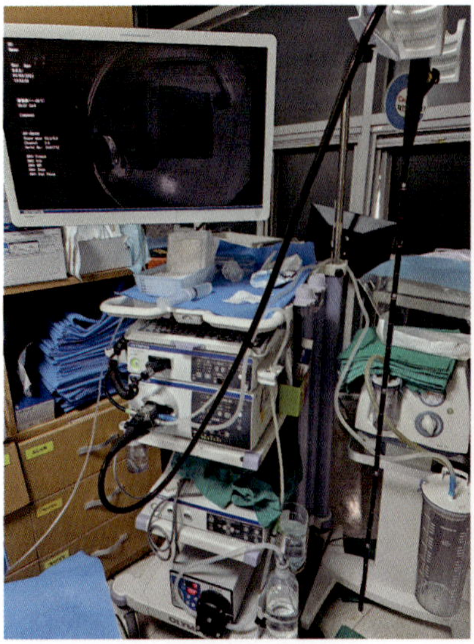

올림푸스사

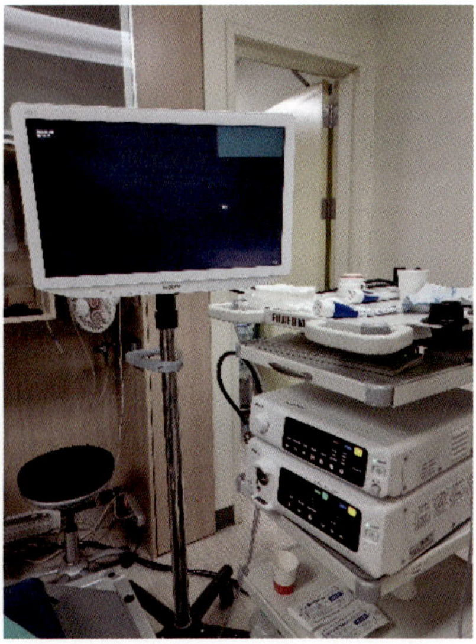

후지필름사

내시경 시스템은 스코프와 본체로 구성되며 본체의 광원장치에 환자에게 삽입되는 스코프를 장착한다.

1. 프로세서: 내시경 시스템의 중추로, 비디오 스코프에서 받은 전기 신호를 영상으로 변환하는 장치이다. 내시경 카메라에서 수집된 데이터를 처리하고, 이를 디지털 영상으로 변환해 화면 모니터에 전송한다. 이미지의 품질과 정확성을 보장하는 중요한 부분이다.
2. 광원장치: 스코프와 결합하는 커넥터가 있으며, 광원장치를 통해 내시경의 끝에 부착된 카메라에 필요한 조명을 제공하여 내부 조직의 명확한 시각화를 가능하게 한다. 내장 램프로 빛을 발생시키는 기능, 송기 및 송수 기능이 있으며, 송수병을 옆에 둔다.
3. 모니터: 내시경 카메라에서 전송된 영상을 실시간으로 표시하여 내시경 검사 동안 위장관 상태를 직접 관찰할 수 있다.
4. 주 전원: 내시경 시스템에 전력을 공급한다. 안정적이고 지속적인 전력 공급은 시스템의 원활한 작동을 위해 필수적이다.
5. 키보드: 내시경 시스템을 제어하고, 필요한 명령을 입력하는 데 사용된다. 검사 중 데이터 입력이나 조작에 중요하다.
6. 송수병: 스코프 선단의 흐림을 제거하기 위해 내보내는 물을 저장하는 병으로, 송기에 의해 물을 선단으로 보내므로 병뚜껑을 확실히 닫아 주어야 한다.
7. 송기장치: 내시경 검사 중에 필요한 공기를 위장관에 주입하는 장치로 위장관을 팽창시켜 검사가 용이하게 된다.
8. 송수탱크 및 펌프: 내시경 시야를 확보하거나 스코프 선단의 정결이 필요할 때 송수 탱크에서 저장된 액체를 내시경의 끝으로 보내는 장치이다.
9. 스코프 거치대: 내시경을 안전하게 보관하는 데 사용되는 장치로 내시경의 손상을 방지하고, 접근성을 향상시킨다.
10. 내시경 삽입 형상 관측 장치: 특정 시스템에 따라 존재할 수 있으며, 내시경 삽입 과정에서 내시경의 위치나 형태를 추적하고 관찰하는 데 사용된다.
11. 영상 기록 장치: 검사 중 생성되는 영상을 기록하고 저장하는 장치이다. 이를 통해 검사 후에도 영상을 분석하거나 환자 기록으로 보관할 수 있다.

본체 장비 사진들(프로세서, 광원장치, 모니터)

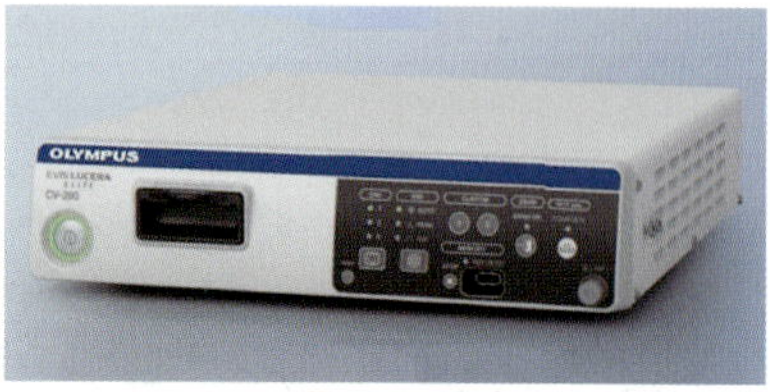

올림푸스사 CV-290 프로세서

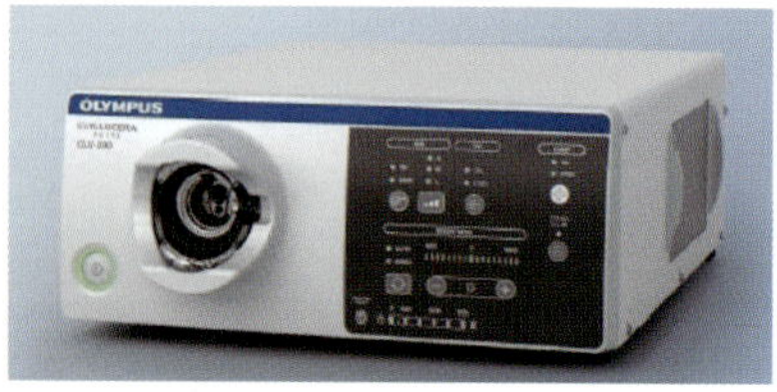

올림푸스사 CLV-290SL 광원장치

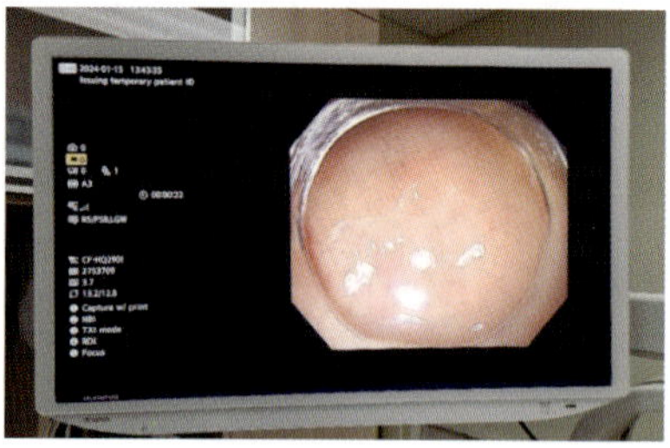

올림푸스사 모니터

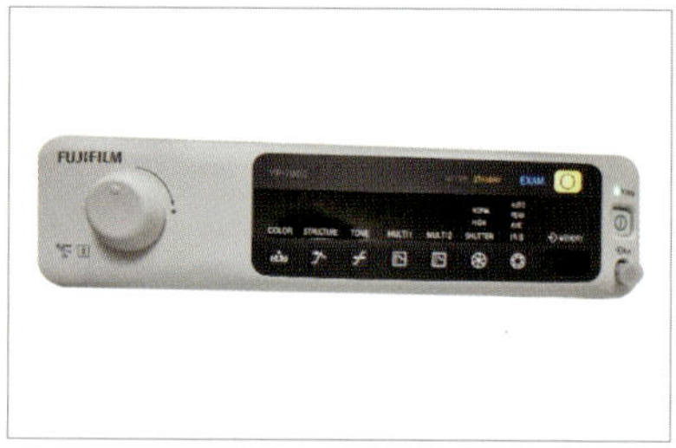

후지필름사 프로세서

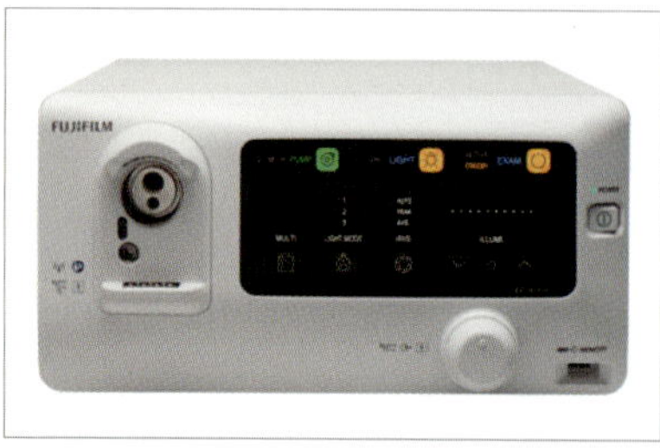

후지필름사 광원장치

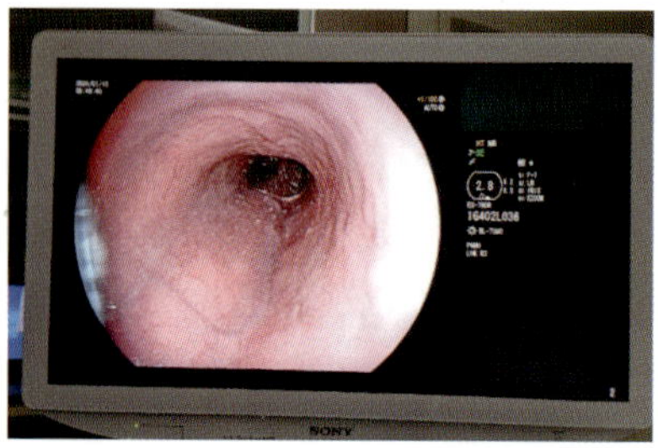

후지필름사 모니터

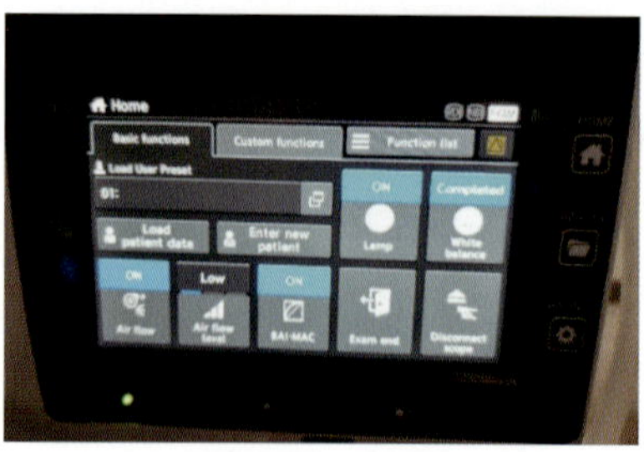

펜탁스사 프로세서

1) 시스템 프로세서(올림푸스사)

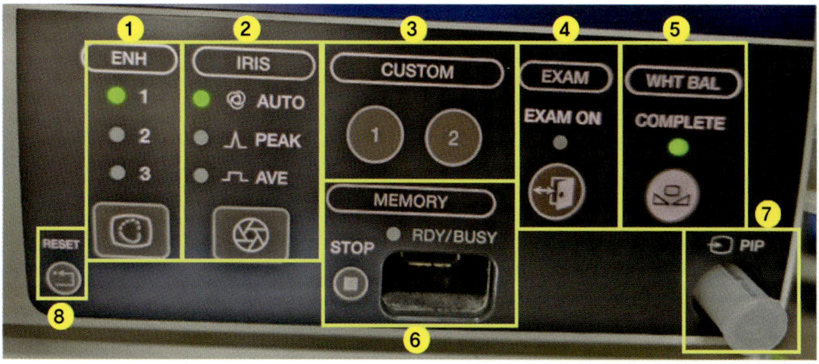

① 이미지 강조

- A모드: 이미지의 모양이나 윤곽을 강조한다. 확대 관찰을 할 때 혈관, 선와(crypt)가 특히 더 강조되어 보인다(A0-A8 단계로 조정).
- B모드: A모드에 비해 미세한 부분의 강조가 뛰어나다(B0-B8 단계로 조정).
- E모드: 다른 모드와 비슷하게 강조 효과가 있으나 거친 느낌이 완화되어 출력된다(E0-E8 단계로 조정).

② IRIS

- Auto: 내시경 영상의 밝기를 자동으로 조절한다. 다양한 조건에서 유연하게 사용할 수 있으며, 특히 밝기가 수시로 변해 사용자가 수동으로 설정을 조절하기가 어려운 상황에서 유용하다.
- Peak: 내시경 영상 중 가장 밝은 부분을 기준으로 밝기를 조절한다.
- Average: 내시경 영상의 평균 밝기를 기준으로 밝기를 조절한다.

③ 커스텀: 다양한 기능을 미리 자유롭게 할당한 뒤 필요시마다 사용할 수 있다.

④ 검사 버튼: 누르면 환자의 데이터를 삭제한다.

⑤ 화이트 밸런스: 내시경 이미지의 색소에 변형이 생기거나 어색해질 때 색감을 올바르게 정렬하는 기능이다.

⑥ 포터블 메모리 포트: 휴대용 메모리를 삽입한다. 이미지 등의 자료를 휴대용 메모리에 저장할 수 있다.

⑦ PIP 단자: 외부 이미지의 입력을 위한 단자이다.

⑧ 리셋: 길게 누르면 변경한 설정이 원래대로 변경된다.

2) 광원 장치(올림푸스사)

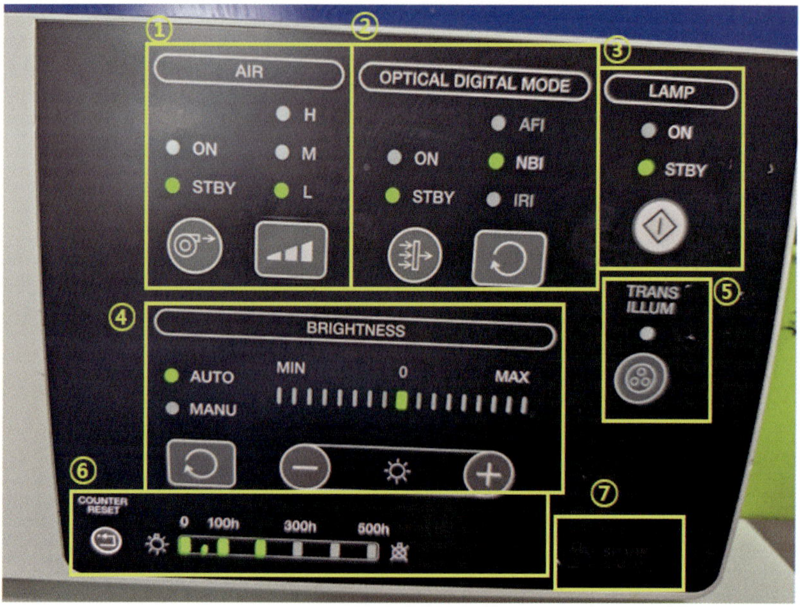

① 송기: 공기를 넣는 송기 버튼을 켜거나 끄고, 송기량(high, middle, low)을 조절할 수 있다.

② 광 디지털 관찰 모드: Auto Fluorescence Imaging (AFI), Narrow Band Imaging (NBI), Infrared Imaging (IRI)을 선택할 수 있다.

③ 램프: 램프를 켜고 끌 수 있다.

④ 밝기: 램프의 밝기를 조절할 수 있다.

⑤ Transillumination function: 신체의 바깥에서도 보일 정도의 강력한 빛을 발산하여 내시경의 위치를 확인할 수 있게 하는 기능으로, 위루관 삽입술 등에 사용한다.

⑥ 제논 램프 수명 표시기: 제논 램프 누적 사용 시간을 표시한다. 새것으로 교체했다면 Counter Reset을 길게 눌러 초기화한다.

⑦ 할로겐 램프 표시등: 할로겐 램프가 작동되고 있을 때 불이 들어와 표시를 한다.

3) 모니터 화면(올림푸스사)

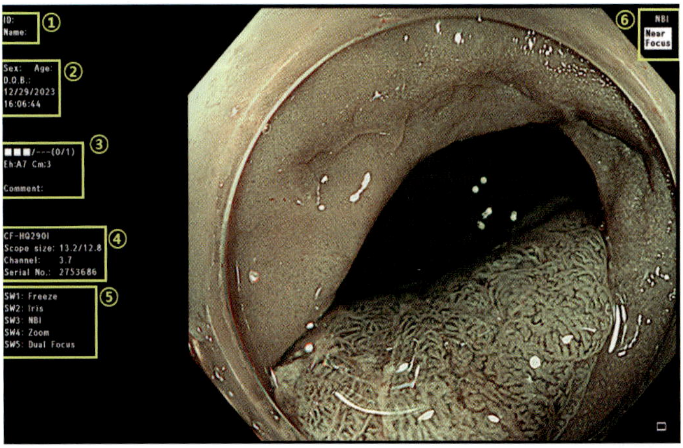

① 환자 ID, 환자 이름: 검사를 받아야 하는 환자의 신분 정보로, 올바른 환자를 검사하고 있는지 확인할 수 있다.

② 성별, 나이, 환자의 생년월일, 검사 일자, 현재 시각: 환자의 기본 인적 사항과 검사 일자 및 현재 시각이 표시된다.

③ 기록 장치, 이미지 정보, 코멘트: 검사 중 캡처된 이미지와 관련된 기록 장치의 상태, 이미지에 대한 세부 정보, 그리고 의료진의 코멘트를 표시한다. 이는 검사 중 발견된 소견에 대한 자세한 기록과 분석에 도움이 된다.

④ 내시경 스코프 정보: 사용 중인 내시경 스코프의 모델과 설정 정보이다.

⑤ 기능 버튼 할당 정보: 내시경 스코프에 있는 다양한 기능 버튼들이 어떻게 설정되어 있는지 보여준다.

⑥ NBI, Near Focus 활성 여부: NBI는 조직의 미세 구조와 혈관 패턴을 더 잘 볼 수 있도록 하는 이미징 기술이며, Near Focus는 근거리의 병변에 대해

영상 초점을 맞추는 기능이다. 이 두 기능의 활성화 여부가 표시된다.

내시경 본체(후지필름사)

후지필름사의 7000 SYSTEM (ELUXEO)은 multi-light technology를 이용하여 Blue light imaging (BLI), Linked color imaging (LCI), White light imaging (WLI), Flexible spectral imaging color enhancement (FICE) 등이 구현 가능하다.

	BLI	BLI-light	LCI	WLI	FICE
700 Series	O	O	O	O	O
600 / 500 Series	X	X	X	O	O

주의할 점

1. 광원장치에 스코프를 접속할 때 완전히 접속해야 송기 등이 충분히 된다.
2. 송수병의 뚜껑을 단단히 닫지 않으면 공기가 빠져 물이 나오지 않는다.
3. 모니터에 많은 정보가 포함되어 있다.

내시경 스코프 구조

> 내시경 스코프는 내시경의 연결부, 조작부, 삽입부 3개 부분으로 나누어지는 정밀한 기기로, 항상 세심하게 취급해야 하는 기기이다.

내시경 각부의 명칭과 구조

내시경은 내시경 광원장치 시스템에 연결이 되는 연결부, 주위의 앵글노브 부분인 조작부, 실제 환자에게 삽입되는 부위인 연성부·만곡부·선단부로 구성된 삽입부로 나누어진다.

연성내시경 사진

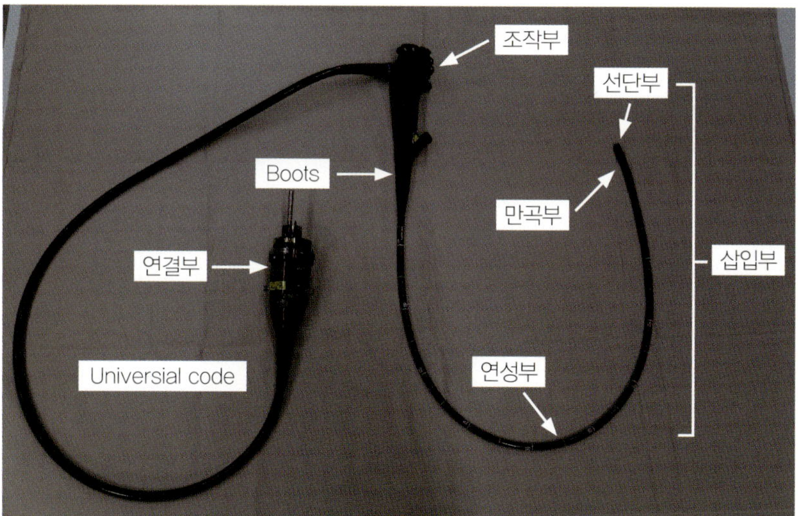

1) 삽입부

(1) 선단부

비디오 스코프의 가장 중요한 부분인 관찰 대상을 촬영하는 카메라와 영상을 전기 신호로 변환하는 Charge Coupled Device (CCD) 이미지 센서가 내장되어 있다. 대물렌즈를 통해 촬영하며, 대물렌즈 옆에는 대물렌즈를 세척하고 송기, 송수하는 Air·water nozzle이 있다. 불빛을 조사하는 Light guide lens, 흡인이나 처치 도구를 내는 겸자·흡인구가 있다.

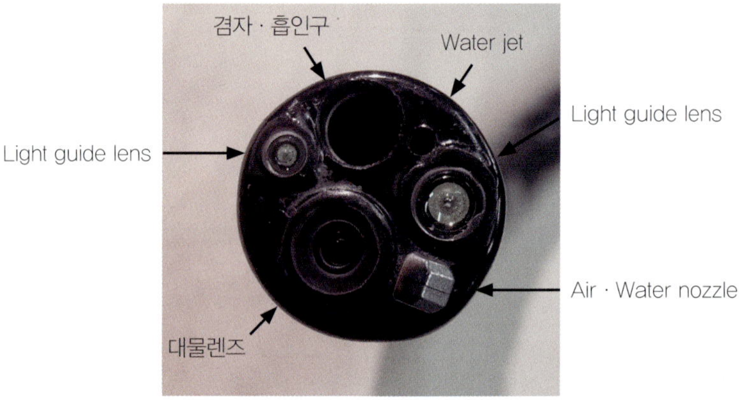

(상부내시경)선단부 확대 사진

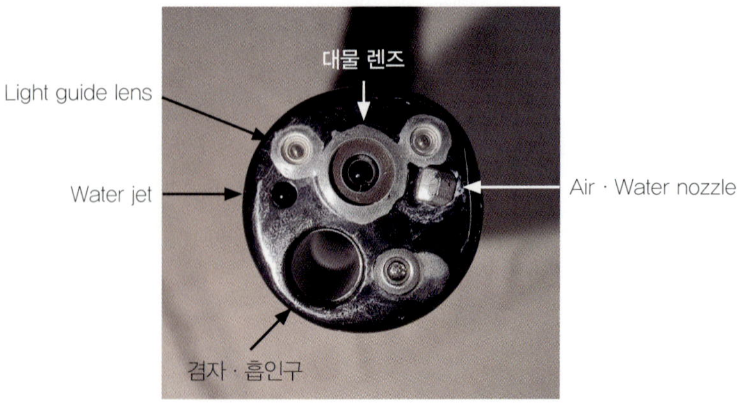

(하부내시경)선단부 확대 사진

A. 대물렌즈: 대물렌즈는 초광각 렌즈이다.
B. Light guide lens: 조명 렌즈는 광섬유로 인도된 광원장치로부터의 빛을 이용해 체내를 밝게 비춰준다.
C. Air·water nozzle: 송기에 의해 소화관을 부풀리는 동시에 송수로 렌즈를 세척할 수 있다.
D. 겸자·흡인구: 겸자구에서 처치구를 넣고 꺼내고, 조직을 채취하거나 병변을 절제하기도 한다.
E. Water jet: 일반적인 송기·송수 기능과는 별도로 발판(foot switch)을 밟으면 정면 방향으로 힘차게 송수할 수 있으며, 소화관 내부의 혈액 등을 세척하면서 관찰하는 데 유용하다.

(2) 만곡부

내시경의 선단을 구부릴 수 있게 여러 개의 굴곡부가 결합된 형태를 보인다.

만곡부의 내부 사진

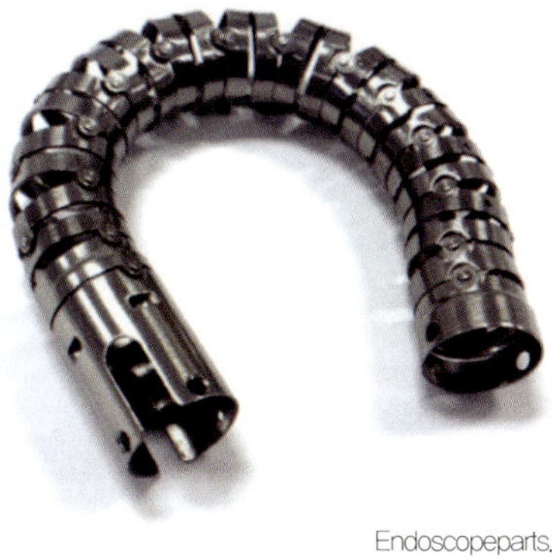

Endoscopeparts.com®

(3) 연성부

연성부 안에는 CCD 케이블, 라이트 가이드, 송기·송수채널, 겸자구, 앵글와이어 등이 한정된 굵기 안에 들어 있다. 따라서 연성부를 과하게 구부리면 내부 구성 부품이 손상될 우려가 있으므로 취급에 주의가 필요하다. 연성부의 외표면은 수지로 되어 있으나, 플레스라고 불리는 나선형으로 감긴 금속판을 이용함으로써 스코프의 용도에 맞는 경도를 만들었다.

2) 조작부

올림푸스사의 상부내시경 조작부

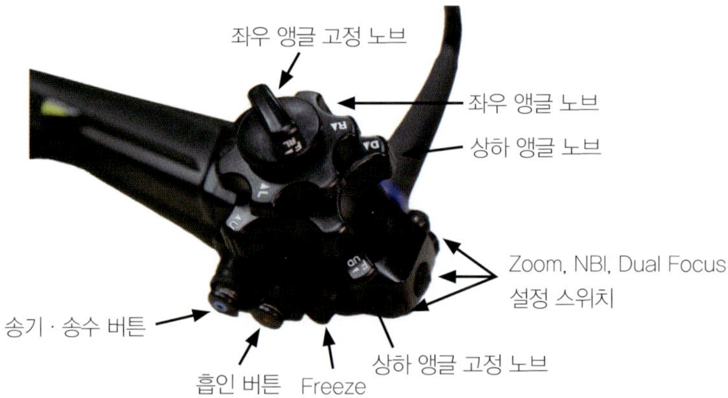

올림푸스사의 하부내시경 조작부

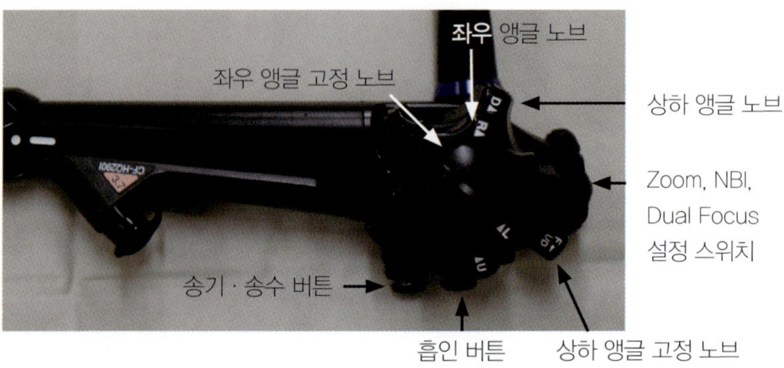

펜탁스사의 대장내시경 조작부

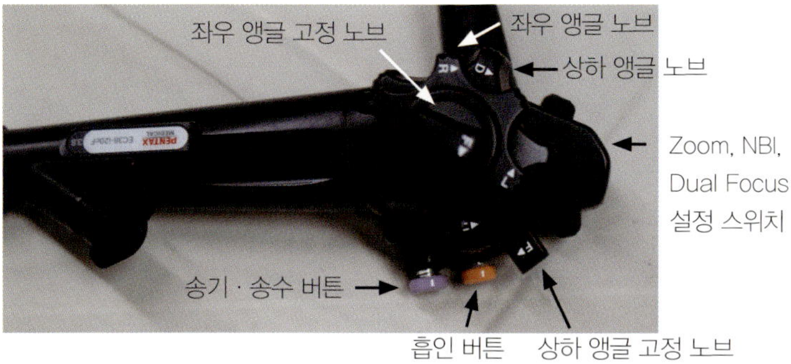

A. 상하 앵글 노브: 내시경의 선단부를 상하로 움직일 수 있다.

B. 좌우 앵글 노브: 내시경의 선단부를 좌우로 움직일 수 있다.

C. 상하 앵글 고정 노브: 상하 앵글 노브를 고정할 수 있다.

D. 좌우 앵글 고정 노브: 좌우 앵글 노브를 고정할 수 있다.

E. 흡인 버튼(붉은색): 내용물이나 공기를 흡인할 때 사용한다.

F. 송기·송수 버튼(보라색): 물이나 공기를 내보낼 때 사용한다.

G. 스위치: 회사별로 각 기능을 켜고 끌 수 있는 버튼(NBI, Near Focus 등)이다.

3) 연결부

프로세서, 광원장치, 흡인튜브, 송수탱크 등이 접속하는 부분

연결부

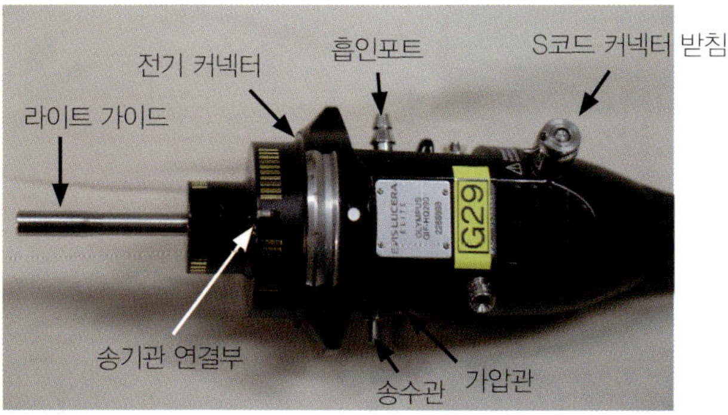

A. 라이트 가이드: 광원장치와 연결하는 부위이다.

B. 송기관 연결부

C. 전기 커넥터: 프로세스와 연결하는 부위이다.

D. 흡인 포트

E. 송수관

F. 가압관

주의할 점

1. 내시경의 유효 길이는 선단부 끝부터 연성부 시작 부위까지 길이이며, 내시경의 종류, 회사마다 길이에 약간의 차이가 있다.
2. 내시경 스코프를 시스템에 연결할 때 연결 핀이 손상될 수 있으므로 부드럽게 연결해야 한다.
3. 내시경 검사 후 전원을 끈(off) 후에 스코프를 제거해야 한다.
4. 내시경 스코프의 굴곡 부위에 주의해야 한다(선단부, 연결부 등).

다양한 내시경 스코프

내시경 스코프는 사용 목적에 따라 상부내시경, 하부내시경, 소장내시경, 췌담도내시경, 경비내시경, 멀티 밴딩 내시경, 투 채널(two channel) 내시경 스코프 등 다양하다.

상부내시경 스코프

상부내시경 스코프는 내시경 스코프의 가장 흔히 사용되는 스코프로 초심자가 일반적으로 처음 접하게 되는 스코프이다.

1. 일반적인 상부 소화관 내시경에 사용되는 스코프는 길이가 약 1 m가량이며, 식도, 위, 십이지장(보통 제2부까지)을 관찰하는 데 사용한다.
2. 내시경을 만드는 회사마다 위내시경 스코프의 스펙이 약간씩 다르지만, 굵기는 9-10 mm 정도이고 확대 기능 등 기능이 많고 고화질일수록 굵어진다.
3. 다양한 상부내시경 스코프의 종류가 있다.
   A. 경비내시경은 코로 삽입이 가능한 세경 스코프로 굵기는 약 5 mm 정도이다.
   B. 굵기가 8.9 mm로 가는 소아용 위내시경 스코프도 있다.
   C. 겸자구가 2개인 투 채널(two channel) 스코프도 있다.
4. 스코프의 굵기가 각각 다르므로, 경우에 따라 잘 선택하여 사용하여야 한다.
5. 최근에는 water jet 시스템인 기존의 송기/송수관에 부송수관이 있어 발판 스위치를 통해 위내 세척을 할 수 있는 기능이 있는 제품들이 있다.

회사별 상부내시경 스코프의 스펙

회사명	품명	삽입부 길이	선단부 직경	겸자구 직경	앵글 각도 (상/하/좌/우)	겸자구 위치
올림푸스사	GIF-Q260J	1,030 mm	9.9 mm	3.2 mm	210/90/100/100	7시
후지필름사	EG-L580RD7	1,100 mm	9.8 mm	3.2 mm	210/120/100/100	7시
펜탁스사	EG29-i10N	1,050 mm	9.9 mm	3.2 mm	210/120/120/120	7시

상부내시경 스코프의 상하좌우 각도 점검

상측(UP) 각도가 가장 많이 꺾어짐

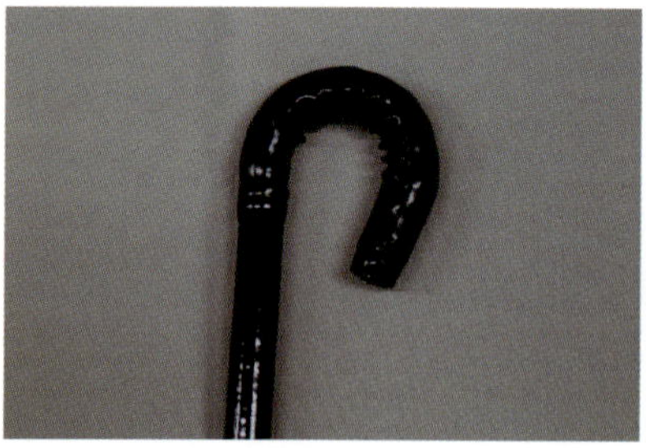

UP

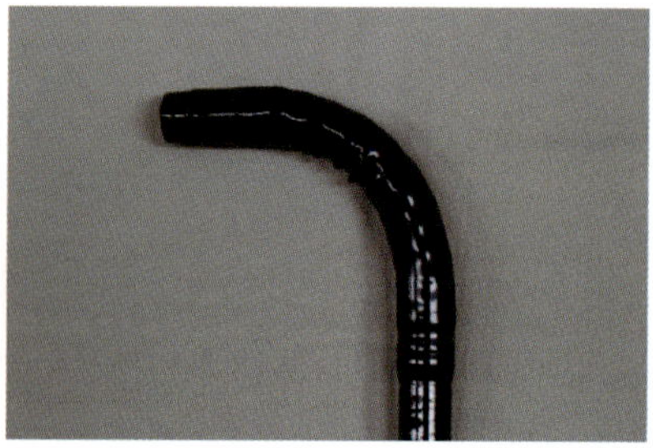

DOWN

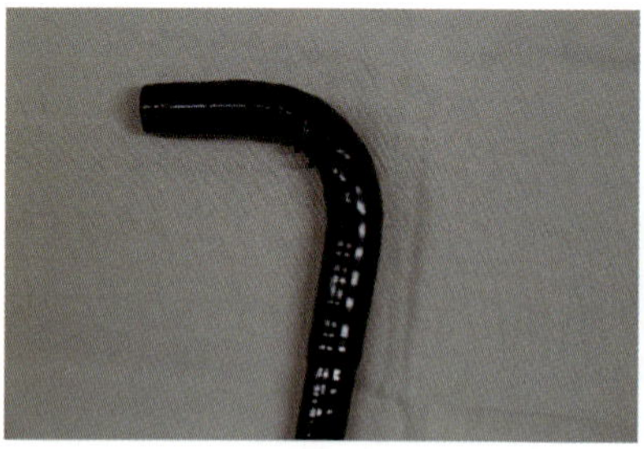

LEFT

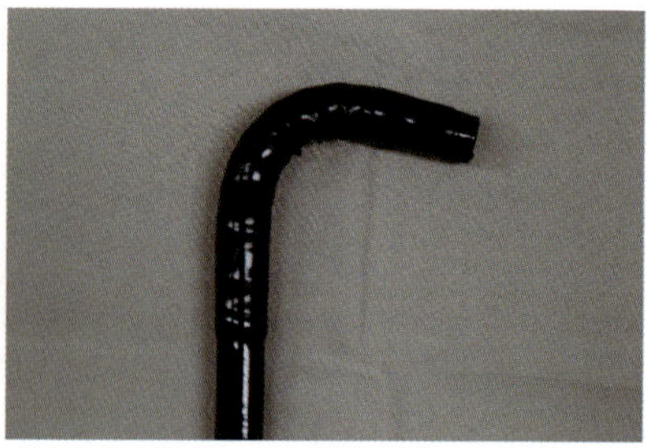

RIGHT

내시경 종류에 따른 두께 비교

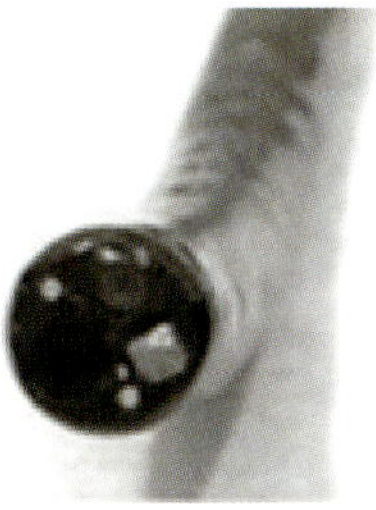
세경스코프(5.4 mm)

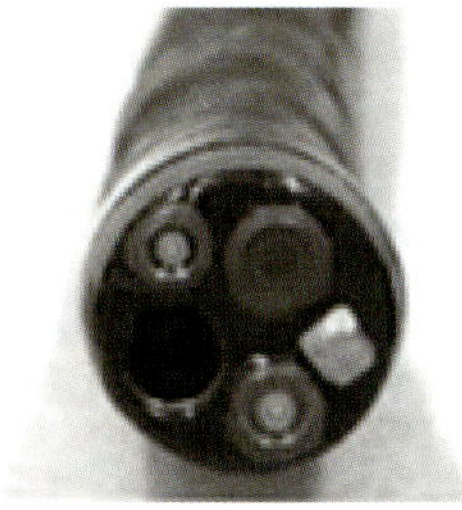
소아내시경(8.9 mm)

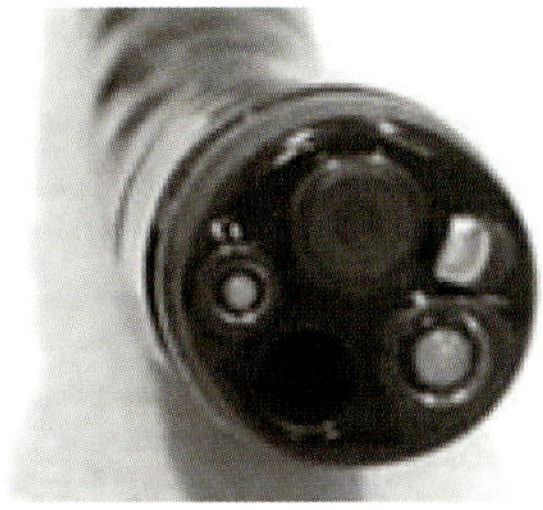
일반내시경(9.8 mm)

주의할 점

1. 내시경 만곡부의 앵글 각도는 새 제품의 경우 210도까지 구부러지나, 사용할수록 와이어가 느슨해짐으로써 충분한 앵글 각도가 안 나올 수 있다.
2. 스코프는 정기적으로 체크하여, 상하좌우가 충분히 구부러지지 않으면 수리가 필요하다.

하부내시경 스코프

하부내시경 스코프는 상부내시경 스코프보다 길이가 길고, 두께가 두꺼워 하부내시경의 특징 및 상부내시경 스코프 와의 차이점들을 숙지해 둘 필요가 있다.

1. 하부내시경 스코프는 상부내시경 스코프보다 길고 직경도 13.2 mm로 더 굵으며, 이에 따라 무게감에도 차이가 있어 처음 조작 시 이질감을 느낄 수 있다.
2. 하부내시경 스코프는 상부내시경 스코프에 비해 선단부를 상측으로 굴곡시키는 각도는 작지만(210도 vs 180도), 반대로 하측으로 굴곡시키는 각도는 더 크며(90도 vs 180도), 좌우측의 굴곡각도 역시 크다.

하부내시경 스코프의 상하좌우 각도 점검(올림푸스사)

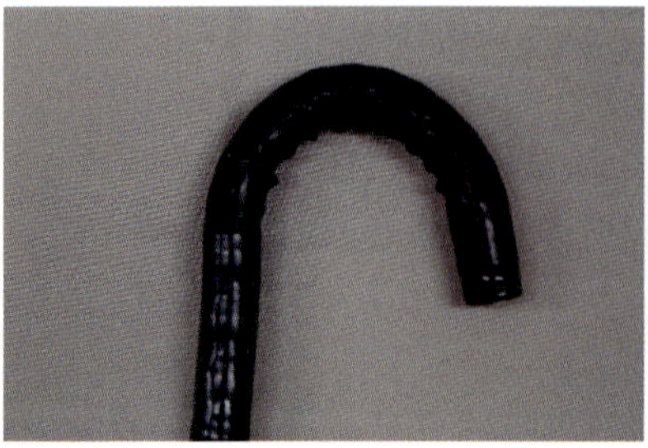
UP

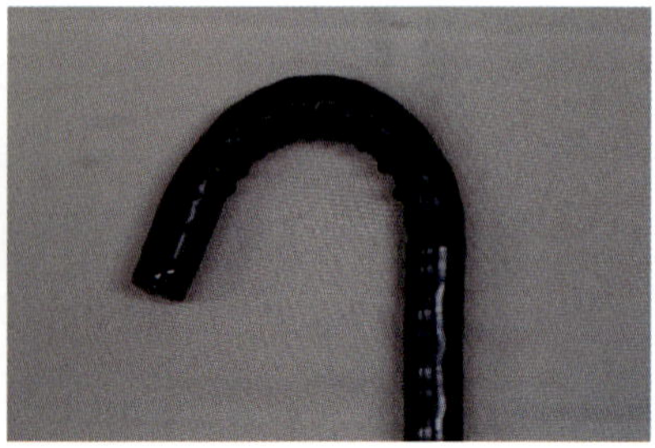
DOWN

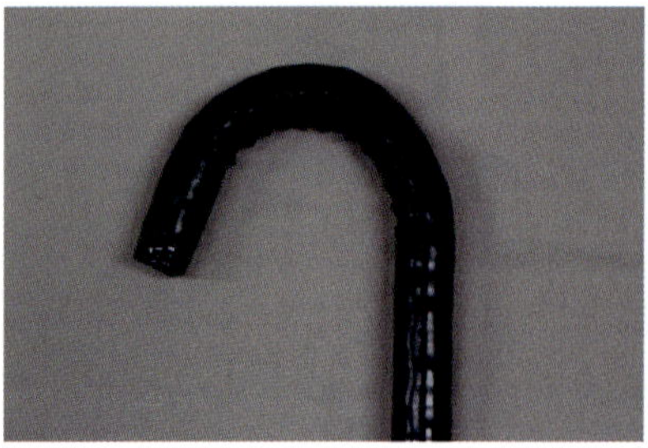
LEFT

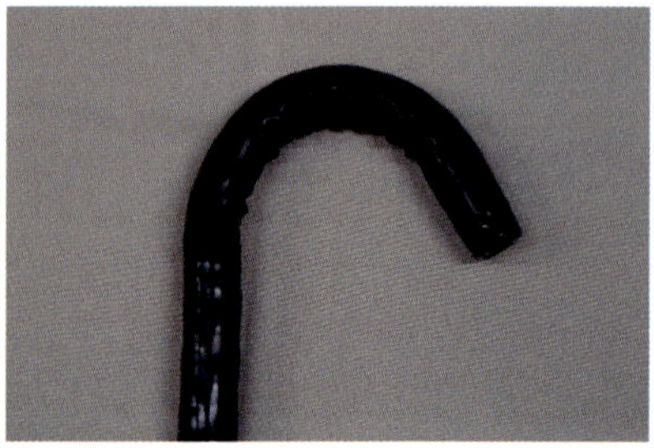
RIGHT

3. 올림푸스사 기준으로 중간 길이(130 cm)의 대장내시경이 현재 가장 표준이 되는 내시경이며, 유착과 장 늘어짐이 심하여 삽입이 어려운 증례를 위한 160 cm의 긴 대장내시경(long scope)도 사용 가능하다.
4. 일부 회사의 대장내시경 스코프는 굴곡 부위를 통과하기 위해 내시경 강성(stiffness)을 조절할 수 있는 경도 가변 기능(숫자가 올라갈수록 강성이 증가)을 가지고 있다.

내시경 경도 가변용 손잡이

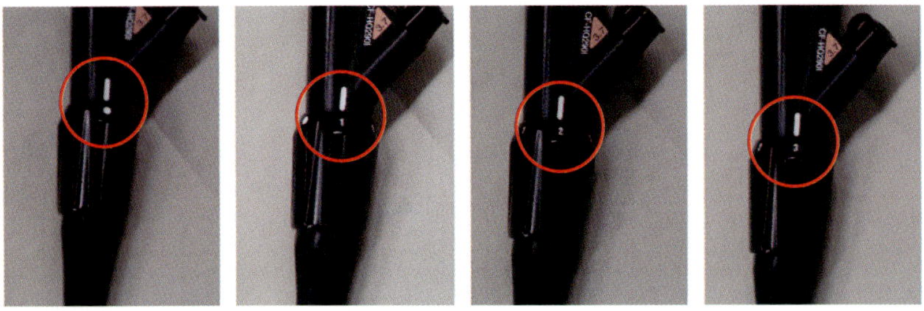

강성 0　　강성 1　　강성 2　　강성 3

5. 펜탁스사의 대장내시경은 렌즈의 특성상 근접 촬영이 용이하고 무게가 가벼우며, 최신 제품은 선단부의 굴곡각도가 상부내시경과 마찬가지로 210도까지 가능하다.

굴곡각도가 210도까지 가능한 대장내시경(펜탁스사)

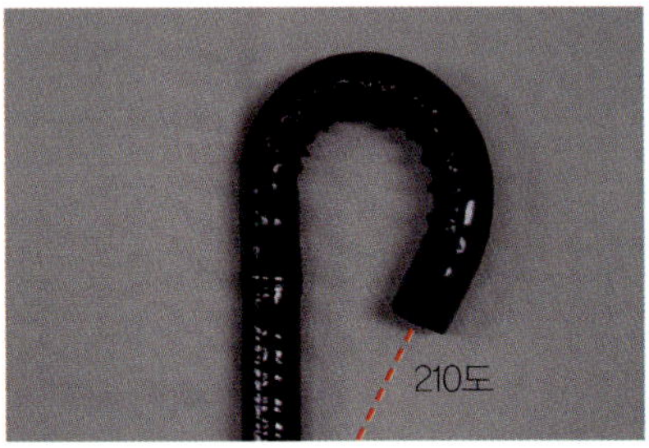

UP

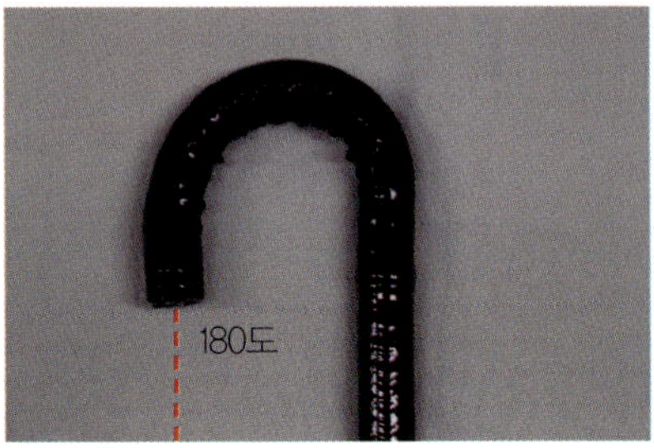

DOWN

6. 후지필름사의 대장내시경은 직경이 12 mm로 상대적으로 가늘어서 삽입 시 통증 부담이 적으며 확대 기능이 5단계까지 가능하고, 170도의 광시야각으로 대장 주름면의 반대편에 위치한 병변의 관찰도 용이한 특징이 있다.
7. 후지필름사의 EC-760R-V/M, V/I, V/L, EC-760P-V/M, V/L ultra slim, EC-760S-V/L은 시야가 170도로 넓게 볼 수 있는 장점이 있다.

후지필름사의 대장내시경

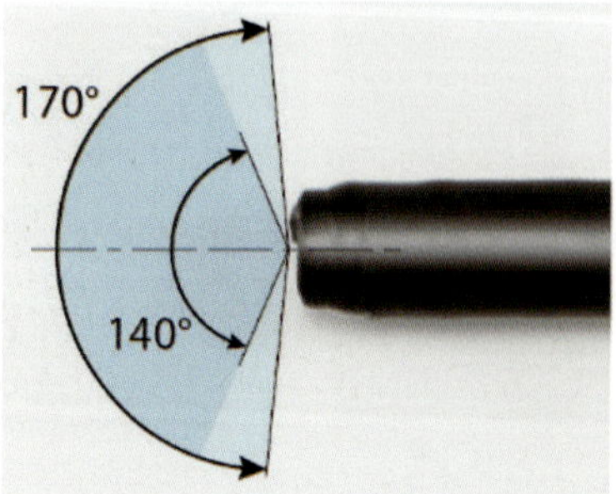

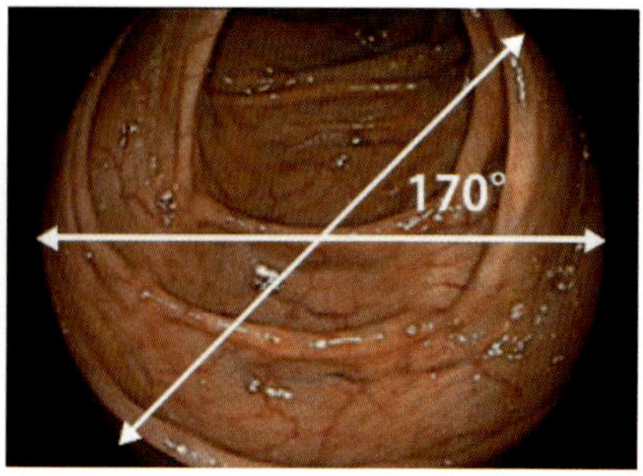

주의할 점

1. 상부내시경 스코프와의 차이점으로 길이와 직경(두께)의 차이를 보이므로, 부속기구를 사용할 때 길이를 보고 사용해야 한다.
2. 회사별로 제품 스펙의 차이로 인해 굵기도 매우 다양하다.

소장내시경 스코프

소장내시경 스코프는 가장 긴 스코프로, 입 또는 항문을 통해 소장의 병변을 확인하기 위해 사용하는 내시경이다.

1. 소장내시경은 단일 풍선 소장내시경과 이중 풍선 소장내시경의 두 종류가 있다.
2. 단일 풍선 소장내시경(single balloon enteroscopy)은 올림푸스사의 오버튜브에 장착된 풍선 하나를 사용한다.
3. 이중 풍선 소장내시경(double balloon enteroscopy)은 후지필름사의 200 cm 소장내시경과 145 cm의 오버튜브로 구성되어 있고, 내시경과 오버튜브 선단부에 각각 풍선이 위치하고 있어 두 풍선을 교대로 팽창시키면서 긴 소장을 단축할 수 있다.

4. 이중 풍선 소장내시경은 길이에 따라 short type (EI-580BT)/standard type (EN-580T)로 구분된다.

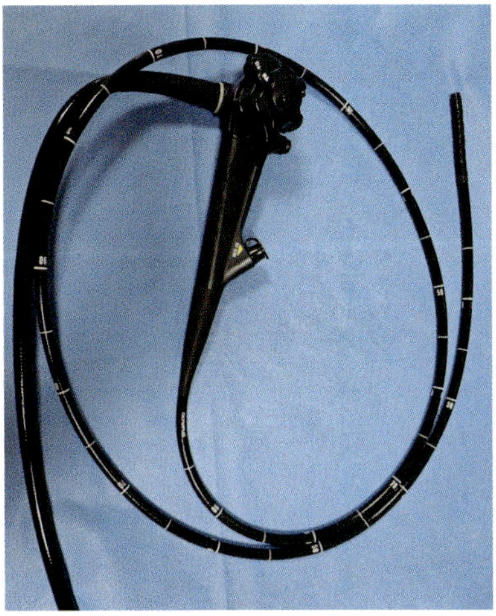

올림푸스사의 Standard type 소장내시경 스코프

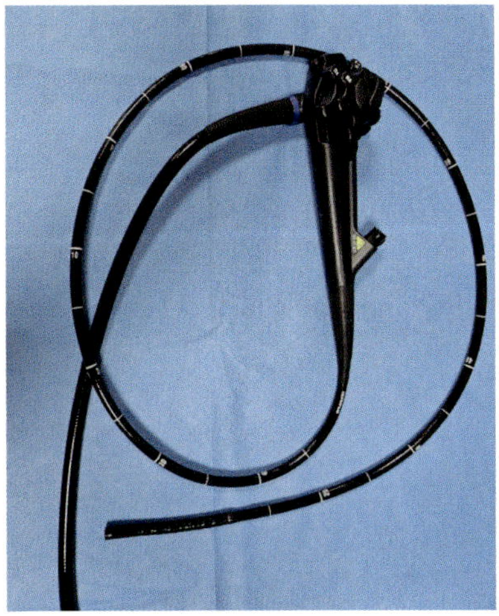

올림푸스사의 Short type 소장내시경 스코프

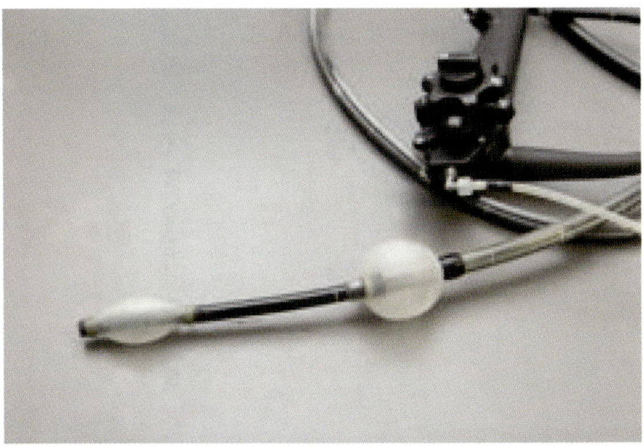

후지필름사의 이중 풍선 소장내시경 스코프

내시경 주변 기기

송기, 송수, 흡인

내시경 시행 중 점막에 붙은 점액을 제거하고, 출혈 부위의 정확한 확인 등 시야 확보를 위해 물이 필요한 상황이 있다. 이를 위해 겸자공을 통해 직접 물을 분사할 수도 있지만, 송수 전용 채널이 장착된 내시경을 활용하거나 송수 튜브를 겸자 채널에 연결하여 분사할 수도 있다.

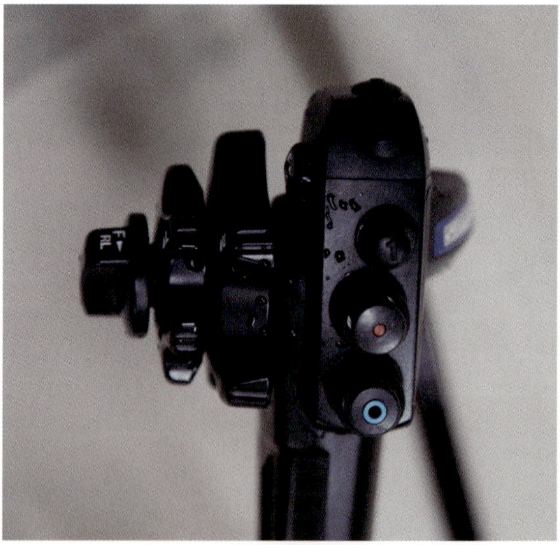

흡인 버튼(붉은색)
송기/송수 버튼(푸른색)

송기 · 송수의 기전

1 송기버튼에서는 항상 내시경 안으로 공기가 보내지고 있다. 또 보통은 송기 · 송수버튼의 구멍을 통해 공기를 실내로 내보낸다.

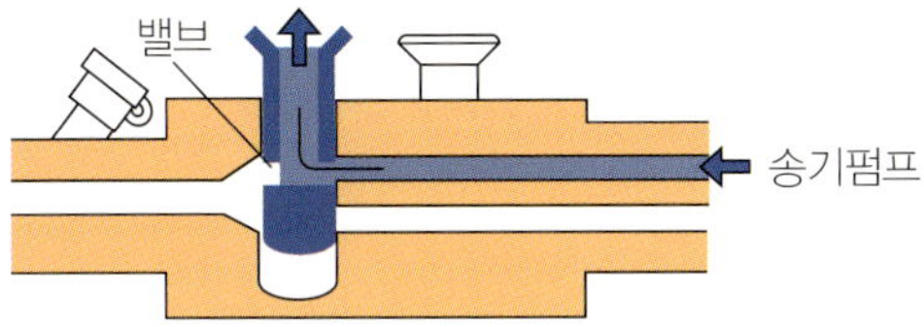

2 송기 · 송수버튼을 막으면 내시경 끝부분으로 통하는 채널의 밸브가 열려 송기된다.

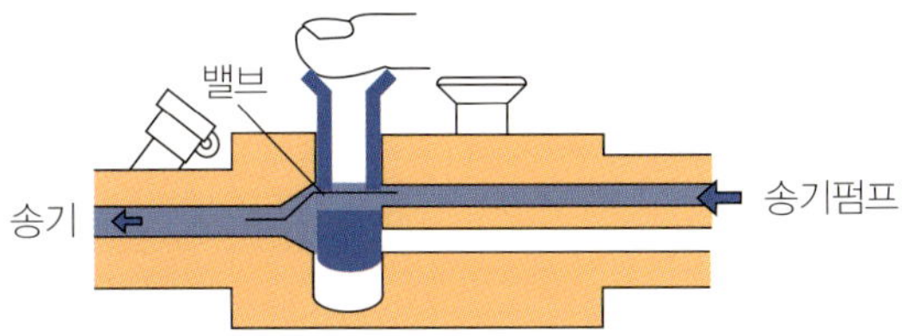

3 더 누르면 물탱크에 압력이 가해져 송수된다.

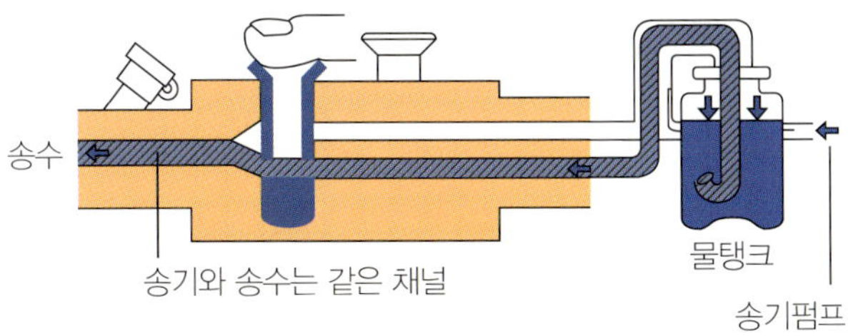

1. 송기 · 송수관의 구조

(1) 스코프 조작부에는 송기·송수 버튼이 있다.

(2) Air·water nozzle을 통해 송기가 되어 소화관을 부풀릴 수 있으며 동시에 송수로 렌즈를 세척할 수 있다.

(3) 버튼을 조작하지 않고 있으면 항상 내시경 안에서 바깥(내시경 외부)으로 공기가 나가고 있다.

(4) 손가락으로 가볍게 막으면 외부로 나가는 공기가 차단되고, 스코프 안의 채널을 통해 스코프의 끝부분에서 공기가 나와 장기로 공기를 보내는데, 이를 송기라고 한다.

(5) 여기서 더 강하게 버튼을 누르면, 송기계 회로가 닫히고 송기압이 송수탱크 내의 압력을 올린다. 그 결과 탱크 안의 물을 밀어내어 스코프 안을 지나 끝부분에서 물이 나오는데, 이를 송수라고 한다.

(6) 송수는 주로 대물렌즈의 오염을 제거하기 위해 시행한다.

(7) 광원장치의 송기펌프에서 보낸 공기는 연결부를 통해 스코프 내부로 보내진다.

2. 흡인 장치

(1) 겸자를 통과시키는 채널을 사용하여 흡인할 수 있다. 흡인은 관찰하는 장기에 고여 있는 수분이나 공기 등을 빨아들이기 위해 시행한다. 흡인 버튼을 누르면 흡인 튜브와 채널이 연결되어 흡인이 가능해진다.

(2) 흡인 버튼 삽입구에 있는 구멍에서 항상 실내의 공기가 흡인되고 있다.

(3) 흡인 버튼을 누르면 실내의 공기 흡인은 중단되고, 겸자용 채널을 통해서 스코프 끝의 장관 내의 내용물을 흡인하게 된다.

(4) 따라서 겸자용 채널에 디바이스가 들어가 있거나 막힌 경우 흡인이 잘 되지 않으므로, 디바이스를 제거하거나 주사기에 담긴 물 등을 활용하여 채널을 뚫은 후 다시 흡인을 시도한다.

이산화탄소 송기 장치

1. 개요

내시경 검사 중 일반 공기를 대신해 이산화탄소를 인체 내에 주입하는 기기이다.

(1) 이산화탄소(CO_2)는 공기에 비해 생체흡수성이 매우 뛰어나기 때문에 확장된 관강을 신속하게 감압할 수 있다. 따라서 내시경 검사 시 피검자에게 발생할 수 있는 복부 팽만감, 복통을 상당 부분 제거하므로 장시간에 걸친 검사나 치료내시경, 특히 대장내시경을 시행함에 있어서 이산화탄소를 활용한 송기법이 널리 시행되고 있다.

(2) 사용법

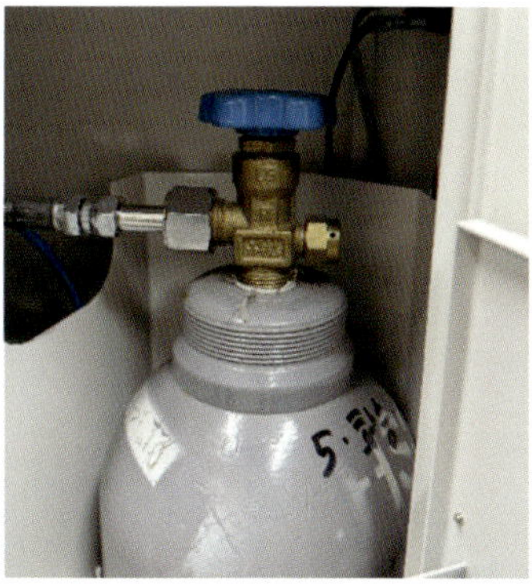

① 가스통 밸브를 연다.

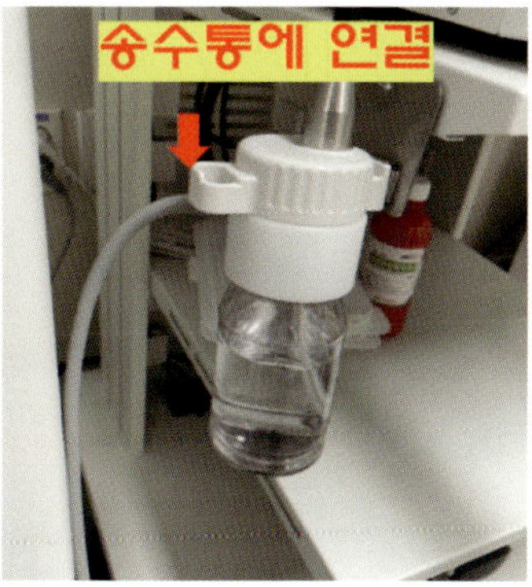

② 가스관을 송수통에 연결한다.

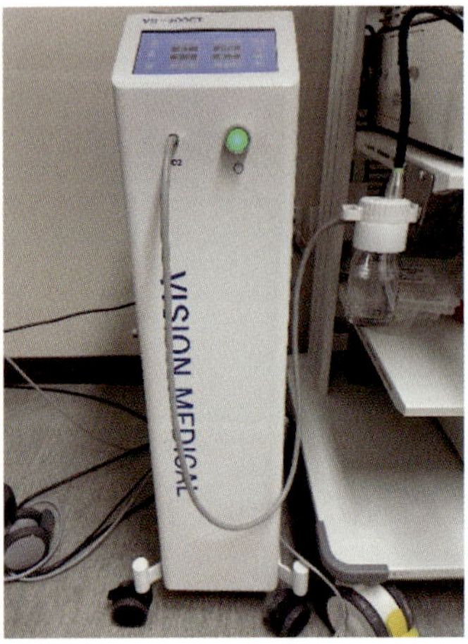

③ 장비 뒤편의 메인 전원 스위치를 켠 후 정면에 있는 전원 스위치를 켠다.

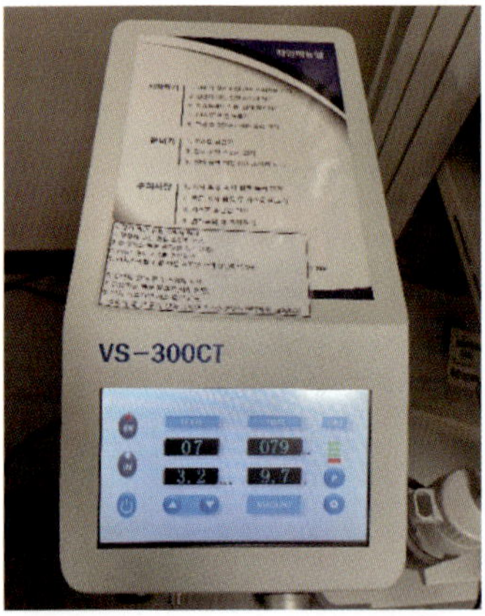

④ 디스플레이에서 CO_2 사용 단계(level)를 확인하고 START 버튼을 누른다(검사 후 START 버튼 눌러 종료한다).

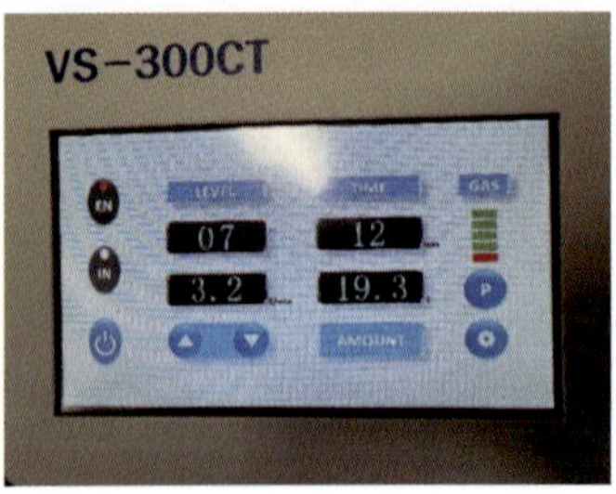

⑤ LEVEL: 분당 송기량을 정하는 버튼(1단계 올라갈수록 0.4 L/min 올라간다)

⑥ TIME: 검사 중 CO_2 가스가 주입된 시간

⑦ AMOUNT: 검사 중 CO_2 가스가 주입된 양

송수 펌프

1. 개요

페달을 밟아 워터펌프를 작동하며, 이때 물통에 담긴 물이 스코프로 전달되어 물을 장관 내로 송수하는 장치이다. 다량의 물로 위장관 병변을 세척할 때 주로 사용한다.

2. 각 부위 설명 및 세팅 방법

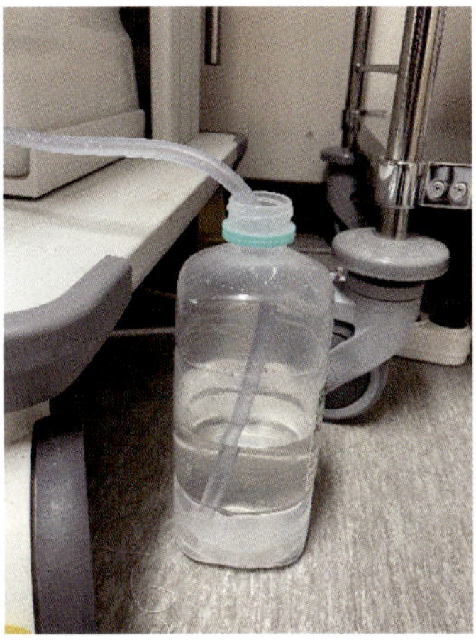

① 물통에 물을 담고 호스를 넣는다.

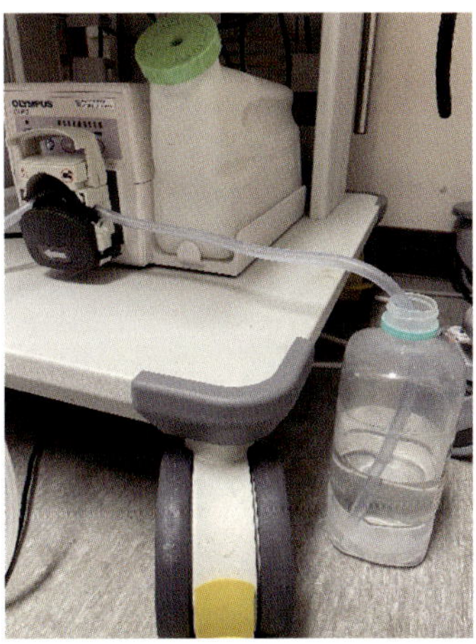

② 호스를 워터펌프에 연결한다.

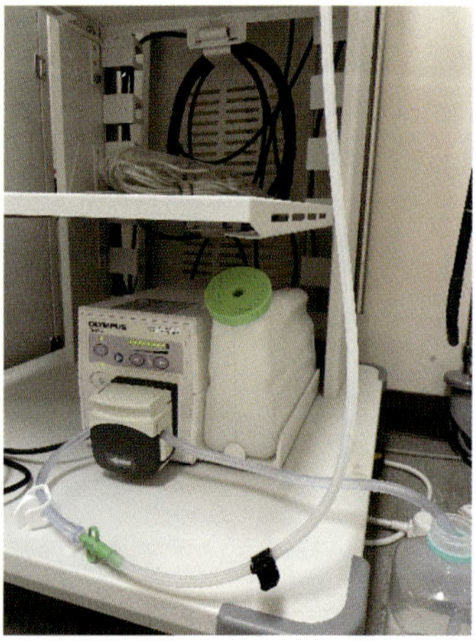

③ 워터펌프 스위치를 켠다(ON).

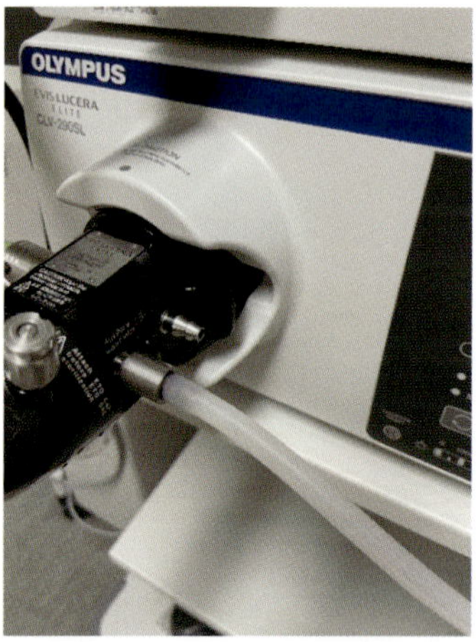

④ 내시경 스코프에 호스를 연결한다.

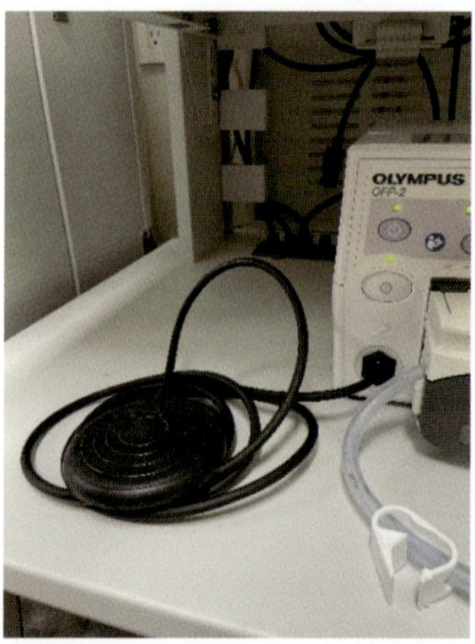

⑤ 페달을 밟으면 내시경 스코프 끝에서 물이 나온다.

관강 내로 물이 주입되는 모습

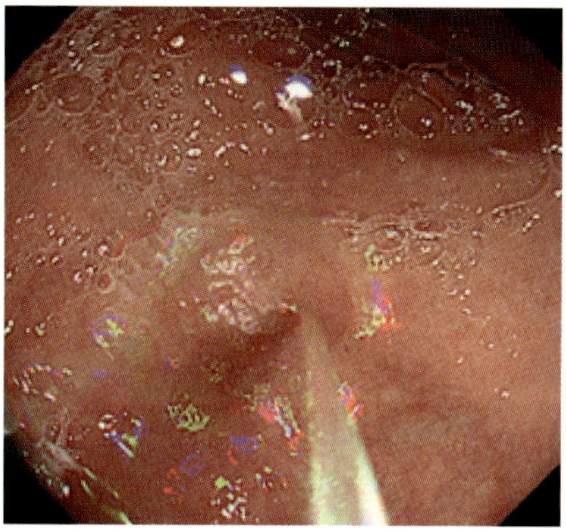

주의할 점

1. 사용 후에는 반드시 매번 세척과 소독을 하여 탱크에 물이 들어 있는 상태로 두지 않고 감염을 예방해야 한다.
2. 송기·송수 버튼이나 송기·송수 노즐까지의 채널이 막히면 송기·송수가 되지 않는다.

고주파 전기 수술기(Electrosurgical unit, ESU)

고주파 전기 수술기(Electrosurgical unit, ESU)는 고주파수의 전류가 인체를 관통하여 흐를 때, 근육에 전기 충격이나 자극을 주지 않으면서 열이나 전기 스파크를 발생시키는 원리를 이용한 전기 소작기구로, 내시경 영역에서는 소화관 종양의 절제나 출혈 지혈술 등에 사용된다.

1. 구성

(1) 크게 고주파 전류를 발생시키는 본체와 고주파 전류를 회수하기 위해 인체에 부착하는 접지판, 그리고 전류 발생을 제어하는 발판 스위치로 구성되어 있다.

(2) 본체에서 고주파 전류가 발생되어 소화관 점막 등에 접촉하는 도구(나이프 올가미, 지혈 겸자 등) 선단을 통해 인체 내부로 흘러 들어갔다가 다른 부위에 부착된 접지판으로 다시 나와 본체로 환류하게 된다.

(3) 이때 내시경 도구 선단에 접촉된 부위에 전류가 집중되는데, 이렇게 형성된 고밀도의 전류가 일정 수준을 넘으면 열 또는 전기 스파크가 발생하게 되고 조직의 절개 또는 응고가 가능하게 된다.

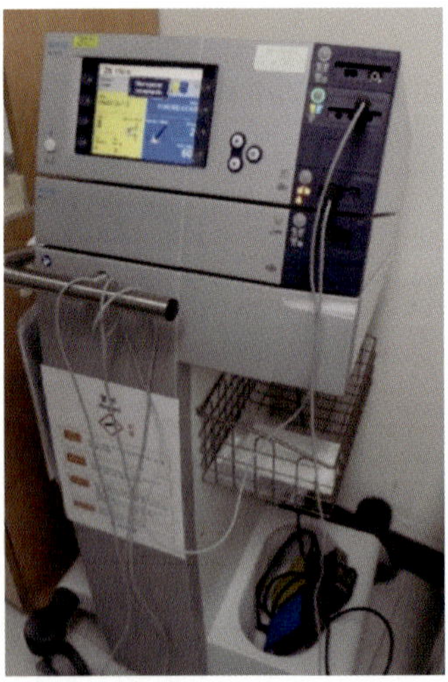

본체

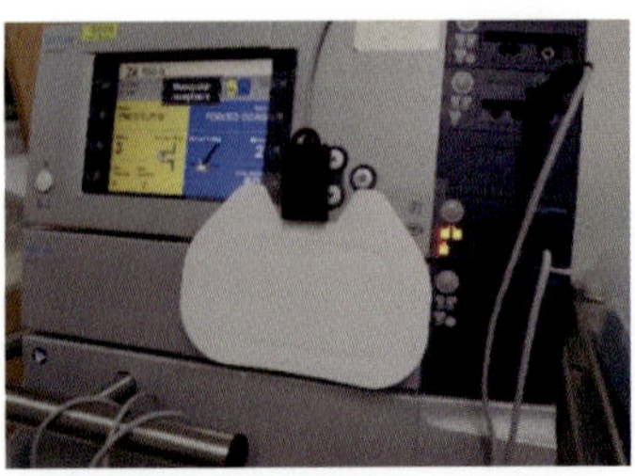

접지판

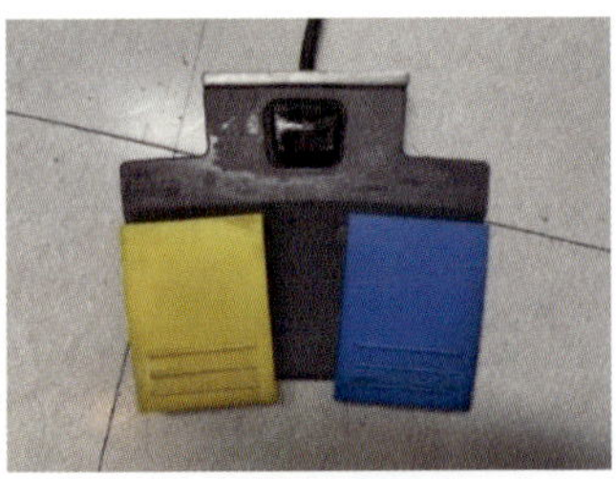

발판 스위치

2. 본체 화면(ERBE VIO 300D)

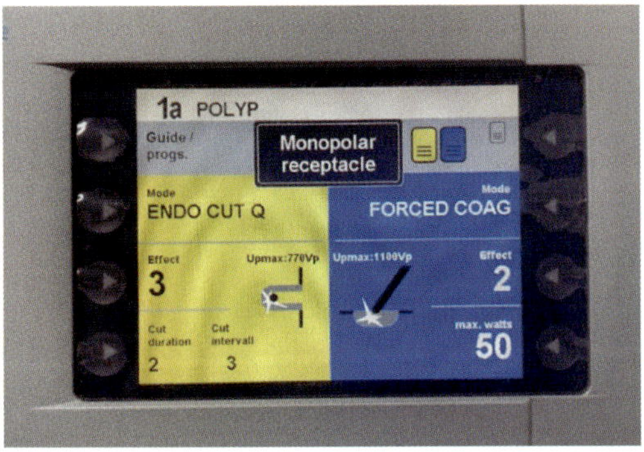

(1) 왼쪽 노란색 화면은 cutting 모드로, 폴립 점막절제술 등에서 가장 보편적으로 사용되는 Endocut Q 모드이며, 발판 스위치는 왼쪽 노란색 발판으로 제어한다.

(2) 오른쪽 파란색 화면은 주로 조직의 응고에 사용되는 forced coagulation 모드이며, 발판 스위치는 오른쪽 파란색 발판으로 제어한다.

3. 다양한 절개/응고 모드

1) 절개 모드

일정한 간격의 절개파 사이에 응고 전류가 자동적으로 흐르게 설명된 'Endocut' 모드가 가장 많이 사용된다. Endoscopic sphincterotomy (EST)/Endoscopic submucosal dissection (ESD)의 경우는 'Endocut I' 모드(needle knife 형태를 나타내는 I), Endoscopic mucosal resection (EMR)/polypectomy 시행 시에는 'Endocut Q' 모드(snare 형태를 나타내는 Q) 등이 각각 추천된다. 그 외 강력한 절개 효과가 있는 'Dry cut', 지혈 효과가 거의 없는 절개 모드인 'Auto cut' 등도 사용이 가능하지만 초심자에게는 추천되지 않는다.

- **세 가지 구성 요소들을 각기 다르게 설정 가능하다**

① 'Effect'는 전압에 의한 응고 효과를 조절(절개 효과가 아님을 주의)

② 'Cut duration'은 절개파가 지속되는 시간

③ 'Cut interval'은 절개파 사이에 응고 전류가 발생하는 시간

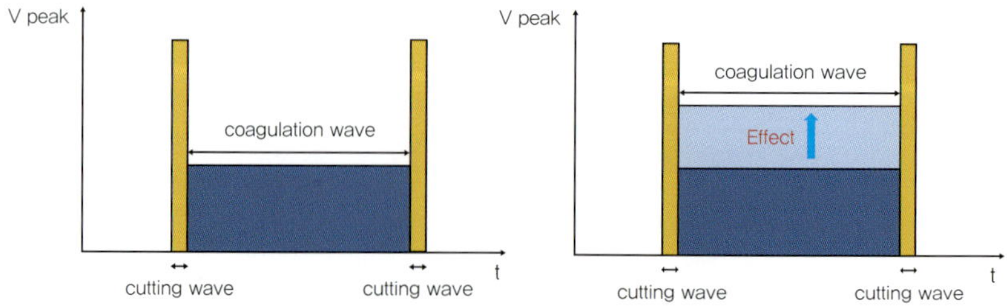

Endocut 모드 설정: Effect

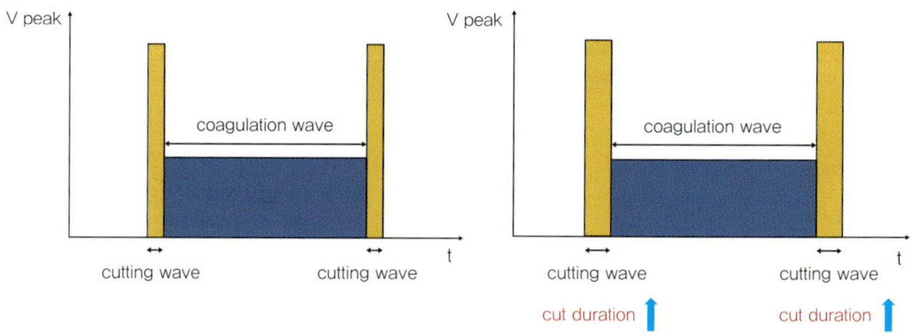

Endocut 모드 설정: Cut duration

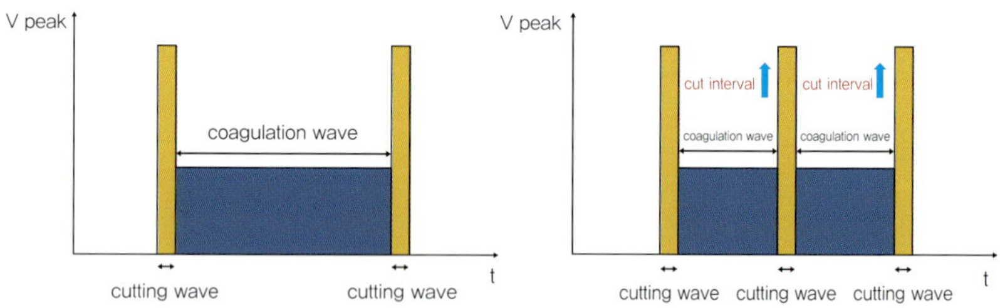

Endocut 모드 설정: Cut interval

2) 응고 모드

크게 4가지 응고 모드가 있으며 각 특성에 따라 다른 목적으로 사용이 가능하다. 응고 모드에서 출력의 조절은 기본적으로 'Effect' 숫자로 설정하게 되며, 최대 출력을 아래 'max. watts' 항목에서 정할 수 있다.

① 'Swift coagulation'은 가장 흔히 사용되는 모드로 절개 및 응고 모두 가능하며 빨리 움직이면 cutting 효과가 더욱 증가한다.

② 'Forced coagulation'은 높은 전압으로 빠른 응고가 가능하지만 응고 시간이 길어지면 조직이 탄화될 위험이 있다.

③ 'Spray coagulation'은 비접촉 상태에서 사용 가능한 모드로 응고 깊이가 얕은 특징이 있다.

④ "Soft coagulation'은 절개 기능 없이 탈수 및 건조 효과만 발생하며 지혈 겸자 등에서 사용된다.

모드	최대 전압	절개 능력	절개 시 동시 지혈	출혈 시 지혈력	Duty cycle
Swift COAG	2,500 V peak	+ + +	+	+ +	20%
Forced COAG	1,800 V peak	+ +	+ +	+ + +	15%
Spray COAG	4,300 V peak	+	+ +	+ +	10%
Soft COAG	190 V peak	x	x	+ +	-

4. 최근 현황

최근에는 VIO 3의 새로운 모델들과 여러 회사의 제품들이 출시되고 있다.

아르곤 플라즈마 응고(Argon plasma coagulation, APC)

아르곤 플라즈마 응고는 아르곤 가스와 고압 방전 응고를 조합하여 소화관 출혈의 치료에 사용되는 장치이다.

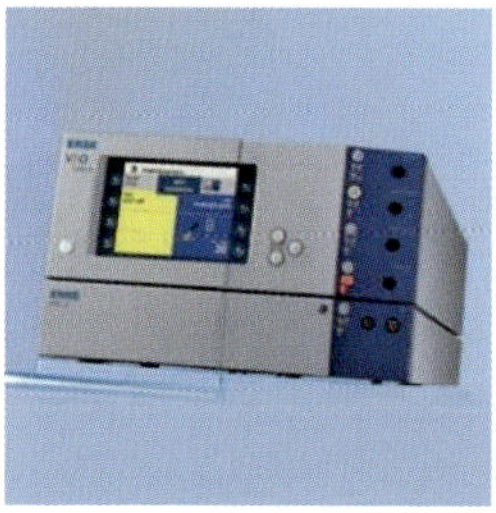
본체

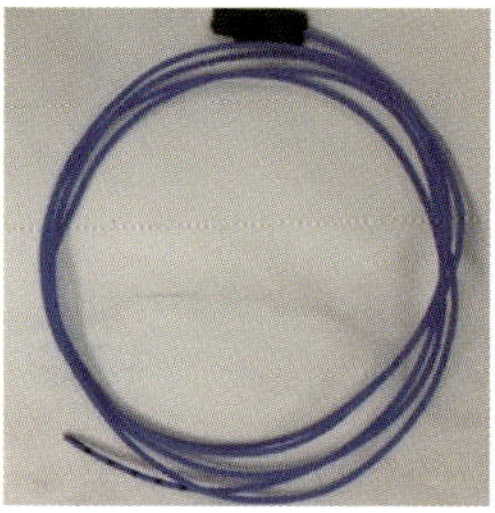
프로브

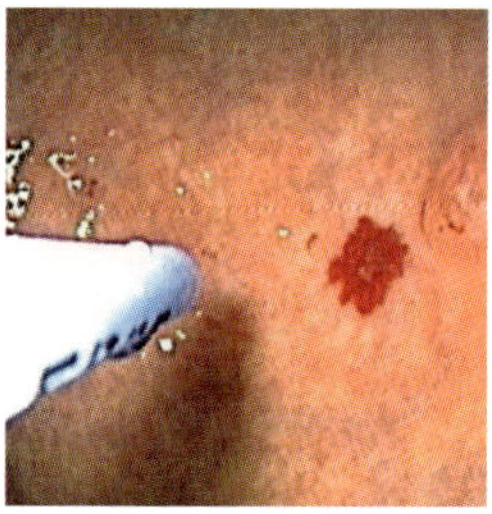
실제 적용

1. 아르곤 가스 공급장치, 고주파 발생장치, 발판(풋스위치), 극판, 프로브 등으로 구성된다.
2. 아르곤 가스는 전압에 따라 분리되어 플라즈마라고 불리는 가스가 되어 아르곤 가스를 이온화시켜 생성된 '아르곤 플라즈마'를 통해 고주파 전기에너지가 조직에 전도된다.
3. 이 응고법은 전극 탐침자가 조직에 접촉하지 않고도 열응고 치료를 할 수 있는 비접촉성 응고법이며, 응고 심도가 얕아서 시술 시 조직 괴사의 최대 깊이를 2-3 mm로 제한하므로 과도한 조직 손상을 예방할 수 있다.
4. VIO 300D의 아래 APC 300 또는 APC 2(별도 구매) 본체에 아르곤 프로브만 설치하여 사용할 수 있으며, 프로브는 다양한 길이(1,500 mm, 2,200 mm, 3,000 mm) 및 직경(지름 1.5 mm, 2.3 mm, 3.2 mm)을 가지고 있다.
5. 혈관성 병변(혈관 확장증), 방사선 장염, 출혈성 궤양, 양성 종양 치료, 조기암, EMR 이후 소작 등에 주로 사용된다.
6. 설정(모드 종류)

모드	내용
Forced	표준 설정, 출력에 비례하여 응고 심도 깊어짐
Pulsed	Effect 1에 비해 Effect 2가 넓고 얕게 응고됨
Precise	거리와 무관하게 일정한 응고 심도 Effect가 커질수록 깊어짐 벽이 얇은 조직에 유리(우측 결장, 소장, 십이지장)
Effect	응고 깊이를 조절할 수 있는 설정 • Effect 1: 얕은 층에 대한 설정 • Effect 8: 깊은 층에 대한 설정

7. 대표적 참고 설정(가스 유량: 식도 및 대장 1 L/min, 위 2 L/min)

병변	APC 300	APC 2		
		Forced	Precise	Pulsed
출혈성 궤양(정맥)	40 W	30 W	Effect 6	Effect 1, 20 W
출혈성 궤양(동맥)	60 W	40 W	Effect 8	Effect 2, 20 W
모세혈관 확장증, GAVE, 방사선 장염	40 W	30 W	Effect 6	Effect 1, 20 W
선종, 이형상피	60 W	40 W	Effect 8	Effect 2, 20 W

GAVE, gastric antral vascular ectasia.

8. 사용 전 준비 사항

(1) 환자에게 극판을 붙이고 아르곤 가스의 밸브를 연다.

(2) 풋스위치, 처치도구를 고주파 발생장치에 연결한다.

(3) 본체의 전원 스위치를 켜고 경보음이 없는지 확인한다.

(4) 목적에 따라 설정 프로그램을 선택하여 출력 설정을 조절한다.

(5) 프로브를 내시경 채널을 통해 삽입하여 우측 발판을 밟아 아르곤 가스를 방출한다.

(6) 사용 후 본체의 전원 스위치를 끄고 환자로부터 장착한 극판을 분리한다.

(7) 일회용 프로브는 파기하고 재사용 프로브는 세척 후 멸균한다.

주의할 점

1. APC 시술 시에는 금속품은 신체에서 제외한 후 사용한다.
2. 프로브를 병변으로부터 약간 거리를 두고 비접촉(2–10 mm 떨어져서)으로 사용해야 한다.

내시경초음파

> 내시경초음파는 내시경의 선단에 위치한 고주파 초음파를 이용하여 상피하병변이나 표재성 암의 침윤 깊이를 확인하는 검사이다.

1. 개요

(1) 초음파는 사람이 귀로 들을 수 있는 음파보다 높은 주파수를 말한다.

(2) 높은 주파수의 초음파는 공기 중에서는 거의 전달되지 않지만 액체나 고체에서 잘 전달된다.

(3) 준비 물품: 내시경초음파 시스템, 방사형 내시경초음파, 선형 내시경초음파, 미니 프로브

(4) 적응증: 상피하병변, 표재성 암의 침윤 깊이 확인, 췌담도계 질환

2. 내시경초음파 본체

1) 내시경초음파 본체 구성

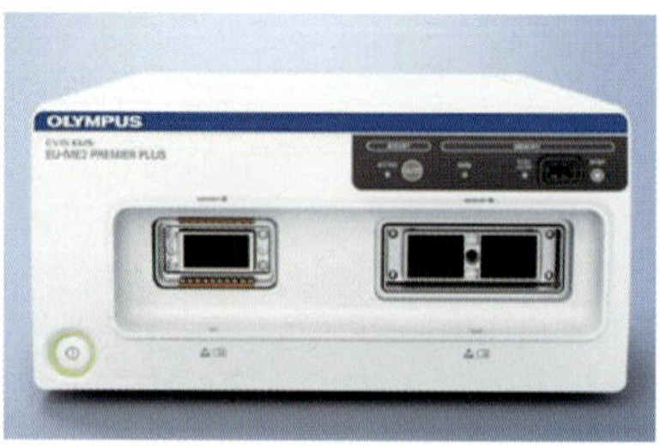

본체(Olympus EU-ME2)

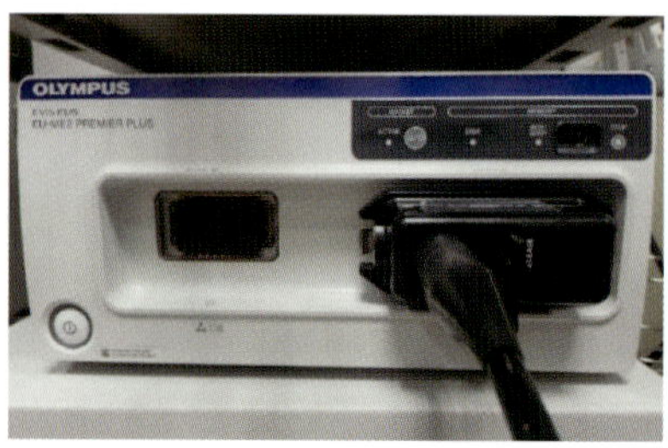

스코프를 장착한 모습

2) 내시경초음파 조작 패널 구성

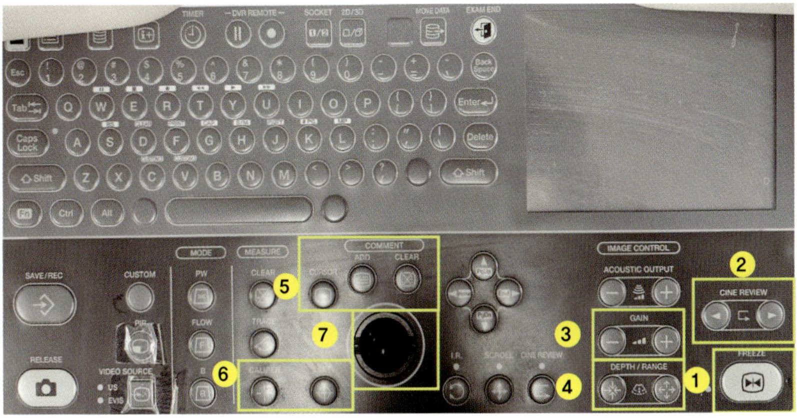

① Freeze: 초음파 영상을 일시 정지시키는 기능. 한 번 누르면 일시 정지되고, 두 번 누르면 초음파 영상 화면이 새롭게 구현됨.

② Cine review: 화면을 정지시키기 전의 초음파 이미지를 메모리에 자동 저장하는 기능으로, 앞의 프레임을 확인할 수 있음.

③ Gain: 영상의 밝기를 조절하는 기능

④ Depth/Range: 초음파 화상을 확대, 축소하는 기능

⑤ Comment: Add 키를 누른 후 커서가 나오면 ball을 이용하여 원하는 위치에 이동시킨 후 키보드나 터치 패널의 text 키로 comment를 입력하는 기능

⑥ 길이 측정: Caliper 키를 눌러 마커를 표시하고 ball을 이용하여 원하는 위치에 이동시킨 후 set 키를 눌러 시작점과 끝점 사이의 거리를 측정하는 기능

⑦ Ball: Ball을 움직여서 커서나 마커를 이동시키는 기능

3. 내시경초음파 스코프

1) 개요

- 방사형 스코프(radial scope), 선형 스코프(linear scope): 내시경 선단에 초음파가 결합된 형태

- 미니 프로브(mini probe): 일반 내시경의 working channel에 삽입하여 사용하는 형태

2) 종류

	올림푸스사 EU-ME2	후지필름사 EG-580UR	펜탁스사 EG-3670URK
시야 방향	55도 전방 측시	0도 직시	0도 직시
시야각	100도	140도	140도
선단부 직경	13.8 mm	11.4 mm	12.6 mm
스코프 직경	11.8 mm	11.5 mm	12.1 mm
채널 직경	2.2 mm	2.8 mm	2.4 mm
주사 각도	360도	360도	360도
주파수	5/6/7.5/10 MHz	5/7.5/10/12 MHz	5-10 MHz
	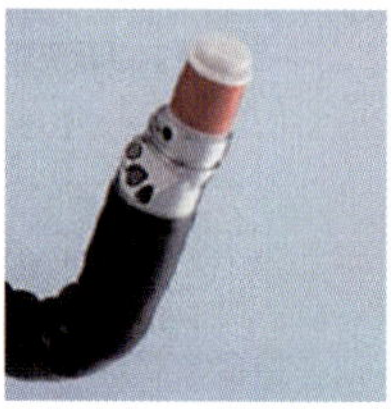	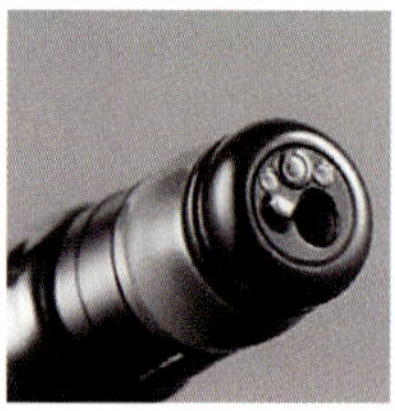	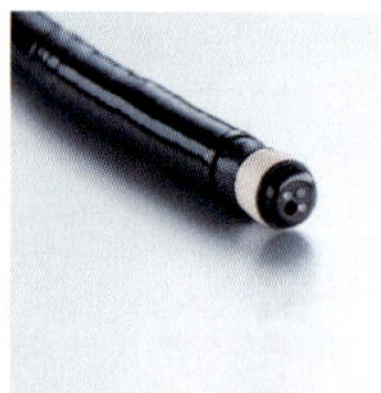

3) 방사형 초음파 스코프에 풍선 장착하는 방법

- 초음파 부위에 풍선을 장착해서 사용한다.
- 풍선을 장착할 때는 기구를 이용한다.
- 선단의 홈에 풍선의 처음과 끝부분을 고정한다.
- 물을 넣어서 풍선이 부풀어 오르는지 확인한다. 이때, 풍선 안에 공기가 들어가지 않도록 주의한다.

①
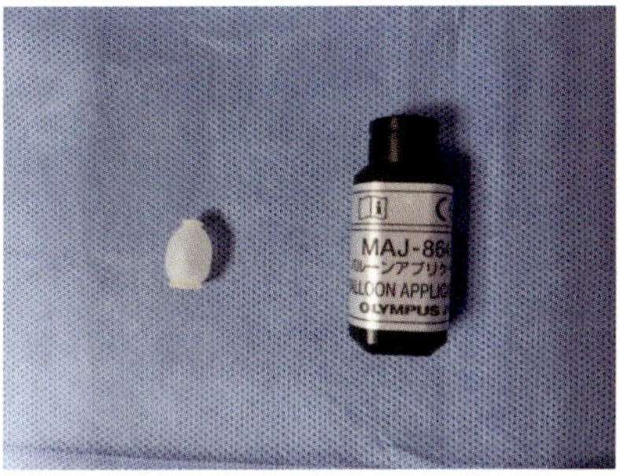

②
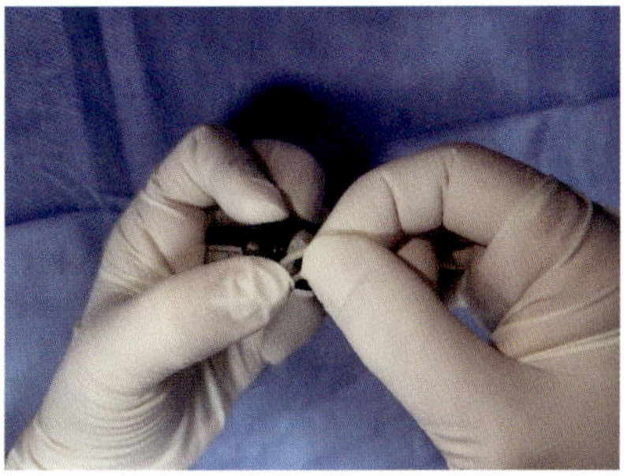

③
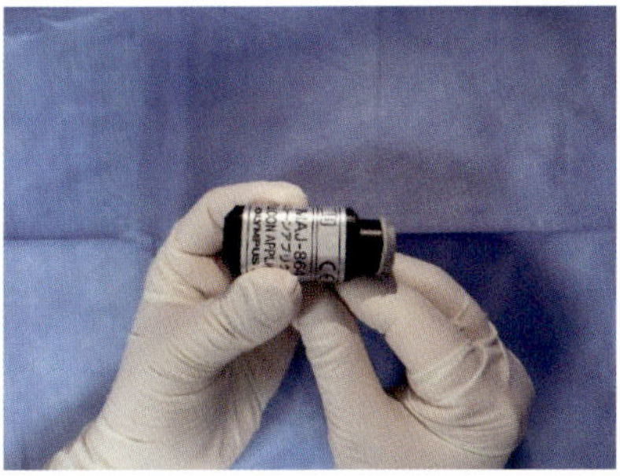

④
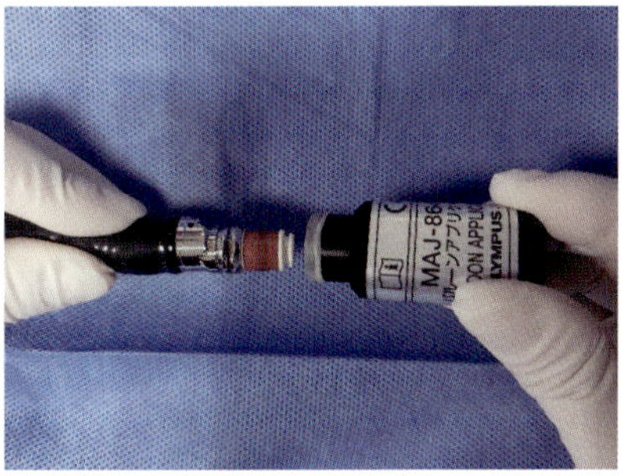

⑤
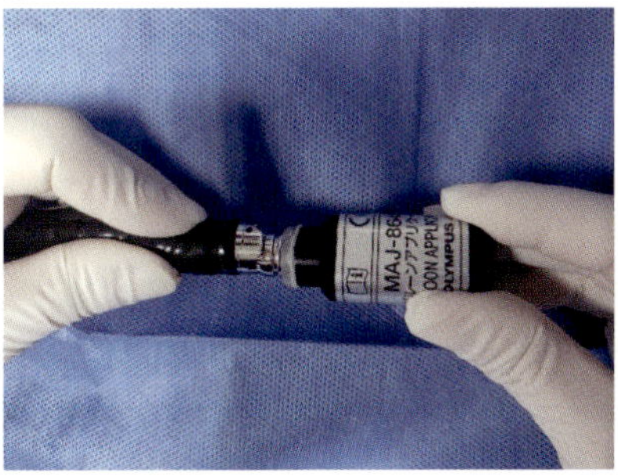

⑥
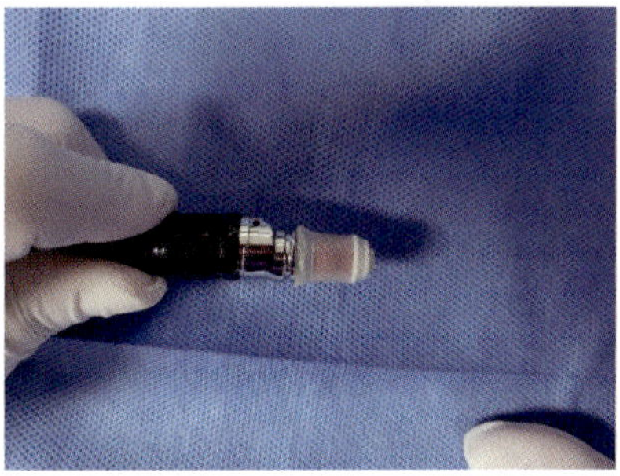

⑦
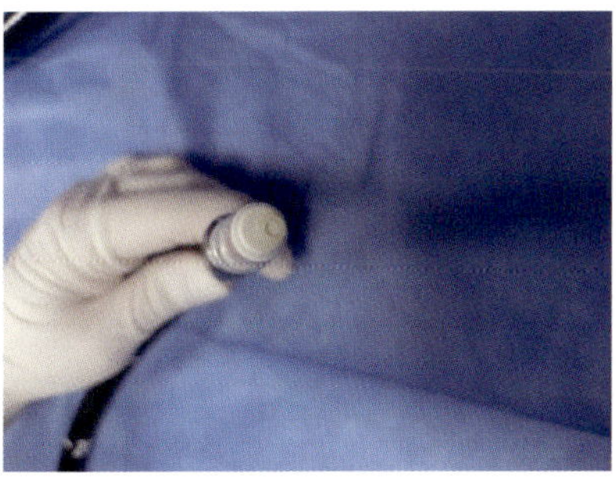

⑧
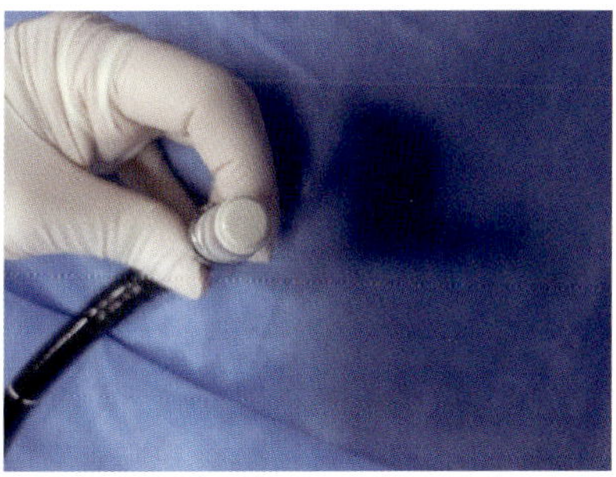

선단의 홈에 풍선의 처음과 끝부분을 고정한다.

(계속)

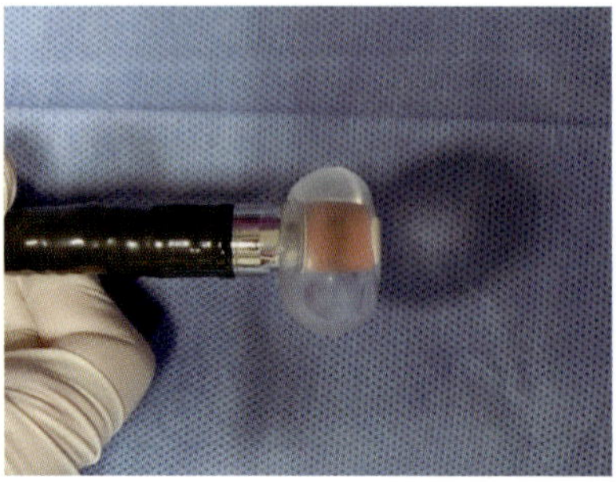

⑨

물을 넣어서 풍선이 부풀어 오르는지 확인한다. 이때 풍선 안에 공기가 들어가지 않도록 주의한다.

4) 미니 프로브(Mini probe)

- 일반 내시경의 겸자 채널에 삽입하여 사용하는 세경 초음파로 관강 내 초음파(Intra ductal ultra sonography, IDUS)라고도 불린다.
- 고주파를 이용하여 정밀한 영상을 획득할 수 있다.

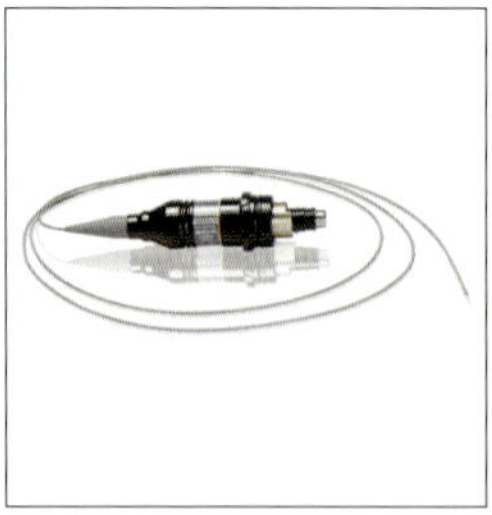

미니 프로브

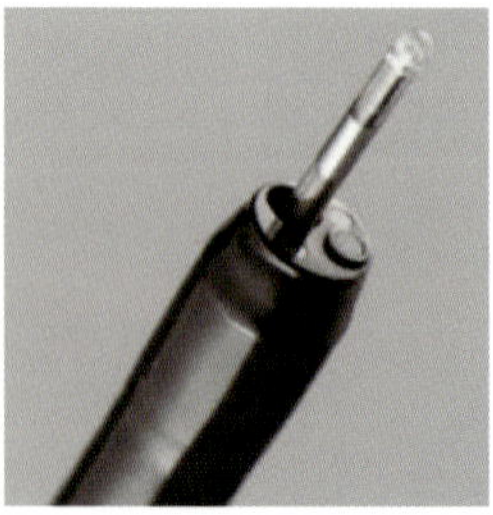

내시경 채널을 이용

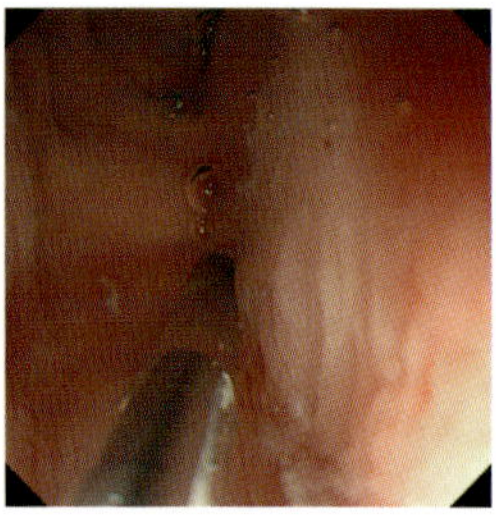

실제 관찰 모습
(공기 제거, 물 주입 상태)

5) 초음파 투사 방향

- 방사형, 미니 프로브: 360도
- 선형: 90-180도

6) 이미지 처리 모드

- Tissue harmonic mode
- Elastography mode
- Contrast harmonic mode
- Doppler mode

주의할 점

1. 방사형 또는 선형 내시경초음파 스코프로 검사할 때, 출혈이나 천공과 같은 합병증을 조심한다.
2. 방사형 스코프 검사 종료 후 풍선의 공기를 모두 흡인하고 난 뒤 내시경을 회수한다.
3. 미니 프로브를 장벽에 과도하게 접촉 시 미니 프로브의 선단이 꺾이면서 고장의 원인이 될 수 있다.

확대 내시경

확대 내시경은 검은색 부드러운 후드(hood)를 내시경 끝에 장착하여 내시경 선단과 점막 표면 사이의 거리를 약 2 mm 정도로 유지하며 최대 배율로 확대한 영상을 얻는 검사법이며, dual focus 기능을 가진 스코프가 있다.

1. 개요

(1) 확대 내시경 기능이 지원되는 내시경 스코프를 이용하며, 내시경 선단부의 렌즈를 이용하여 80-85배까지 확대해서 관찰할 수 있다.

(2) 색소 내시경, 화상 강조 내시경과 조합하여 사용할 수 있고, 표면 구조나 미세 혈관 패턴을 평가하여 일반적인 관찰보다 좀 더 정밀한 진단을 할 수 있다.

(3) 상부 소화기에서는 이미지 증강내시경(Image enhanced endoscopy, IEE) 중 하나인 협대역(Narrow band image, NBI) 내시경을 함께 사용하여 위 점막 표면의 미세구조와 미소혈관형태 소견을 잘 볼 수 있다.

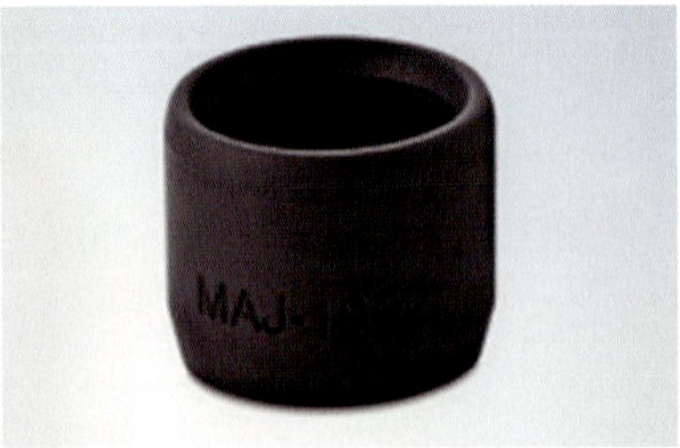

Reusable Black Soft Hood
(올림푸스사, MAJ-1992)

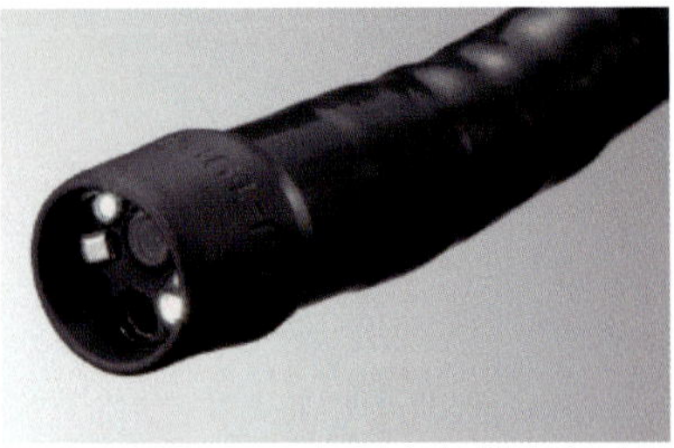

내시경 끝에 검은색 후드를 장착한 모습

2. 내시경 조작법

(1) 병변의 점막에 내시경을 부드럽게 접촉시킨 후 내시경 조작부의 Zoom lever를 아래로 내리면 내시경 선단부에 장착된 가동식 렌즈가 manual로

움직여서 광학적 확대 관찰이 가능해진다. 내렸던 반대방향으로 lever를 올리면 확대 배율이 감소된다.

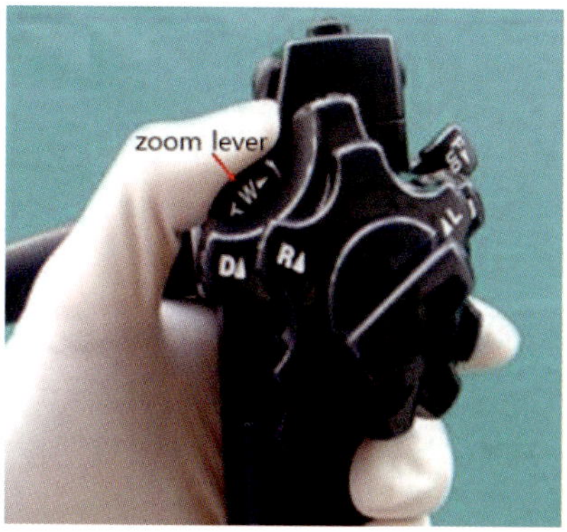

조기 위암의 백색광 내시경, 협대역 내시경, 확대 내시경 소견

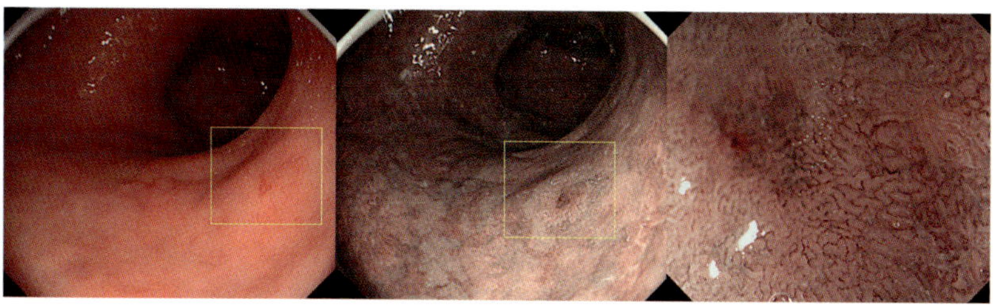

표재성 식도암의 백색광 내시경, 협대역 내시경, 확대 내시경 소견

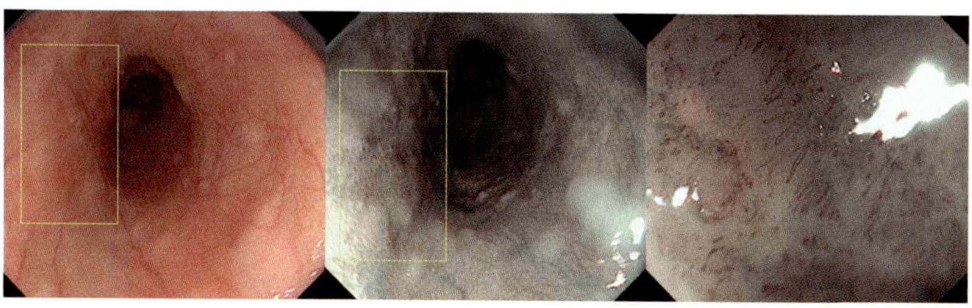

주의할 점

1. 검은색 부드러운 후드를 사용하더라도 병변 접촉만으로 출혈이 발생할 수 있다.
2. 확대 관찰을 위해서는 확대 영상 소견을 해석하는 지식을 갖추어야 한다.

3. 듀얼 포커스 기능

(1) 올림푸스사의 듀얼 포커스 기능은 확대 내시경과 같은 높은 배율의 확대는 아니지만 내시경 조작부의 버튼을 누르는 것만으로도 '통상 (Normal)'과 '근접 (Near Focus)' 2개의 초점을 변경할 수 있어 근접 관찰을 통해 점막을 자세히 관찰하는 것이 가능한 기능이다.

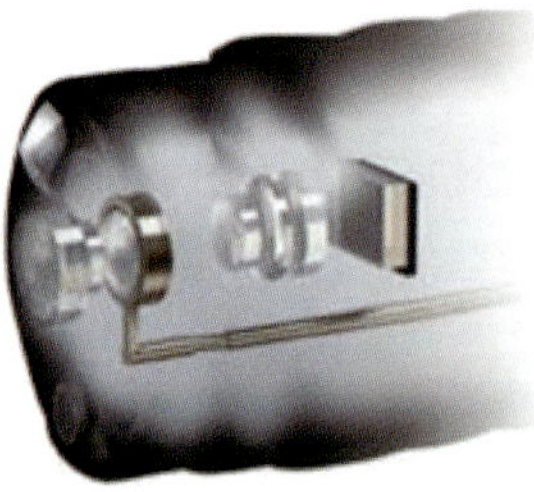

(Normal) Mode: 100 mm - 5 mm

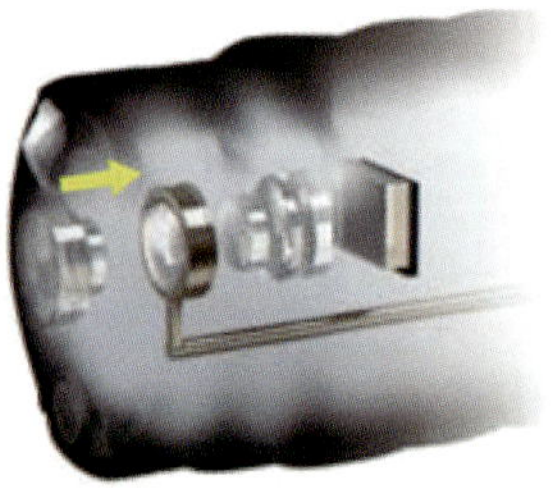

(Near Focus) Mode: 6 mm - 2 mm

대장 선종의 협대역 내시경 Normal Mode와 Near Focus Mode 소견

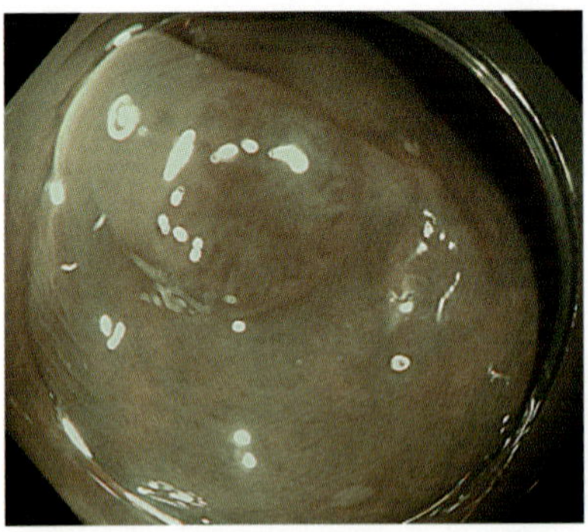

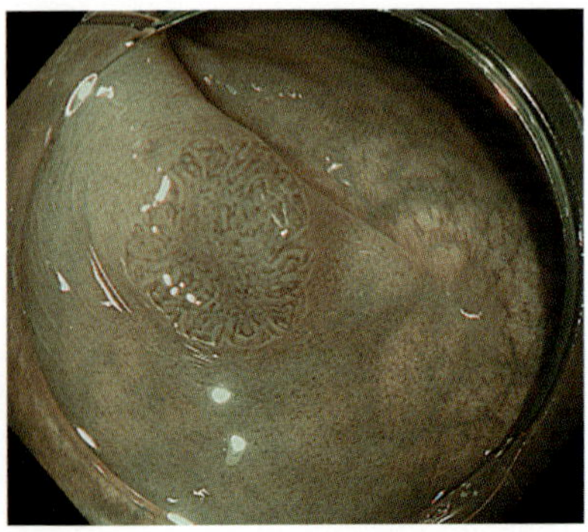

주의할 점

1. 확대 관찰을 위해서는 숙련된 기술이 필요하다.

투 채널 내시경

투 채널 내시경은 액세서리 삽입 채널이 2개가 있어 처치 도구 2개를 동시에 사용 가능하며, 스텐트 삽입이 가능한 넓은 채널 내강을 가지고 있다.

1. 개요

투 채널 내시경은 명칭 그대로 겸자공이 두 개가 있다는 것이며, 두 개의 겸자공은 구경이 각각 다르다(3.7 mm와 2.8 mm).

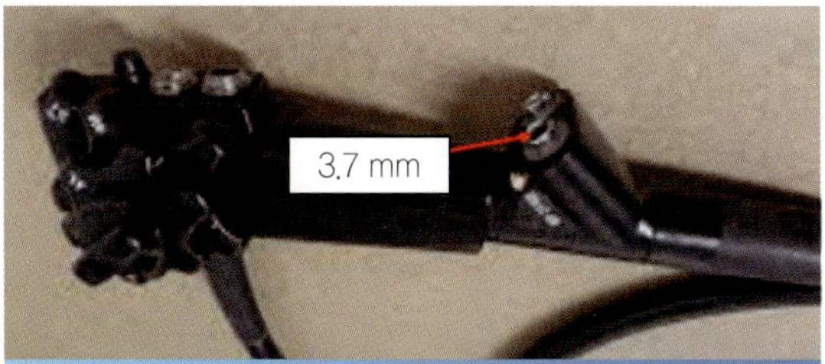

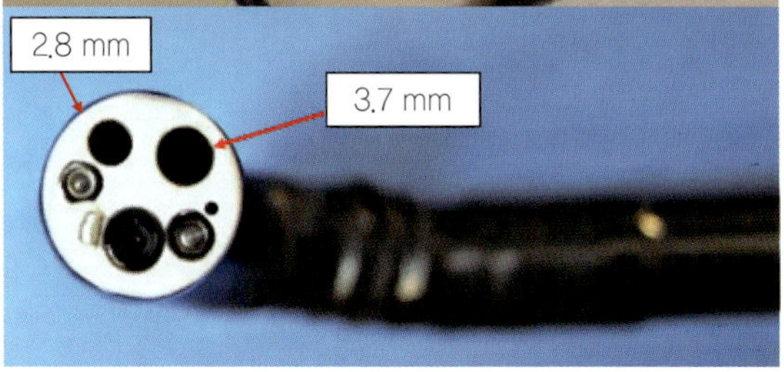

2. 활용

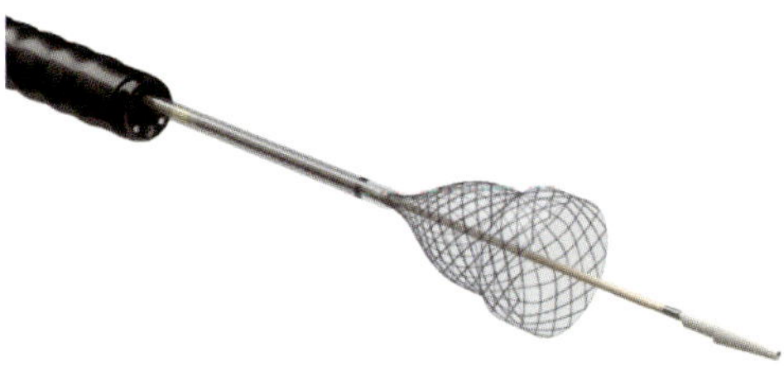

(1) 두 개의 액세서리 기구를 사용하는 경우 도움이 된다.
(2) 악성 종양에 의한 위 출구 폐쇄 또는 십이지장 폐쇄의 증상 개선을 위해 내시경 채널을 통한 스텐트 삽입술을 시행하는 경우 사용할 수 있다.

주의할 점

1. 투 채널 내시경에서 2개의 채널이 굵기가 다르므로, 액세서리 사용 시 확인 후 결정해야 한다.

멀티벤딩 내시경

멀티벤딩(multi-bending) 내시경은 두 부위의 굴곡부(만곡부)를 가지고 있는 스코프로, 접근하기 어려운 부위에 접근하여 양호한 시야를 얻을 수 있는 장점이 있다.

1. 개요

(1) 멀티벤딩 내시경은 M-scope라고도 불리며, 일반적인 만곡부에 추가적인 만곡부가 한 개 더 존재하여, 일반적인 스코프로 접근하기 어려운 부위에 좀 더 수월하게 접근할 수 있다.

(2) 아래 Knob을 내리면 내시경 선단의 근위부를 안으로 굴곡시키고, 위 Knob을 내리면 원위부를 안으로 굴곡시킨다.

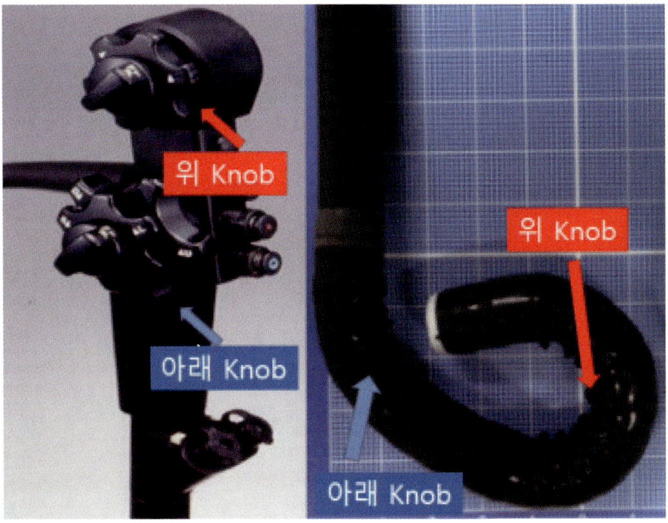

2. 활용

(1) 종양의 위치에 따라 내시경 절제술을 위해 내시경 나이프를 근육층과 비스듬한 각도로 접근하는 데 유용하게 사용될 수 있다.

(2) 해당 영역에 접근한 후 내시경 굴곡 부분의 위쪽 또는 아래쪽 각도를 약간 조정할 수 있다.

(3) 흡입 채널의 내강도 넓어 출혈량이 많은 상황에서 지혈을 시행하는 데 도움이 될 수 있다.

주의할 점

1. 멀티벤딩 내시경은 위의 소만에 위치한 병변에서 도움이 될 수 있다.

이미지 증강내시경(IEE)

이미지 증강내시경은 제조사에 따라 Narrow Wave (NBI, BLI), Color Enhancement (LCI, TXI, i-scan: SE, CE, TE, OE) 등이 있으며, 각각 차이는 있으나, 기존 백색광 내시경을 이용했을 때 두드러지게 관찰할 수 없는 점막 표면의 구조나 내부의 혈관을 좀 더 자세히 관찰할 수 있도록 개발된 기술이다.

1. 개요

(1) 일반적인 백색광 내시경(white light endoscopy)이 일반적으로 가장 많이 사용되지만, 이미지 증강내시경은 색소 또는 이미지 프로세스를 이용하여 점막 표면의 구조와 혈관 패턴을 보다 선명하게 구분해서 볼 수 있게 만든 내시경이다.

(2) 위장관 병변의 발견, 병변의 경계 확인, 병리 결과의 예측 등에 활용된다.

(3) Narrow Band Imaging (NBI), Blue Laser Imaging (BLI), Linked Color Imaging (LCI), i-scan 등이 있다.

2. 종류(회사별)

1) 올림푸스사

올림푸스사의 협대역 영상(Narrow band imaging, NBI)은 백색광 중 청색광 계통의 가시광선만을 NBI 필터로 투과시켜 영상을 재구성한 것으로 1세대 NBI system (EXERA, 2005), 2세대 NBI system (LUCERA, 2012), 그리고 3세대 NBI system (EVIS X1, 2020)까지 사용 가능하다. NBI는 두 가지 파장(415 ± 30 nm 및 540 ± 30 nm)을 선택하여 점막 표면과 기존 혈관의 구조적 측면을 향상시키는 광학 디지털 이미징 기법으로 병변의 진단, 병리 예측 등 다양한 임상 적용이 가능하다.

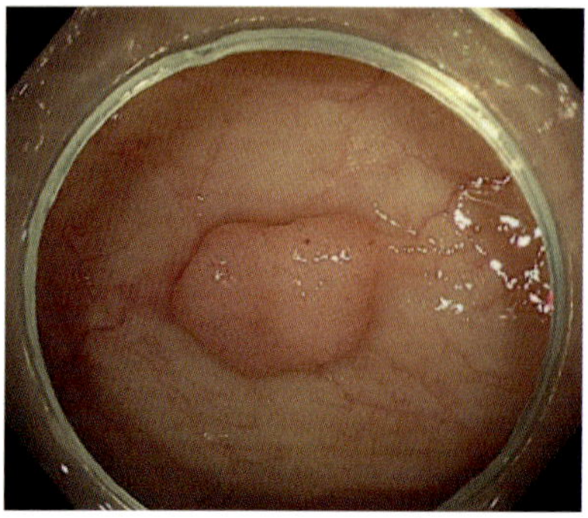

백색광

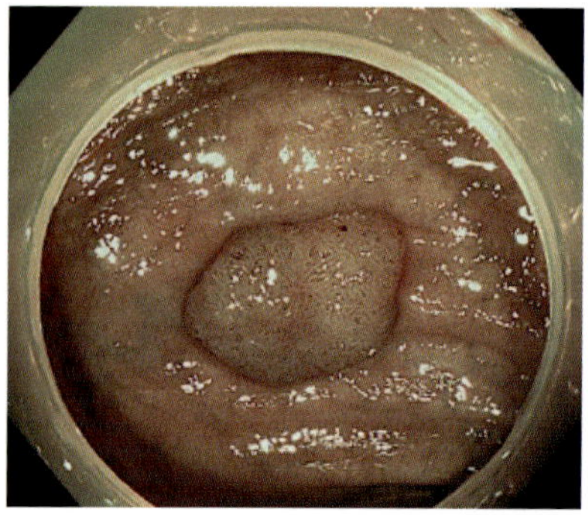

NBI: 폴립 표면의 혈관 구조물이 잘 관찰됨

2) 후지필름사

후지필름사의 BLI (Blue Light Imaging)는 410 nm의 단파장인 Blue-violet 파장이 혈색소에 의해 가장 잘 흡수됨을 이용한 것이며, LCI (Linked Color Imaging)는 백색광과 BLI의 혼합적인 특징을 가진 기술이다.

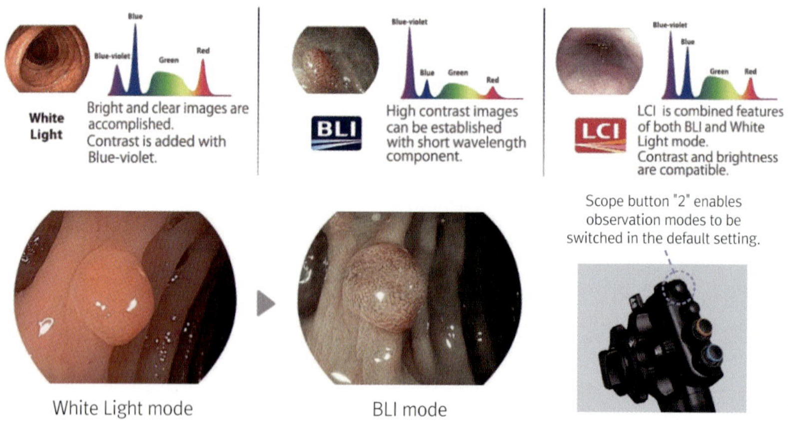

3) 펜탁스사

펜탁스사의 i-scan은 개발된 소프트웨어 기반의 이미지 증강 기술로 SE (surface enhancement), CE (contrast enhancement), TE (tone enhancement), OE (optical enhancement)를 각각 조합하여 영상의 이미지를 조절한다.

OE는 특정 대역에 국한된 빛을 활용하여 전체 투과율을 높이는데, 헤모글로빈 흡수 스펙트럼의 가장 높은 지점(415, 540, 570 nm)을 연결하여 파장의 완벽한 스펙트럼을 생성하는 방식으로 이루어지며, 이는 NBI의 원리와 거의 동일하다.

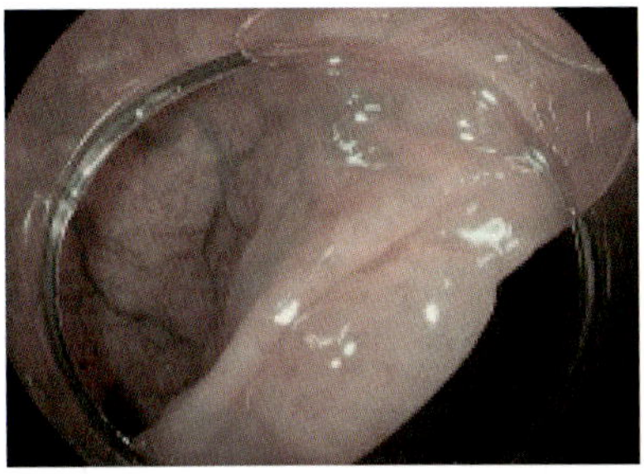

OE1

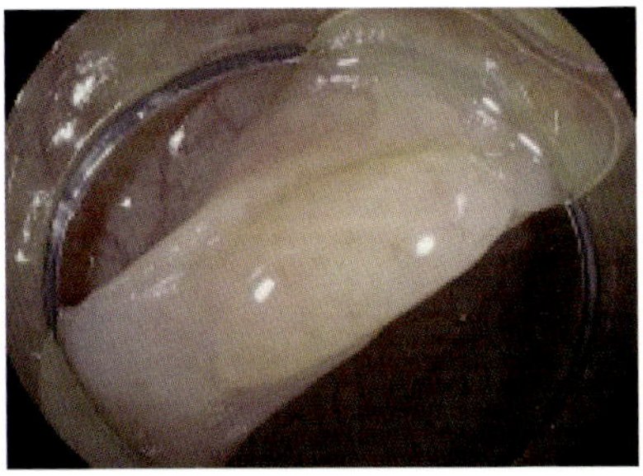

OE2

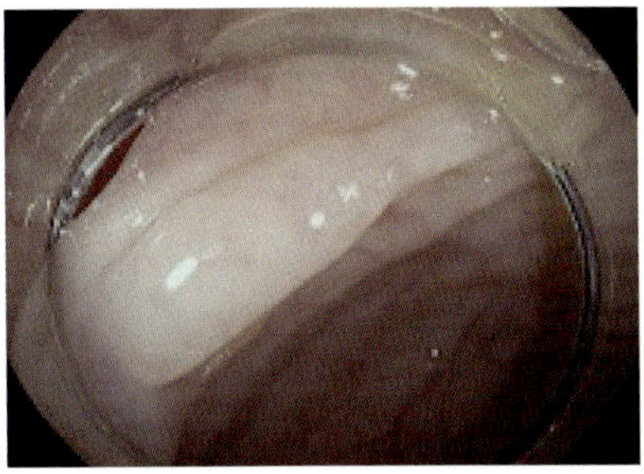

SE

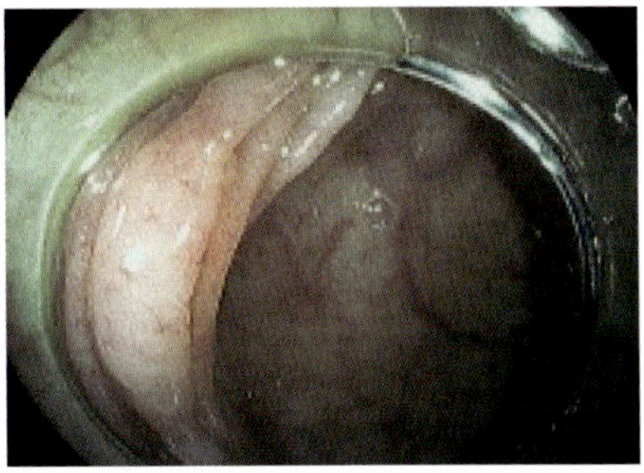

CE

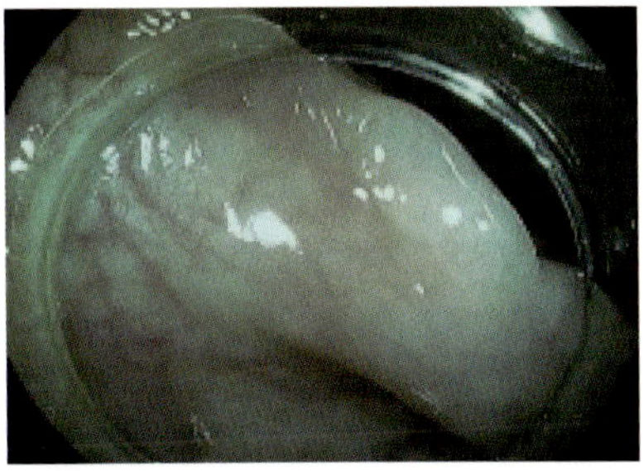

TE

주의할 점

1. 광학기술의 발전으로 다양한 영상증강기법이 적용된 내시경이 개발되고 임상에서 이용된다.

컴퓨터 보조 내시경(AI 내시경)

최근 컴퓨터 보조를 이용한 병변의 발견(Computer-aided detection, CADe)과 진단(Computer-aided diagnosis, CADx)이 이용되고 있다. 다양한 업체에서 인공지능(AI)를 이용한 컴퓨터 보조 내시경이 개발되고 있으며 일부는 임상에서 사용중이다.

1. 컴퓨터 보조 내시경 종류

1) 지아이 지니어스(GI Genius, 메드트로닉사)

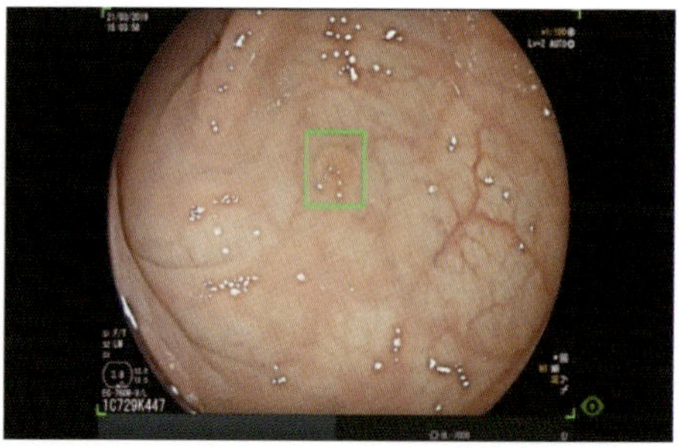

2) 캐드 아이(CAD EYE, 후지필름사)

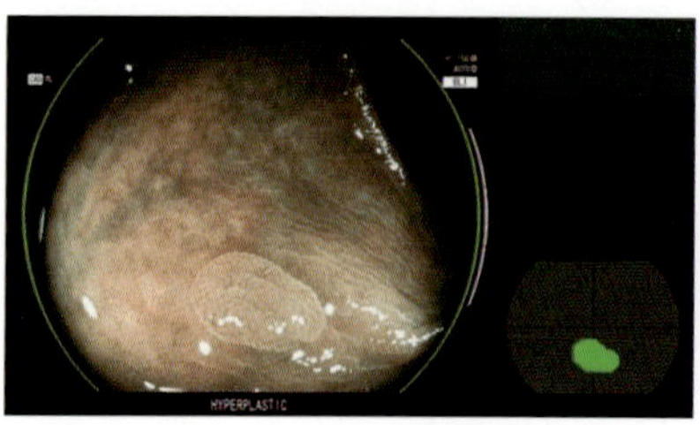

hyperplastic polyp

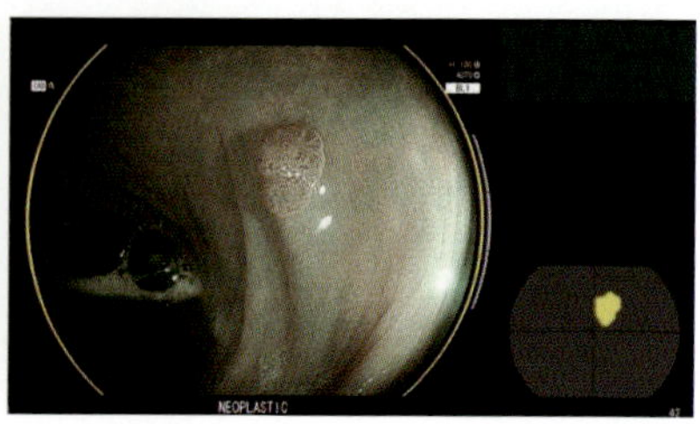

neoplastic polyp

3) 엔도브레인 아이(EndoBrain-EYE, 올림푸스사) 및 엔도 에이드 (ENDO-AID, 올림푸스사)

올림푸스사의 엔도브레인 아이는 에비스 루세라 엘리트(EVIS LUCERA ELITE)와 엑세라 III (EXERA III) 모델에 설치 가능하며, 엔도 에이드는 에비스 X1 (EVIS X1) 모델에 설치하여 컴퓨터 보조 내시경으로 사용가능하다.

4) ELUXEO™(후지필름사)

내시경 시스템에 적용되는 AI 기술로 백색광과 LCI 모드에서 사용 가능하다.

주의할 점

1. 실시간으로 폴립을 발견할 수 있으나 위양성도 있다.
2. 임상에서 새롭게 발전되고 있는 분야이다.

PART

2 위장관 진단내시경

인두마취제(리도카인), 기포제거제, 점액제거제

내시경실에서는 다양한 약제가 사용되고 있으며 이에 대한 정확한 이해가 필요하다.

1. 인두마취제

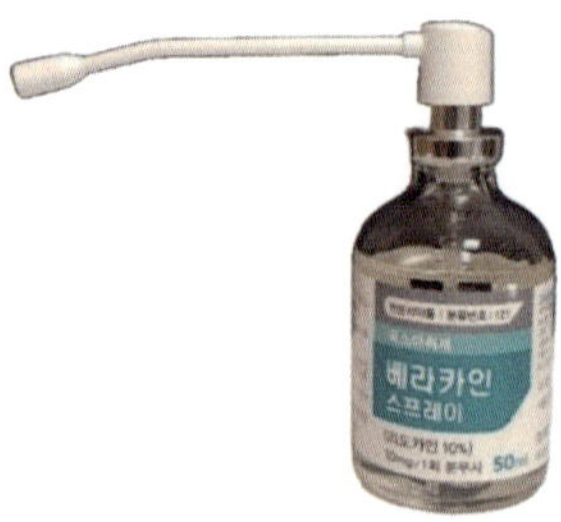

(1) 리도카인 스프레이 10% Lidocaine spray (Beracaine®) [5 g /50 cc]
설압자를 이용하여 혀를 누른 후 연구개와 인두 후벽에 2-3번 분무한 후 바로 삼키게 한다.

(2) 리도카인(자이로카인 등) 알러지가 있는 경우 윤활제만 사용 후 내시경을 시행할 수 있다.

(3) 구역 반사(gag reflex)를 억제하는 기능을 한다.

(4) 부작용으로는 크게 즉시형 과민반응과 중증의 부작용으로 나눌 수 있다. 즉시형 과민반응으로는 발진, 두드러기, 기관지 경련, 혈관부종 등이 있고, 중증의 부작용인 아나필락시스, 심정지가 발생할 수 있다. 이외에도 쇼크, 경련, 저혈압, 심근억제, 서맥, 과민증 등이 발생할 수 있다.

2. 기포제거제

(1) Simethicone(가소콜 액®) [200 mg/10 mL]

검사 15-40분 전에 40-80 mg을 약 10 mL의 물과 함께 경구투여한다.

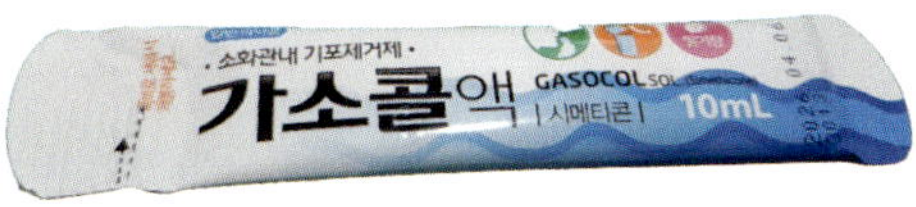

(2) 부작용으로는 주로 무른 변, 상복부 불쾌감, 복통, 설사가 있고, 빈도는 드물지만, 오심, 구토, 식욕부진, 위부 중압감이 있으며, 드물게 두통이 있을 수 있다.

3. 점액제거제

(1) Protease + Sodium Bicarbonate(엔도나제 에프산®) [15 g]

위내시경 검사 15-30분 전에, 1회 용량(프로테아제로서 20,000 단위, 탄산수소나트륨 1 g)을 50-80 mL 물에 녹여 복용한다.

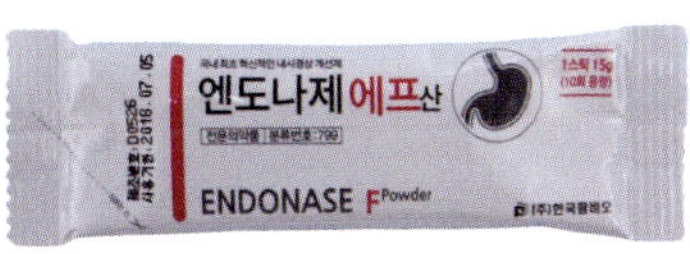

(2) 위장관 출혈 시 점액제거에 따라 출혈이 악화될 수 있어 신중히 투여해야 한다.

(3) 부작용으로 쇼크, 아나필락시스(호흡곤란, 전신홍조, 부종 등), 발진, 발적, 설사, 변비, 위부 불쾌감, 위통, 오심, 구토 등이 있을 수 있다.

내시경실 약물 및 진정제

원활한 내시경을 위해서 장운동 억제제, 진정제 및 진통제가 내시경실에서 흔히 사용되는 약제이다.

1. 장운동 억제제

1) 알기론, 브로피움(Cimetropium Bromide)

항콜린제로 Cimetropium Bromide 5 mg을 검사 직전에 정맥주사 또는 15-30분 전에 근육주사한다. 근육주사 시 약효 지속시간이 조금 더 긴 장점이 있으나, 근육주사 통증과 술기의 번거로움으로 정주로 사용하는 것을 대체로 선호한다.

2) 부스코판(Scopolamine)

항콜린제로 20 mg을 정주 또는 근육주사한다. Cimetropium Bromide보다 부작용이 좀 더 흔해, 최근에는 사용이 줄었다.

3) 부작용

항콜린제로 배뇨 장애, 안압 상승, 저혈압, 미주신경성 실신, 서맥 등이 발생할 수 있고, 드물게 빈맥, 기억상실증이 보고되어 특히 고령, 전립성 비대증 환자, 녹내장 환자에서는 사용에 주의를 기울여야 한다.

2. 진정제 및 진통제

진정내시경에 흔히 사용되는 진정제는 미다졸람과 프로포폴이며, 진통제는 메페리딘이나 펜타닐이 흔히 사용된다.

1) 미다졸람(Midazolam)

내시경 검사 및 치료 시 진정제로 가장 많이 사용하는 진정약제다. 내시경 시

초회 용량 0.035 mg/kg (보통 성인 2-2.5 mg)을 2-3분 간격으로 정주한다. 최대용량 5 mg 이하로 사용하여야 한다. 약효는 1-2분이면 나타나기 시작하여, 3-4분 안에 최고치에 다다른다. 지속시간은 15-80분 정도이다. 고령 환자, American Society of Anesthesiologists (ASA) physical status III 이상의 환자의 경우 20% 또는 그 이상의 감량이 필요하다 (보통 고령의 초회 용량 1-1.5 mg).

2) 프로포폴(Propofol)

내시경 검사에서는 30-40 mg (혹은 0.5 mg/kg)을 일시 주사 후 10-20 mg을 필요에 따라 간헐적으로 투여하는데, 최소 20초 이상의 간격을 두고 투여하여야 한다 (20-20 rule). 약효는 곧바로 (9-10초) 나타나며, 90-100초에 최고치에 이른다. 반감기는 3분이며, 체내에서 빠르게 제거되어 10분이면 혈중 농도가 50% 이하로 떨어진다. 성분의 대부분이 단백질로, 약물취급 시 손 위생상태가 무척 중요하다. 미생물 번식으로 인한 혈액감염은 환자에게 치명적일 수 있다. 용매로 노른자와 대두유 등이 사용되고 있기 때문에 계란, 대두 알러지가 있는 사람에게는 금기다. 임산부나 임신 상태에서도 금기다.

3) 메페리딘(Meperidine = Pethidine HCL)

진통 및 진정작용을 위하여 사용되며, 보통 benzodiazepine 계열의 약물 (midazolam)과 함께 처방되는 것이 일반적이다. 진정작용을 위해서는 1-2분 이상 25-50 mg을 정주하고, 2-5분마다 25 mg씩 추가 정주한다. 효과는 3-6분 후 나타나며, 지속시간은 1-3시간이다.

3. 진정 길항제

1) 플루마제닐(Flumazenil)

Benzodiazepine계 약제 (midazolam)의 길항제로 사용된다. 호흡억제나 역설적 반응이 있을 때 사용한다. 0.1-0.3 mg의 용량으로 benzodiazepine 과용량에 의한 증상을 경감시킬 수 있고, 0.3-0.5 mg을 주입하면 진정 작용을 종료

할 수 있다. 정주 투여 후 약 120초 후 효과가 나타난다. Flumazenil의 반감기는 약 0.7-1.3시간이며, midazolam의 효과가 80분 이상 지속되기 때문에 재진정 작용이 나타날 수 있다. 따라서 flumazenil 사용 후 재진정에 대한 주의를 기울여야 하며, 재투여가 필요할 수 있다. 효과 시간이 짧기 때문에 재진정 작용으로 인해 곧바로 귀가하다가 중대한 사고로 이어질 우려가 있으므로 안정과 모니터링이 중요하다.

2) 날록손(Naloxone)

Opioid 길항제이다. 0.2-0.4 mg (0.5-1.0 μg/kg) 초회 투여 후 반응을 보며, 2-3분마다 같은 용량을 추가 투여한다. 효과는 정주 후 1-2분가량 걸리고, 반감기는 약 30-45분이다.

4. 조영제

혈관의 경우 일반적으로 요오드가 함유된 조영제(요오드성 조영제)가 사용되지만 위장관의 경우 바륨이나 가스트로그라핀이 함유된 조영제가 사용된다.

1) 바륨(Barium)

소화관 조영제로 널리 사용되고 있다. 저렴하고, X선에 잘 비치고, 체내에 흡수되지 않고 대변으로 배설되기 때문에 부작용이 적다. 경구 혹은 경항문으로 투여 가능하며, 소화관 점막에 친화성이 강해 점막의 성상을 자세히 관찰할 수 있다. 소화관 밖으로 샐 경우 복막염의 증상을 심하게 일으키므로, 소화관 천공이 의심될 때는 사용을 금한다. 급성출혈, 궤양이 있는 경우도 출혈부위, 궤양부위로 천공이 발생할 위험이 있어 금한다. 폐로 흡인될 경우 가스트로그라핀보다는 자극성이 적어, 삼킴곤란 환자의 식도조영술에 사용될 수 있다.

2) 가스트로그라핀(Gastrografin)

경구로 투여 가능한 유일한 수용성 요오드계 조영제이다. 삼투압이 높고 소화관 내 통과가 빠른 편이다. 조영제의 퍼짐이 좋아 상세한 이미지를 얻을 수 있다.

소화관 악성 종양의 협착 유무나, 수술 후 문합부 봉합 여부를 평가할 목적으로 사용된다. 소화관 출혈이나 천공 환자에서도 사용이 가능하다. 복강으로 유출 시 자극이 적어 복막염 발생 정도가 바륨보다 덜하지만, 고삼투압성으로 흡인 시 폐렴의 가능성이 높다. 요오드에 과민증이 있는 환자에서는 사용 금기이다.

주의할 점

1. 진정제 사용 시에는 호흡과 맥박을 잘 확인하여야 한다.
2. 플루마제닐은 효과 시간이 짧기 때문에 재진정이 일어날 우려가 있어, 곧바로 귀가하다가 중대한 사고로 이어질 수도 있으므로 안정과 모니터링이 중요하다.

준비 도구: 마우스피스, 오버튜브, 생검겸자

마우스피스

상부 소화관 내시경을 경구로 삽입할 때 치아로 인한 내시경 손상을 예방하기 위해 마우스피스를 사용한다.

1. 개요

(1) 내시경이 구강을 통하여 식도를 지나 위 강 내로 진입하기 위해서는 내시경을 삽입하는데, 이때 내시경용 마우스피스가 없다면 연질의 내시경 도관을 환자가 깨물 수 있다.

(2) 내시경 도관의 내부는 라이트 가이드 등의 미세관과 정밀한 광섬유 등으로 이루어져서 충격에 매우 취약하여 환자의 치아에 의해서 손쉽게 손상될 수 있으며, 이 부분이 손상되면 고가의 내시경 장비 전체가 손상될 수 있다.

(3) 마우스피스를 사용하여 환자가 지속적으로 입을 벌리고 있어야 내시경 손상 없이 검사가 가능하다. 또한 마우스피스가 혀를 눌러주어 내시경 삽입을 용이하게 한다.

(4) 대상자의 치아도 기계적 충격에 의해 손상받을 수 있으므로 마우스피스를 통해 치아도 보호할 수 있다.

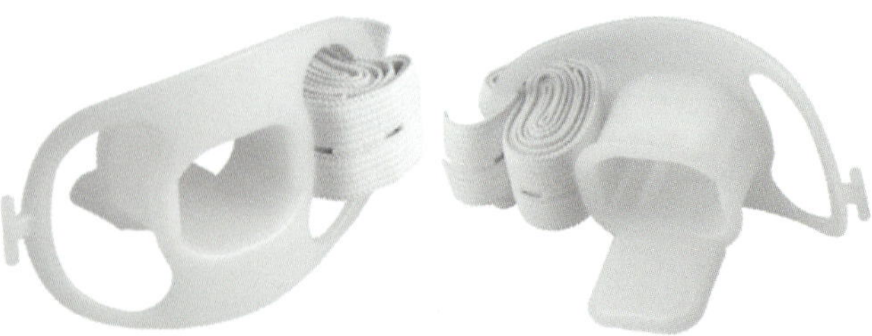

마우스피스

2. 사용법

(1) 수검자를 좌측와위 자세를 취한 뒤 입을 벌려 마우스피스를 수검자의 입 주변에 접촉시키고 마우스피스를 물도록 한다.

(2) 머리 밴드로 마우스피스를 고정한다.

(3) 구강 내의 침은 마우스피스를 통해 밖으로 내보내게 한다.

주의할 점

1. 소아나 구강 구조에 이상이 있는 경우 크기가 작은 마우스피스를 사용한다.
2. 마우스피스의 긴 방향을 혀 쪽으로 넣어 누르듯이 물린다.

오버튜브(Overtube)

여러 차례 내시경을 삽입해야 하는 경우 오버튜브를 삽입하고 시행하면 인두부 자극을 줄여서 환자의 고통을 줄여준다.

1. 개요

(1) 내시경 삽입과 회수를 여러 차례 반복해야 하는 경우 오버튜브는 인두부 자극을 줄여준다.

(2) 또한 내시경적 이물 제거 시, 기도 내 이물의 흡인을 예방하고 식도 점막의 손상을 줄이기 위하여 사용하기도 한다.

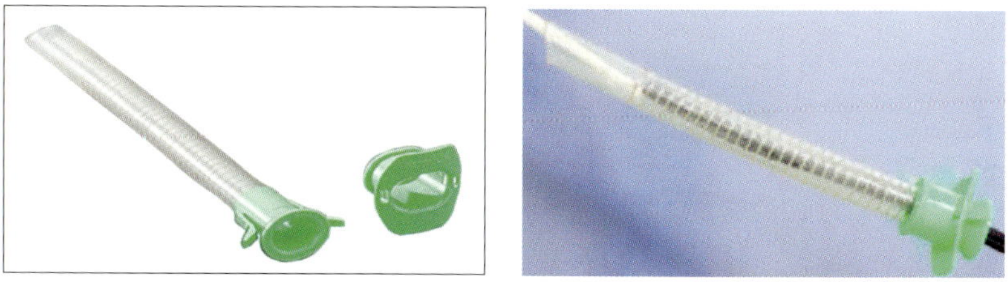

오버튜브

2. 사용법

(1) 수검자를 좌측와위 자세를 취한 뒤 입을 벌려 오버튜브 마우스피스를 수검자의 입 주변에 접촉시키고 마우스피스를 물도록 한다.
(2) 오버튜브 끝의 예각이 구강 바닥쪽으로 오도록 방향을 잡는다.
(3) 내시경을 식도 삽입 후 내시경 관을 가이드로 하여 오버튜브를 삽입한 뒤 마우스피스에 고정시킨다.

생검겸자

1. 생검겸자 종류

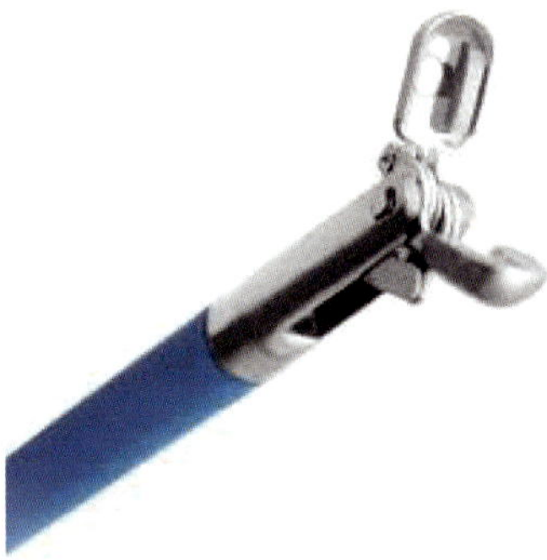

Plain cup forceps

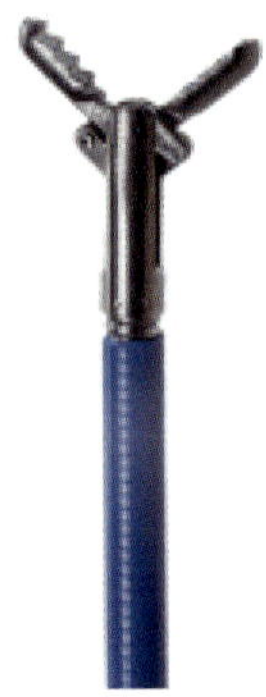

Serrated forceps

대표적인 기본형으로 둥근 형태의 생검겸자와 톱니모양 형태의 생검겸자가 있다. 톱니모양 형태는 조직 채취 시 미끄러짐을 막을 수 있다는 장점이 있다.

2. 조직검사 순서

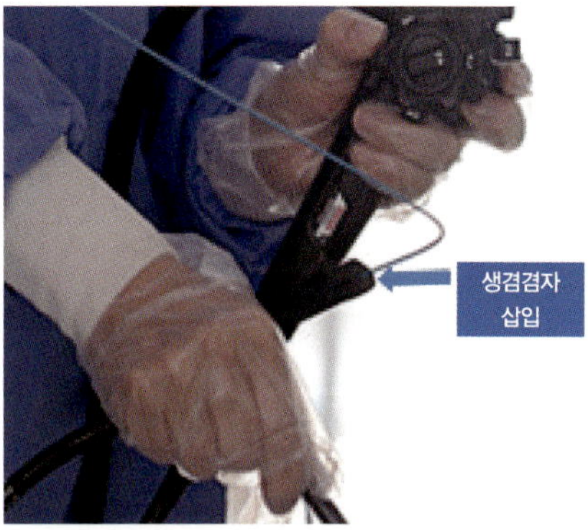

① 생검겸자를 내시경 겸자구에 삽입한다.

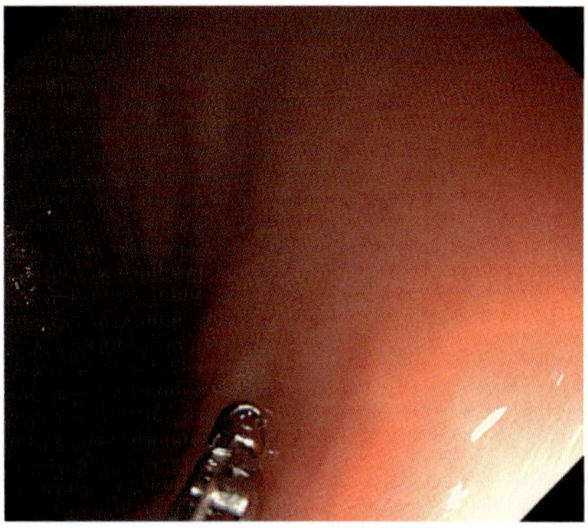

② 병변에 도달하면 겸자를 연다.

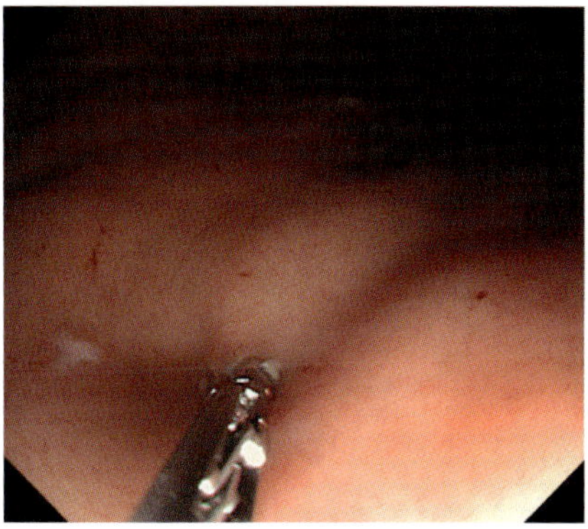

③ 조직을 채취한다.

진정내시경 검사

진정내시경은 대상자의 불편감 및 불쾌한 기억을 경감시킬 수 있는 의식수준을 저하시키는 방법으로, 대부분 안전하게 시행되지만 때로는 심폐 우발증 등 심각한 위험이 있을 수 있어 주의를 요한다.

1. 개요

(1) 진정은 약물을 사용하여 대상자의 의식 수준을 억제하는 것이다.

(2) 적절한 진정은 시술 종류와 시간에 따라 다르지만 일반적으로 중등도 진정을 목표로 한다.

진정의 단계

	얕은 진정(minimal)	중등도 진정(moderate)	깊은 진정(deep)
환자 반응	구두명령에 잘 반응함	구두명령이나 흔들어 깨우면 반응함	통증, 및 반복 자극에 겨우 반응함
기도 유지	영향 없음	추가 조작 불필요	추가 조작 필요할 수 있음
자발 호흡	영향 없음	적절히 유지	부적절하게 유지될 수 있음
심혈관 기능	영향 없음	대개 유지	대개 유지

2. 검사 전 준비 사항

(1) 환자 정보 및 검사의 목적 확인

(2) 연령, 체중, 기초 질환 확인: 심폐 질환이 있는 경우 확인

(3) 혈압계, 산소포화도 측정기, 심전도(필요시) 및 모니터 장비 확인

(4) 호흡 억제, 혈압 저하 등 응급상황 발생 시 대처할 수 있는 응급 카트 확인

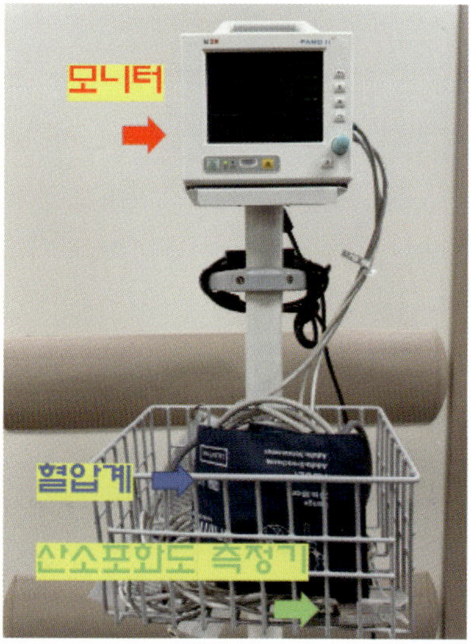

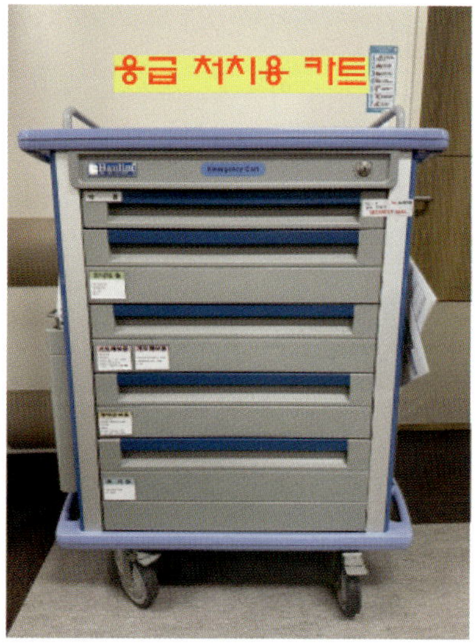

3. 검사 중 확인 사항

(1) 대상자를 확인하고 동의서를 확인한다.

(2) 저산소증에 유의: 환자의 나이, Mallampati 점수 3점 이상, 체질량지수, 과거력 등을 잘 확인한다.

(3) 대상자의 호흡수, 호흡 심도, 호흡으로 인한 흉곽과 복부의 움직임, 청색증 유무, 산소포화도 및 진정상태를 지속적으로 모니터링한다. 사레 등으로 발작적인 기침을 하면서 효율적인 호흡이 되지 않는 경우, 진정 약물의 추가 투약 후 급격히 호흡이 억제되는 경우 검사를 일시 중단하더라도 환자의 상태를 특히 주의 깊게 관찰한다.

4. 발생할 수 있는 부작용 및 대처

1) 호흡 억제

산소 공급, 혈중 산소포화도 모니터링을 유지하고, 심한 호흡 억제가 발생하면 흔들어 깨우거나, 환자의 귀에 대고 이름을 부르는 등 환자를 깨우려는 시도를 하고, 지속적으로 산소포화도 저하 상태가 유지되면 의사의 지시하에 벤조디아제핀수용체 길항제 투여를 하는 경우도 있다. 환자를 바로 눕혀 기도를 확보하고 하악거상법을 시도하거나, 암부 배깅을 시도한다. 구강 내 침 등의 분비물이 많거나, 이런 시도에도 산소포화도 유지가 어렵다고 판단되면, 지체하지 않고 응급카트를 활용한 기관 삽관이 필요한 경우도 있다.

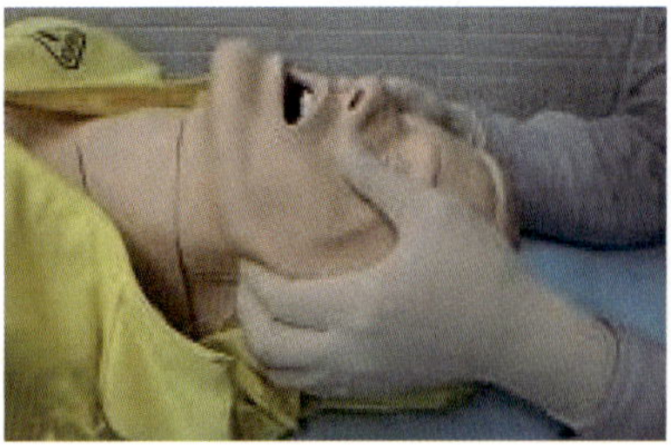

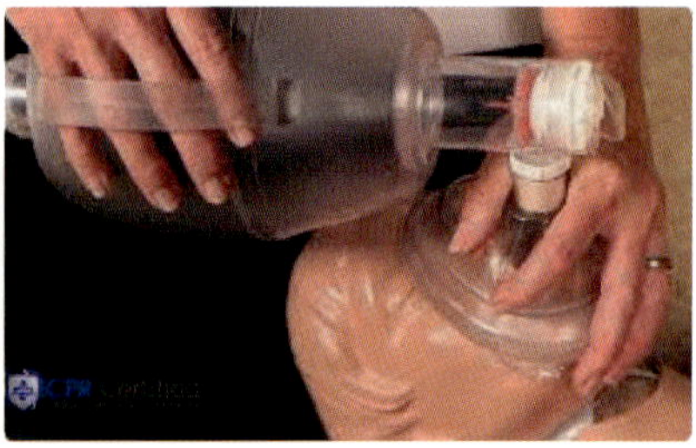

2) 혈압 저하

주기적으로 혈압 측정을 하고, 혈압이 저하되면 의사의 지시에 따라 수액을 투여하거나, 응급 상황에는 승압제 투약을 고려한다.

5. 검사 종료 후 회복실에서 환자의 확인

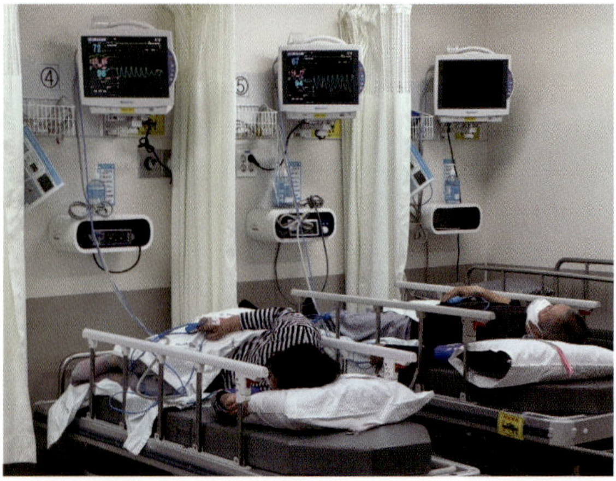

회복실

(1) 검사 후 회복실로 이동할 때는 이동식 침대 또는 휠체어를 활용한다. 낙상을 예방하기 위해 즉시 침대의 안전난간(가드)을 올리고, 환자 의식이 불명료한 상태에서 넘어지거나 굴러떨어지지 않도록 주의한다. 환자가 괜찮다고 하더라도 도보로 이동하지 않는다.

(2) 외래 환자는 회복실에서 1시간 이상의 안정을 권유하고, 재실하는 동안 모니터링을 시행한다.

(3) 퇴실의 판단에는 활동도, 호흡, 순환, 의식, 산소포화도에 이상 없이, 명료한 대화가 가능한 상태여야 하며, 비틀거리지 않고 자력 보행 가능 여부를 확인하여 결정한다.

6. 응급 카트의 구성 요소

1) 응급카트 예시

기도 확보를 위한 후두경 블레이드, 기관 삽관 튜브, 암부백(ambubag) 등이 들어있다.

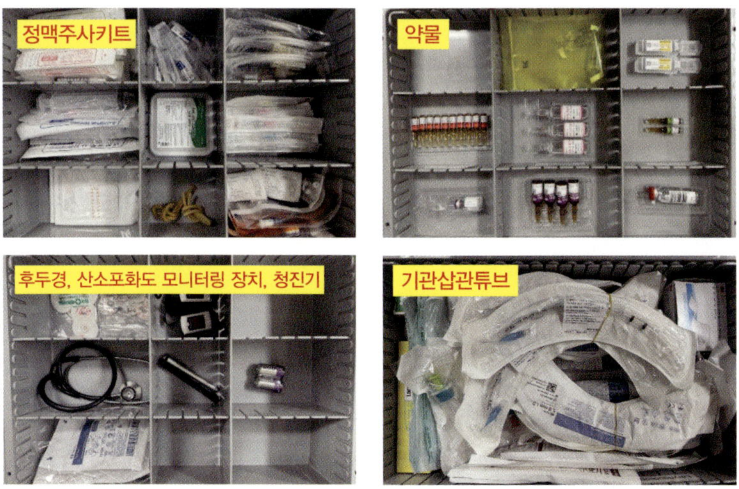

주의할 점

1. 진정 관련 의료진은 진정 교육을 받아야 한다.
2. 응급 소생술을 위한 장비와 약제를 구비해야 하고, 발생 시 대처 요령을 숙지해야 한다.

상부내시경 검사

상부내시경 검사는 내시경실에서 가장 기본적인 검사이며, 가장 많이 시행하는 검사이다.

1. 개요

(1) 식도, 위, 십이지장의 병변 확인 및 조직검사
(2) 금기: 위장관 천공, 개구 곤란, 의식이 흐린 경우, 심폐 기능이 매우 나쁜 경우
(3) 일반적으로 8시간 이상 금식

2. 세팅 순서(올림푸스사 기준)

순서는 회사 및 제품별로 상이할 수 있지만, 일반적으로는 다음과 같다.

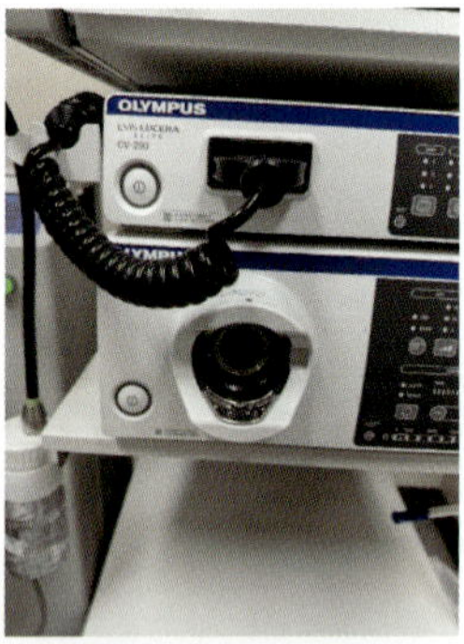

① 프로세서와 광원장치의 전원을 켠다.

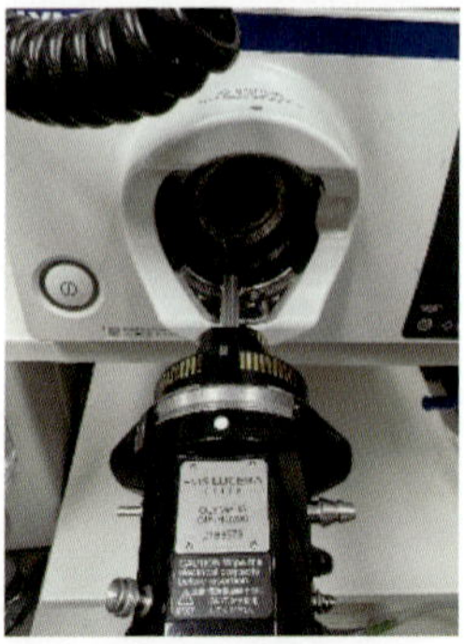

② 내시경의 라이트 가이드 부분을 광원장치에 연결한다.

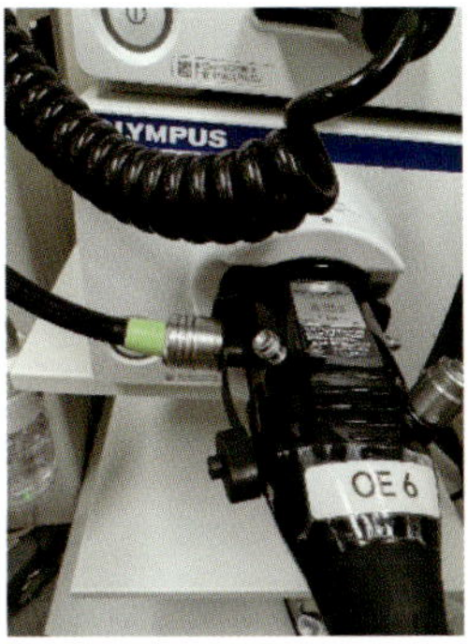

③ 전기 커넥터를 연결한다.

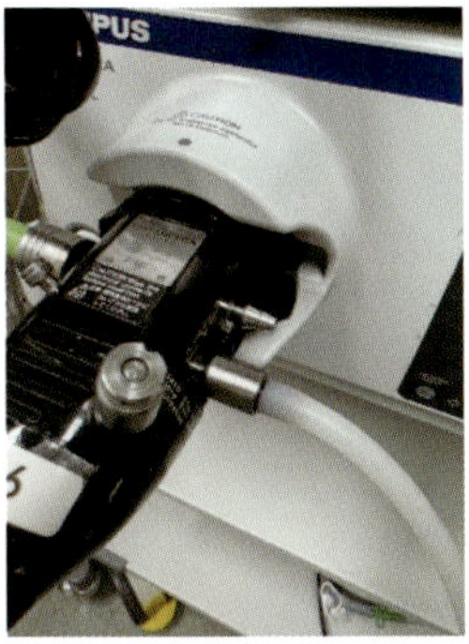

④ 흡인 튜브를 내시경 흡인 포트에 연결한다.

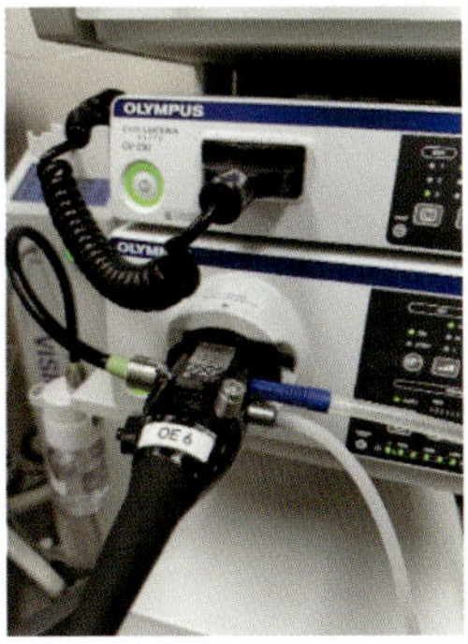

⑤ 송수 탱크를 내시경 송수관에 연결한다.

⑥ 프로세서와 광원장치의 전원을 켠다.
⑦ 광원 장치 패널의 송기, 램프 점등, 화이트 밸런스를 확인한다.
⑧ 모니터에 화면이 제대로 송출되는지 확인한다.
⑨ 송기, 송수, 흡인이 제대로 작동하는지 확인한다.
⑩ 내시경의 스위치를 눌러 제대로 작동하는지 확인한다.

3. 검사 전 준비물품

(1) 내시경 본체, 위내시경 스코프, 에어 버튼(air button), 흡인 버튼(suction button), 고무마개, 위내시경용 cap

(2) 방수포, 마우스피스, 장갑, 비강 캐뉼라(nasal cannula)

(3) 멸균증류수, 생리식염수, 각종 주사기

(4) 각종 검체용기(포르말린 검체통, CLO kit, 결핵이나 cytomegalovirus (CMV) 배양통 등)

(5) 각종 염색약(0.5-1% lugol's solution, 0.2% indigocarmine, 0.5% methylene blue, 3% acetyl acid)

4. 검사 중 확인 사항

(1) 대상자를 확인하고 동의서를 확인한다.

(2) 대상자에게 기포제거제, 점액제거제를 마시게 한다.

(3) 내시경 본체에 내시경을 연결한 후 작동 상태를 확인한다.

(4) 대상자에게 목 마취를 시행하고 좌측위로 눕히고 마우스피스를 물게 한다.

(5) 산소포화도 감시장치 연결 후 비강 캐뉼라를 이용하여 산소를 공급한다.

(6) 진정제를 처방받아 투약한다.

(7) 대상자의 진정 여부를 확인 후 내시경을 삽입한다.

(8) 내시경 삽입 시 대상자가 힘을 주지 않도록 하며, 보조자는 대상자 옆에서 내시경 기기와 마우스피스를 잘 관찰하면서 무의식 중에 내시경을 물거나 빼는 일이 없도록 한다.

(9) 점액이나 입안의 분비물은 자연스럽게 입가로 흘러내리게 한다.

(10) 조직검사가 필요하면 생검겸자를 이용하여 조직을 채취한다.

(11) 내시경 회수 후 흘린 분비물을 휴지로 닦는다.

(12) 검사가 끝나면 내시경을 회수하고 대상자를 회복실로 이동시킨다.

5. 검사 후 확인 사항

(1) 내시경 전원을 끈다.

(2) 사용한 내시경은 bed side에서 세정을 시행한다.

(3) 마우스피스를 제거하며 분비물을 닦아준다.

(4) 회복실로 대상자를 이송하여 지속적으로 모니터링을 한다.

(5) 검사 후 안내사항을 제공한다.

6. 내시경 검사의 흐름

(1) 준비: 내시경 기기를 준비하여 송기, 송수 및 흡인을 확인하고 렌즈를 닦아 둔다.

(2) 전처치: 일반적인 내시경의 경우는 국소마취제로 인두마취를 하며, 항콜린제를 주사한다.

(3) 검사대에 좌측 측와위를 취하게 하고, 벨트나 코르셋 등을 풀게 한다.

(4) 마우스피스를 입에 물고 내시경을 삽입한다.

(5) 진정이 필요한 경우는 마우스피스를 우선 물린 후 진정 약물을 투약한다.

(6) 내시경 검사를 마친 후 입안에 고여 있는 침을 뱉도록 한다.

(7) 사레가 들릴 위험성이 있으므로 약 1시간가량은 식사 및 물을 섭취하지 않도록 설명한다.

(8) 조직검사를 시행한 경우에는 검사 당일 폭음, 폭식을 피하고, 불편함이 있거나 위장관 출혈이 의심될 경우 의료기관을 방문하도록 교육한다.

주의할 점

1. 대상자가 긴장을 하지 않도록 편안하게 천천히 숨을 쉬라고 말하면 도움이 된다.

하부내시경 검사

하부내시경 검사는 대장폴립, 대장암, 염증성장질환 등 대장에서 발생할 수 있는 병변을 발견하고 진단할 수 있으며, 검사와 동시에 치료적 시술이 가능하다.

1. 개요

(1) 대변잠혈검사 양성이나 50세 이상의 성인에서 대장암 선별검사를 위해서 내시경검사가 필요하다.

(2) 복통, 혈변, 배변 양상의 변화, 빈혈, 만성 설사 및 원인이 설명되지 않는 체중 감소 등에서 대장 질환의 진단 및 감별, 치료 방침의 결정 등을 위해 필요하다.

2. 검사 전 준비물품

(1) 내시경 본체, 대장내시경 스코프, 에어 버튼(air button), 흡인 버튼(suction button), 고무마개, 대장내시경용 cap

(2) 방수포, 장갑, 멸균증류수, 생리식염수, 각종 주사기

(3) 각종 검체용기

(4) 각종 염색약(0.2% indigocarmine, 0.5% methylene blue, 3% acetyl acid)

3. 검사 중 확인 사항

(1) 대상자를 확인하고 동의서를 확인한다.

(2) 내시경 본체에 내시경을 연결한 후 작동상태를 확인한다.

(3) 산소포화도 감시장치 연결 후 비강 캐뉼라를 이용하여 산소를 공급한다.

(4) 진정제를 처방받아 투약한다.

(5) 대상자의 진정 여부를 확인 후 내시경을 삽입한다.

(6) 일반적으로 대상자에게 좌측위로 눕히고 시작하며, 검사 중에는 자세 변경

이나 복부 압박을 한다.

(7) 조직검사가 필요하면 생검 겸자를 이용하여 조직을 채취한다.

(8) 검사가 끝나면 내시경을 회수한다.

4. 대장내시경 순서

1) 관찰 요령

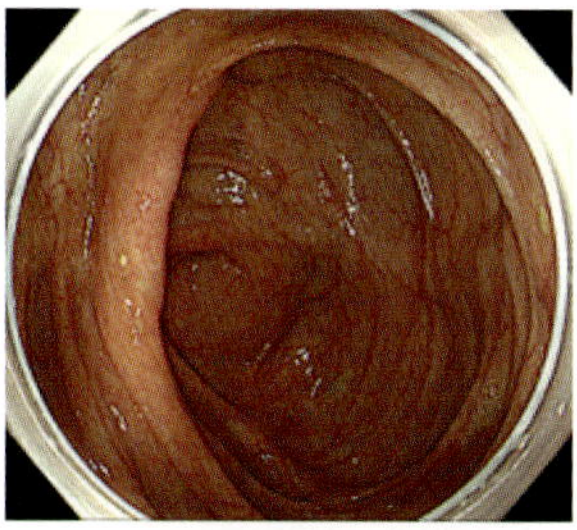

회맹판을 확인 후 사진으로 남긴다.

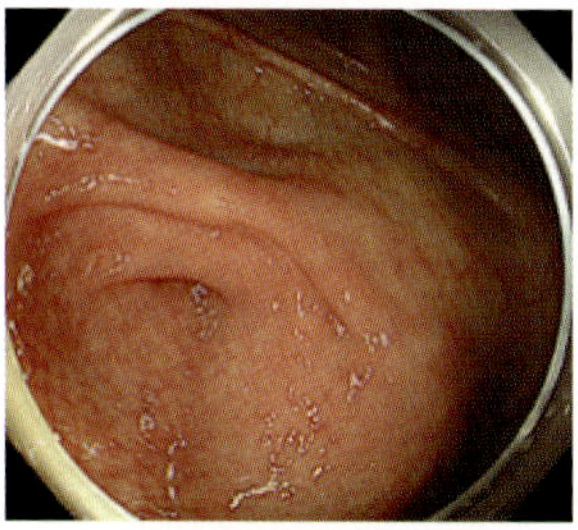

충수돌기입구 등이 관찰되면 맹장 삽관의 근거를 위해 사진을 찍는다.

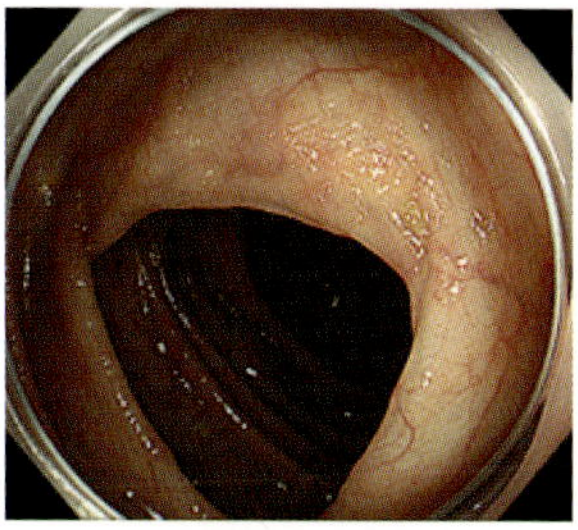

상행결장에서는 주름의 높이가 높아 여러 번 검사(삽입과 회수를 반복)하거나 캡으로 누르면서 관찰한다.

때로는 상행결장에서 내시경을 반전시켜 맹장 쪽에서 간만곡부 방향을 바라보는 방법도 사용 가능하다.

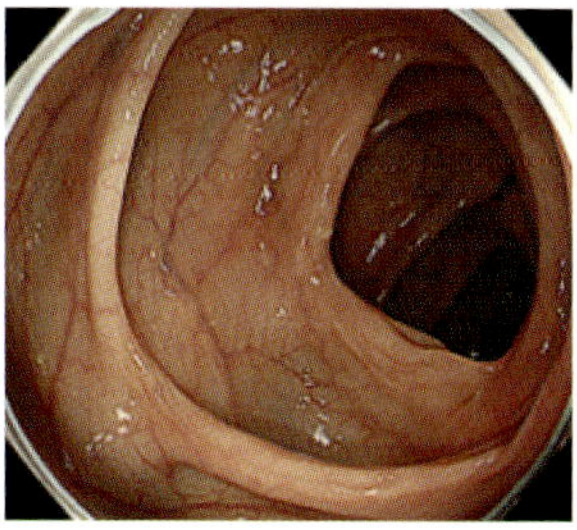

간만곡부에서는 간이 비추어 보여 푸른색을 띠게 된다.

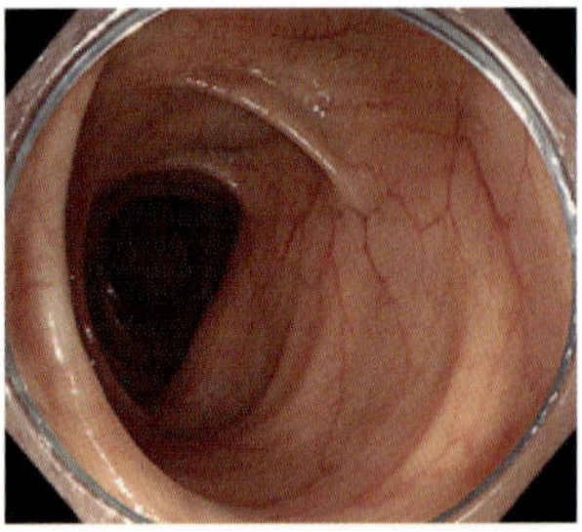

횡행결장은 비교적 잘 관찰되며 유동성이 있다.

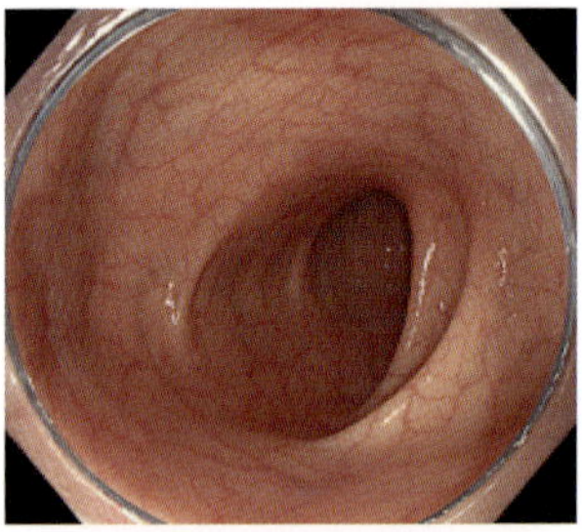

하행결장과 구불결장으로 오면서 대장의 주름(haustra)이 둥글게 된다.

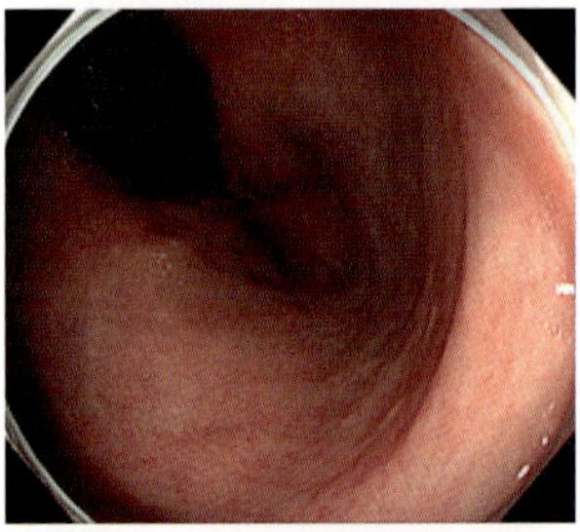

직장 하부와 항문관은 내시경 반전을 통해 정확한 관찰이 가능하다(직장에서 내시경을 반전하는 요령은, 첫 번째 휴스턴 밸브를 아래 방향에 두고 두 번째 휴스턴 밸브를 올려다보면서 내시경 선단을 최대한 상승시킨 후 좌우 핸들을 이용하며 좌측 비틀기를 시행하고 내시경을 살짝 밀면서 천천히 반시계방향으로 회전시키면 된다).

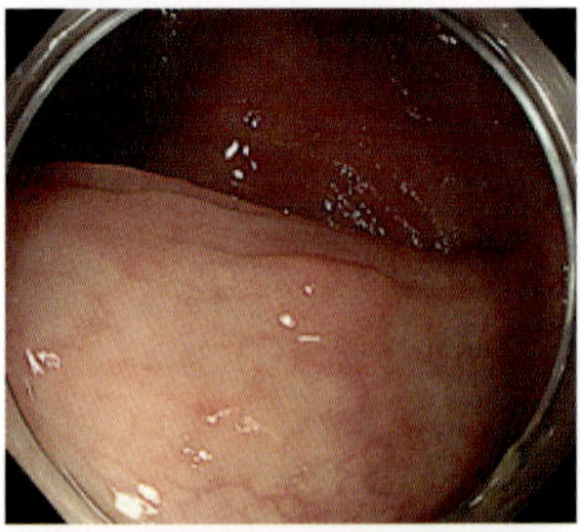

병변을 발견한 경우에는 충분하게 물로 씻은 후 관찰한다. 겸자공이 위치하는 5–6시 방향에 병변이 올 수 있게 내시경을 조작할 수 있어야 한다. 또한 중력의 방향을 염두에 두고 위치를 잡는 것도 중요하다.

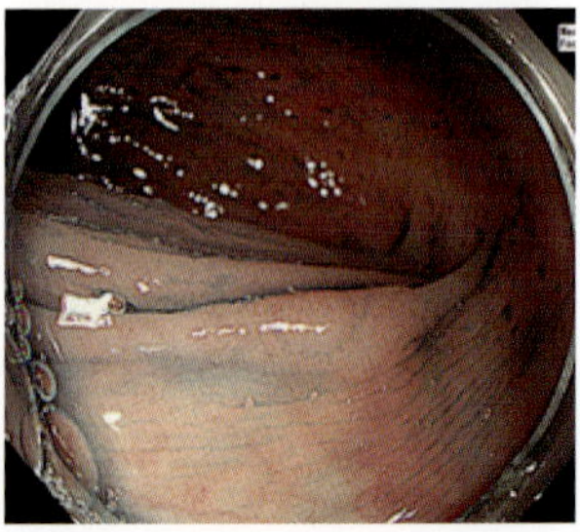

색소 살포를 고려해야 하는 경우라면 병변이 내시경 화면에 보이는 위치뿐만 아니라 환자의 어느 방향에 위치하고 있을지도 고려해야 한다.

소장내시경 검사

스코프 선단에 풍선을 장착하여 장을 견인하고 단축시키며 심부 소장에 내시경을 넣는 것으로, 싱글 벌룬(올림푸스사)과 더블 벌룬(후지필름사)이 있다.

1. 장비 준비

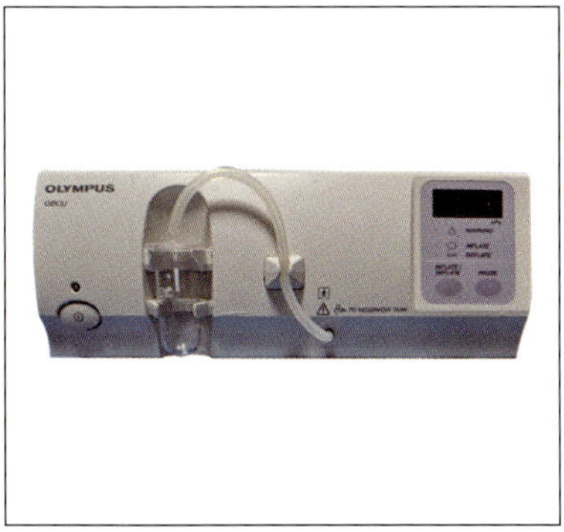

컨트롤러(Overtube balloon control unit, OBCU)

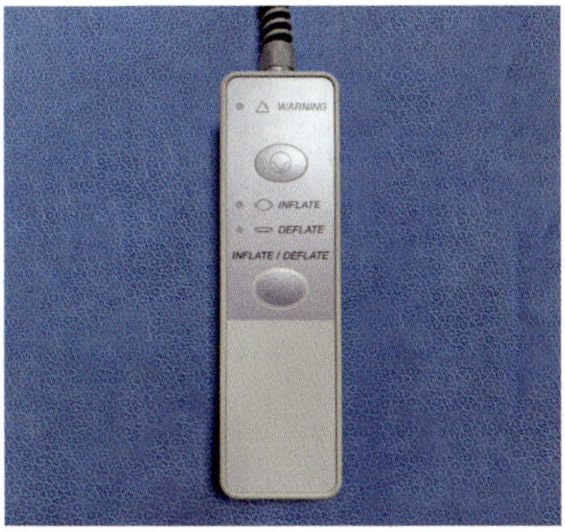

OBCU 리모컨

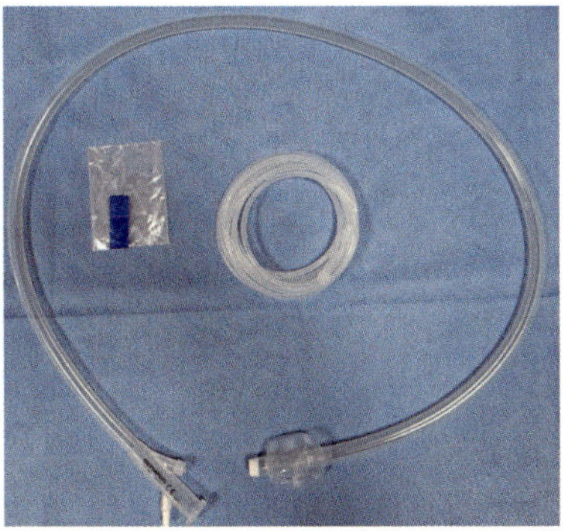

OBCU 리모컨 커버,
에어 플로우 튜브,
오버 튜브

2. Single balloon enteroscopy 준비 방법

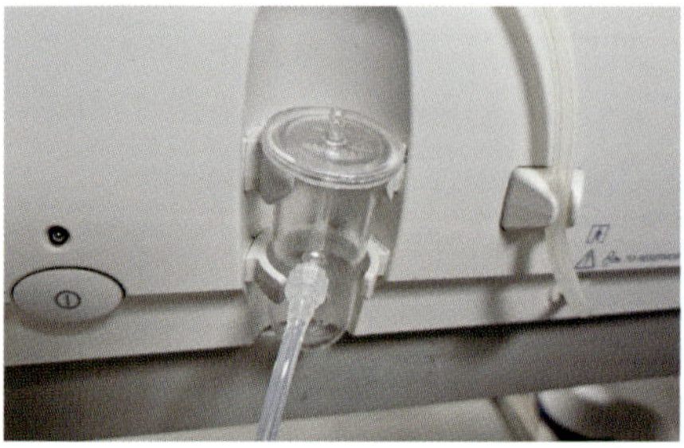

OBCU에 air flow tube를 연결한다.

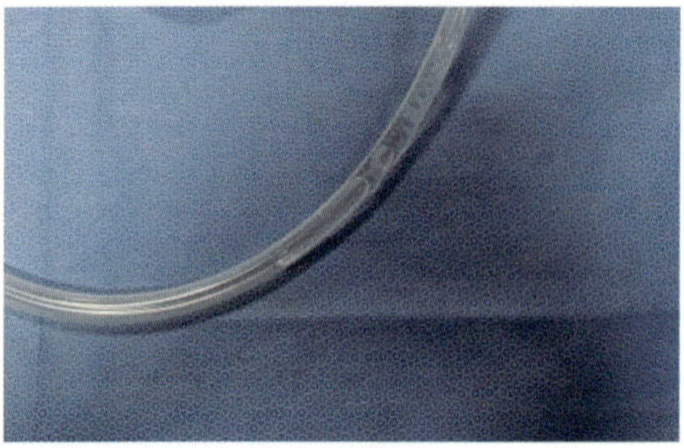

물을 통과시켜 윤활되도록 한다.

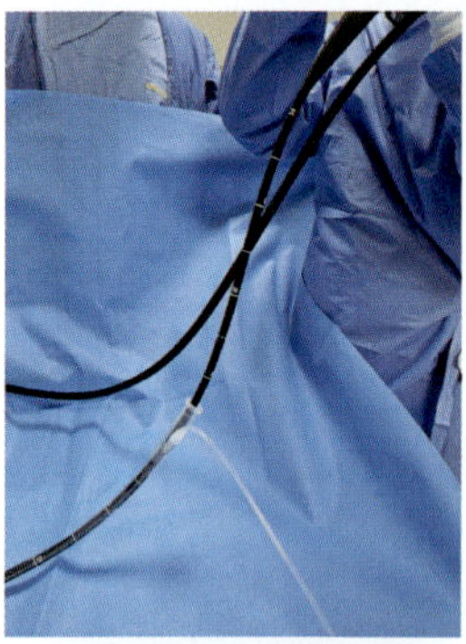

스코프를 오버튜브에 넣는다.

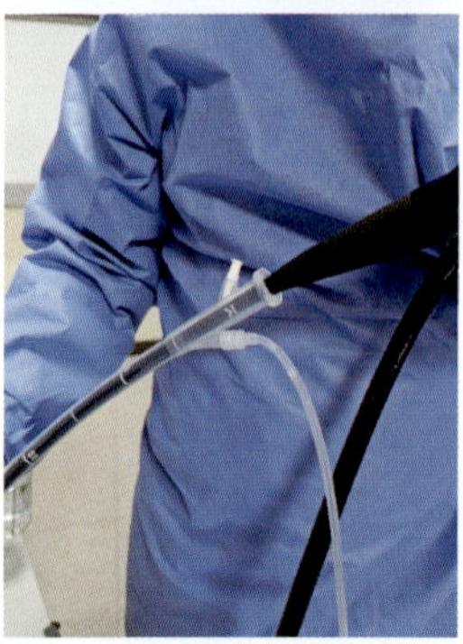

스코프가 오버튜브 내부에서 잘 움직이는지 확인한다.

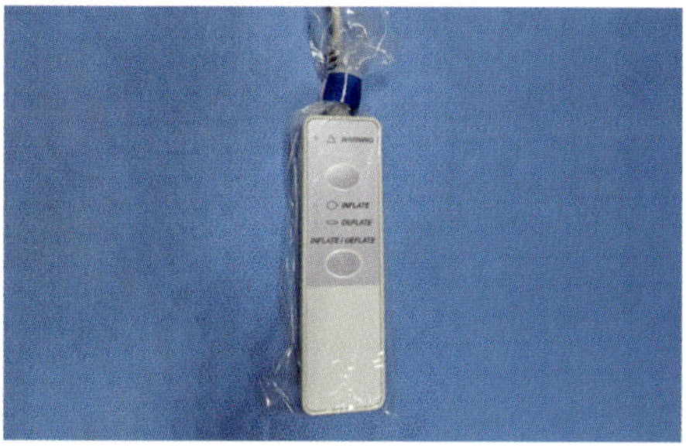

OBCU 리모컨을 커버로 씌운다.

3. 삽입 방법

1) 단일 풍선 소장내시경(Single balloon enteroscopy)

- **경구 진입**

① 스코프에 오버튜브를 넣은 상태로 먼저 내시경 스코프만 십이지장까지 도달하도록 한다.

② 십이지장에 있는 스코프를 Endoscopic retrograde cholangiopancreatography (ERCP)를 할 때처럼 당겨 단축시켜서 스코프를 최대한 곧게 만든다.

③ 오버튜브가 유문 너머에 위치할 때까지 밀어 넣는다.

④ 스코프를 더 깊이 전진시킨다(십이지장 3부 이상).

⑤ 오버튜브가 십이지장 3부에 위치하도록 한 뒤 풍선을 부풀려 내시경과 오버튜브가 십이지장 3부에 고정되게 한다.

⑥ 스코프와 오버튜브를 함께 당겨 장관을 단축한다.

⑦ 스코프를 밀어 넣어 소장 더 깊숙이 진입한다.

⑧ 스코프에 밴딩 각을 주어 내시경이 뒤로 후퇴하지 않도록 하고 풍선의 공기를 뺀다.

⑨ 스코프가 전진한 만큼 오버튜브를 밀어 넣는다.

⑩ 풍선을 부풀러 내시경과 오버튜브가 고성되게 한다.

⑪ ⑥번부터 ⑩번까지의 과정을 필요한 만큼 반복한다.

- **경항문 진입**

① 경구 진입의 설명과 같이 풍선의 inflation, deflation을 반복하며 말단

회장까지 삽입한다.

② 풍선을 부풀려 말단 회장에 고정시킨 후 상기 경구 진입에서 설명한 ⑥번부터 ⑩번까지의 과정을 필요한 만큼 반복한다.

2) 이중 풍선 소장내시경(Double balloon enteroscopy)

● 경구 진입

① 스코프에 오버튜브를 넣은 상태로 먼저 내시경 스코프만 위 전정부까지 삽입한다.

② 스코프를 따라 오버튜브를 위 전정부까지 밀어 넣는다.

③ 스코프를 유문을 지나 십이지장 3부까지 삽입한다.

④ 스코프 풍선에 공기를 넣어 고정한다.

⑤ 오버튜브를 십이지장 3부까지 진입시킨 후 오버튜브 풍선에 공기를 넣어 고정한다.

⑥ 스코프 풍선의 공기를 빼고 스코프를 더 깊숙한 소장으로 진입시킨 후 스코프 풍선에 다시 공기를 넣어 고정한다.

⑦ 오버튜브 풍선의 공기를 빼고 오버튜브를 스코프가 진입한 만큼 진입시킨 후 오버튜브 풍선에 다시 공기를 넣어 고정한다.

⑧ 내시경과 오버튜브를 후퇴시켜 장관을 단축시킨다.

⑨ ⑥-⑧의 과정을 필요한 만큼 반복한다.

● 경항문 진입

① 경구 진입의 설명과 같이 풍선의 inflation, deflation을 반복하며 말단 회장까지 삽입한다.

② 스코프 풍선과 오버튜브 풍선에 모두 공기를 넣어 말단 회장에 고정된 상태까지 만든 후 경구 진입에서 설명한 ⑥-⑧의 과정을 필요한 만큼 반복한다.

3) Fluoroscopy를 사용해야 하는 상황

① Tube를 삽입할 때

② 장을 단축할 때

③ Scope position 또는 loop formation을 체크할 때

4. 관찰

오버튜브의 풍선에 공기를 빼고 10-15 cm 후퇴한 후, 풍선을 다시 부풀려 고정하고, 스코프를 이용해 그 부위만큼 관찰한다. 이를 반복하여 조금씩 오버튜브를 후퇴하며 관찰한다.

5. 주의 사항 및 기타

(1) 검사 전 풍선에 이상이 없는지 공기를 넣고 빼면서 직접 확인한다.

(2) 오버튜브 내부는 물로 윤활한다.

(3) 풍선이 달린 오버튜브(또는 풍선이 달린 스코프)를 진입시키기 전에는 항상 풍선에서 공기를 뺐는지 확인하여야 한다.

(4) 다음과 같은 상황이 생기면 삽입의 한계점이라고 판단하고 검사 종료를 고려한다.

- 삽입 수기를 반복했음에도 fluoroscopy에서 반복적으로 같은 위치에 머무는 경우
- 삽입 수기를 시작 후로 시간 너무 오래 경과한 경우(일반적으로 한 시간 이상)
- 환자의 상태 변화로 인해 검사 진행을 하지 못할 때

(5) 삽입 중 fluoroscopy를 확인하였을 때 스코프가 동심원과 같은 모양을 그리며 삽입되도록 한다.

(6) 오버튜브는 항상 조심히 삽입하도록 한다. 만약 스코프를 따라 오버튜브를 전진시킬 때, 강한 저항감이 느껴진다면 풍선의 공기를 빼지 않았거나 혹은 스코프와 오버튜브 사이의 공간에 점막이 끼어 있는 것일 수 있으므로 주의한다.

캡슐내시경 검사

캡슐내시경은 소장을 관찰하는 내시경으로 약 25 mm 정도의 캡슐을 삼킴으로써 소장을 비침습적으로 촬영하는 장치이며 대장 캡슐도 사용될 예정이다.

1. 캡슐내시경 종류(회사별)

캡슐	PillCam® SB 3	EndoCapsule®	MiroCam®
회사명	Given Imaging	Olympus America	Intromedic Company
크기	길이: 26.2 mm 직경: 11.4 mm	길이: 26 mm 직경: 11 mm	길이: 24.5 mm 직경: 10.8 mm
무게	3.00 g	3.50 g	3.25-4.70 g
배터리 지속시간	≥ 8시간	≥ 8시간	≥ 11시간
해상도	340 × 340	512 × 512	320 × 320
초당 프레임 수	2 or 2-6	2	3
시야각	156도	145도	170도
전송 방식	무선 주파수 방식 (Radio frequency communication)	무선 주파수 방식	인체 통신 방식 (Human body communication)
	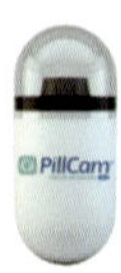	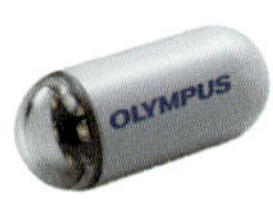	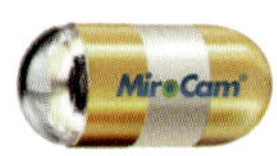

2. 시스템

(1) 시스템은 Given사를 기준으로 PillCam® SB 3 캡슐, 기록 저장장치(data recorder) 세트, 워크스테이션의 3가지로 구성된다.

(2) 센서 어레이는 2가지 타입이 있는데, 하나는 8개의 수신 안테나가 레코드 커넥터와 케이블로 연결된 구조, 다른 하나는 벨트 형태로 된 것이다. 캡슐 내시경이 촬영한 영상 데이터를 센서로 수신하고, 수신된 데이터는 레코드 커넥터에서 기록 저장장치로 전송된다.

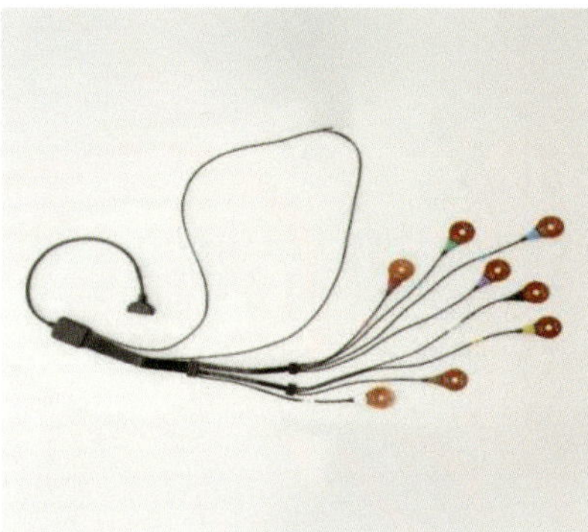

센서 어레이 사진

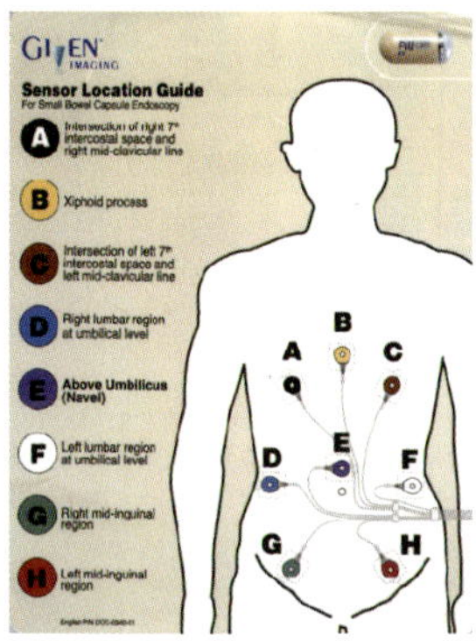

센서 어레이 부착 부위

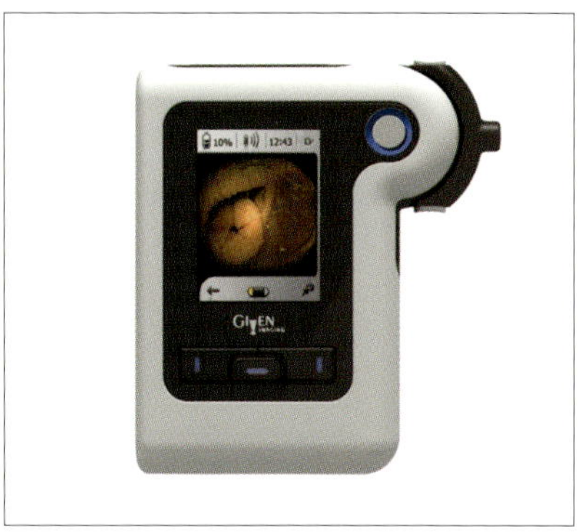

기록 저장장치 사진

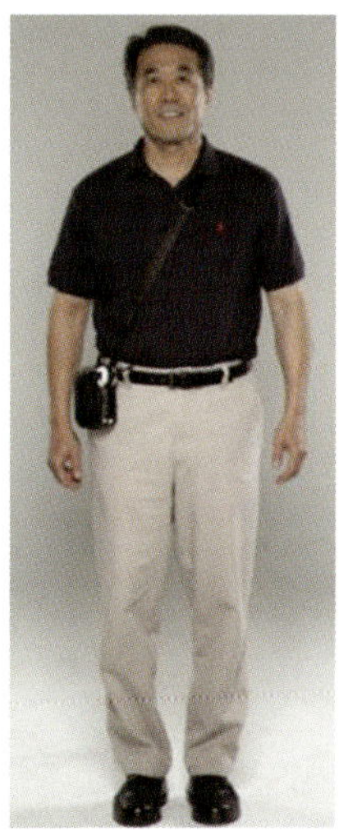

실제 부착 모습

3. 검사 진행

(1) 검사 전 12시간 정도 금식한다.

(2) 검사 전 센서를 환자의 신체에 부착한다.

(3) 연하 2시간 후부터는 물을 마실 수 있고, 연하 4시간 후부터는 식사도 가능하다.

(4) 연하 18시간 후, 레코더를 회수하고 영상을 저장한다.

주의할 점

1. 검사 전 배터리는 적어도 80% 이상 충전해서 시작한다.
2. 캡슐 복용 시점으로부터 2시간 정도 경과하여 환자의 위에서 십이지장으로 캡슐이 넘어갔는지 반드시 확인한다.
3. 협착이 의심되는 환자에게는 캡슐내시경 검사를 시행하지 않는다.
4. 심장 박동기가 내장된 환자는 전파 간섭에 의한 오작동의 위험이 있으므로 주의한다.

색소내시경 검사

색소내시경 검사는 각종 색소를 이용하는 내시경 검사로 콘트라스트법(인디고카르민), 반응법(루골액, 콩고레드), 염색법(메틸렌블루) 등이 있다. 병변의 발견, 진단에 도움을 준다.

1. 색소

(1) 인디고카르민

(2) 아세트산 + 인디고카르민

(3) 루골액 (요오드액)

(4) 메틸렌블루

(5) 크리스탈바이올렛

2. 루골액

(1) 식도 관찰 시 사용하는 염색법으로, 정상 식도 상피의 글리코겐과 반응하여 흑갈색으로 변색되는 것을 이용하여 불염대(염색이 되지 않는 곳)인 병변의 존재를 인식하기 쉽게 한다.

(2) 루골 반응으로 정상 세포와 비정상 세포를 구별할 수 있으며, 핵의 염색 특징 때문에 세포학 목적으로도 활용된다.

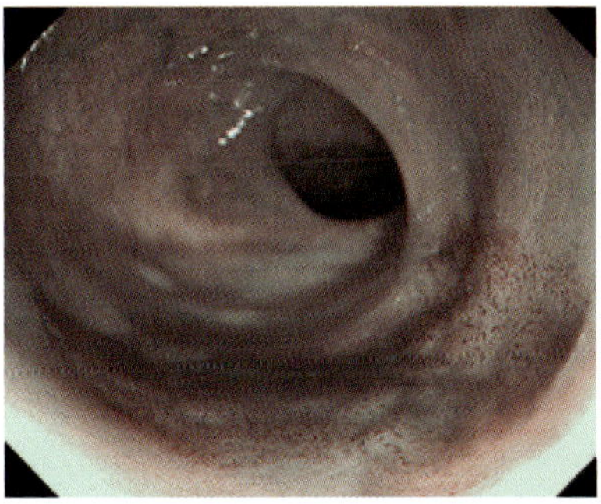

식도(NBI 적용)

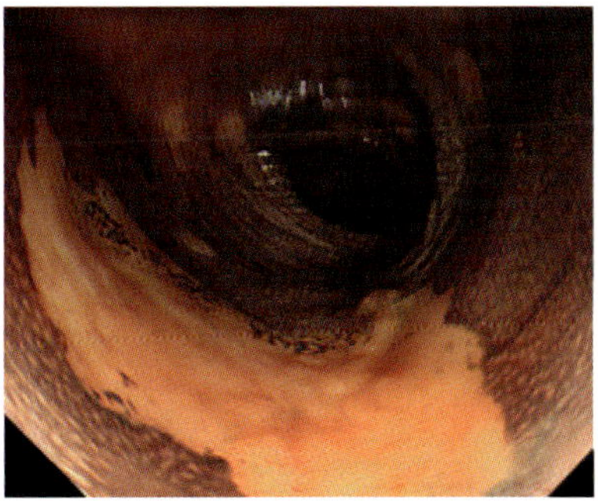

식도(루골액 도포)

3. 인디고카르민

(1) 조기 위암의 진단이나 대장의 편평한 병변을 확인하는 데 있어서 대조법을 사용할 수 있으며, 색소제로 인디고카르민 염색액이 자주 사용된다.

(2) 푸른색의 인디고카르민 용액은 점막의 선구(gland orifice, 일명 pit)나 함몰된 부위에 고여 명료한 푸른색의 경계를 보여줌으로써, 색소로 채워진 선구들의 영상을 얻거나 병변의 높은 부위와 낮은 부위 사이를 명확히 대조시켜 구분해 주므로 점막의 함몰 혹은 융기 여부를 확인할 때 유용하다. 또한 폴립의 pit를 분류하여 이를 조직형 예측에 이용하는 Kudo's pit pattern을 활용하면 폴립의 병리 결과를 절제 전에 예측할 수 있다.

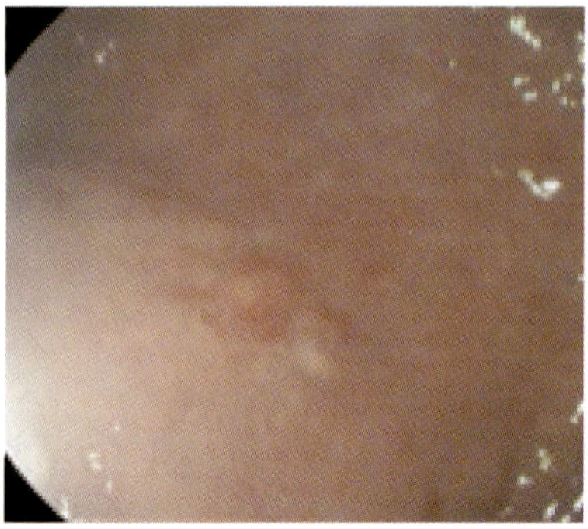

조기 위암

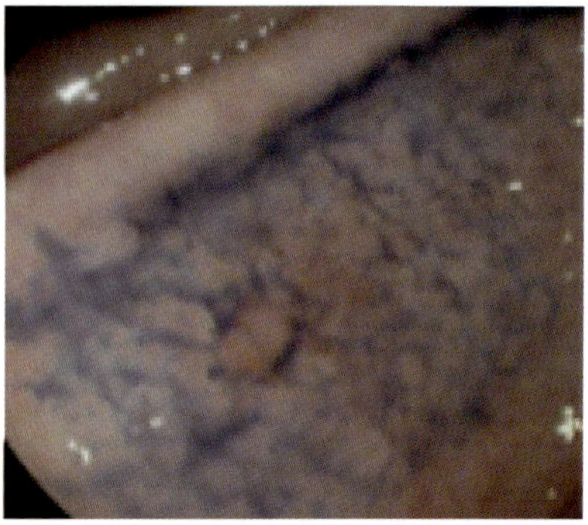

조기 위암(인디고카르민 도포 후)

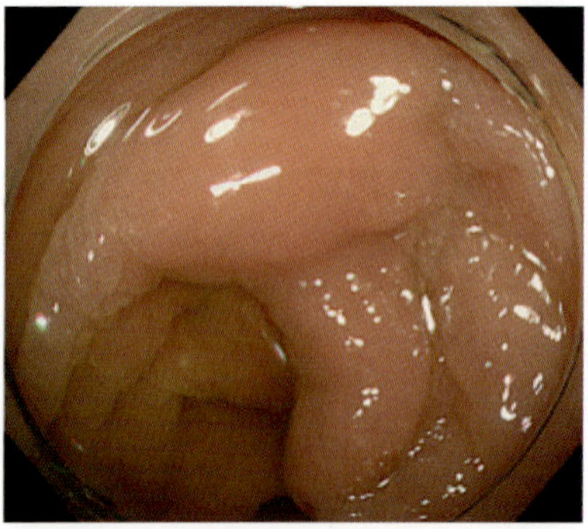

대장 폴립

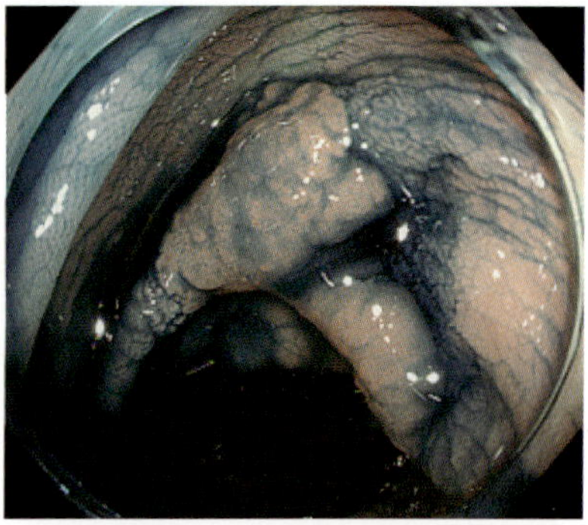

대장 폴립(인디고카르민 도포 후)

4. 살포 튜브

(1) 관강 내에 약액을 살포할 때 사용한다.

(2) 내시경 겸자 채널에 직접 색소를 분사하는 것과 달리, 살포 튜브를 이용하면 넓은 영역에 골고루 약제를 살포할 수 있다.

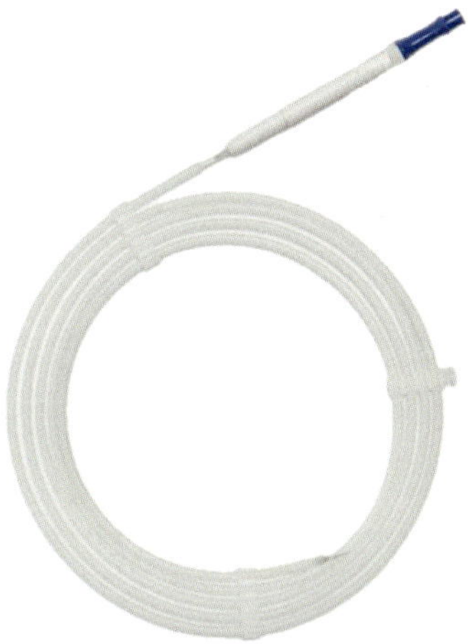

살포 튜브

PART

3 위장관 치료내시경

사용되는 보조기구

내시경 치료를 위해서는 다양한 도구들이 필요하며 흔히 사용하는 도구에 관해 설명하고자 한다.

인젝터(Injector)

1. 개요

(1) 주사기를 연결하여 액체를 주입하는 용도로 사용된다.

(2) 내시경 점막절제술(EMR), 내시경 점막하 박리술(ESD)에서 점막하 주입을 위해 가장 많이 사용되며, 이외에도 외과 수술 전 마킹, 위정맥류 출혈 치료 시 히스토아크릴(histoacryl) 주입, 협착 예방을 위한 스테로이드 주입, 식도이완불능증에서 보툴리뉴 톡신 주입 등에 사용된다.

2. 특징

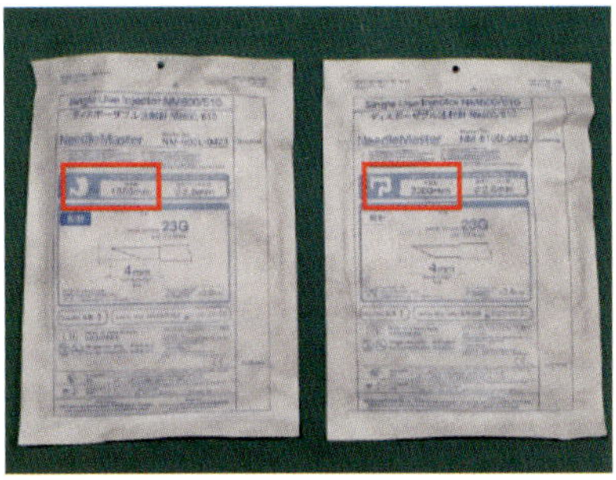

인젝터의 크기, 길이 등을 확인

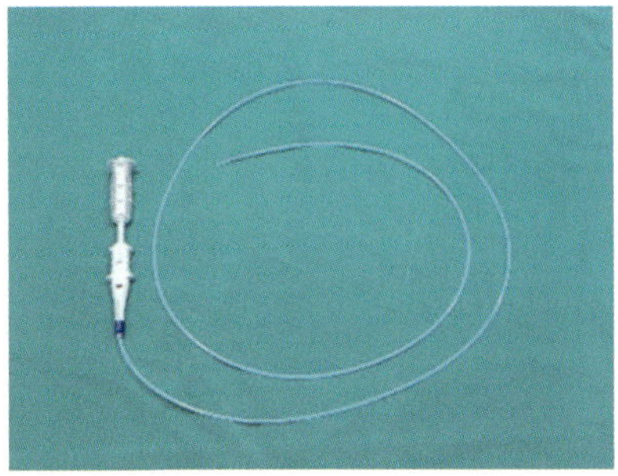

올림푸스사의 인젝터

(1) 내시경 스코프의 길이에 따라 인젝터 길이도 차이가 난다.

(2) 바늘 굵기 (21-25 Gauge), 길이, 벨벳 각도가 회사별로 약간의 차이를 보인다.

3. 조작법

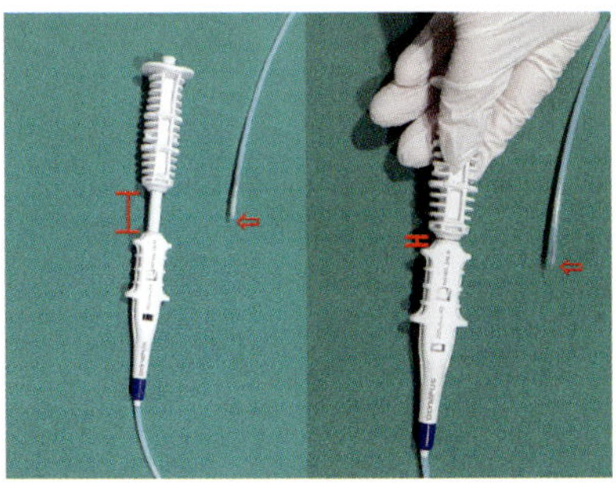

핸들 부위를 밀고 당김으로써 needle이 나오고 들어간다.

(1) 포장을 개봉하여 인젝터를 오염되지 않도록 꺼낸다.

(2) 주사기 연결부와 주사기를 연결하여 겸자구 입구를 통해 스코프에 삽입한다.

(3) 내시경 화면에 인젝터 선단부가 보이면 주사기를 눌러 점막하 주입액이 소

량 나오는 것을 확인한다(사용 전 인젝터에 점막하 주입액을 채워야 한다).

(4) 손잡이 부분을 밀어내면 바늘이 나오게 된다.

(5) 바늘을 돌출시키고, 원하는 부위를 찌른 후 점막하 주입액을 주입시킨다.

(6) 처음에는 점막하층에 소량을 주입하여 점막하층이 팽창하는 것을 확인한 후, 나머지를 천천히 주입한다.

(7) 주입이 끝나면 바늘을 튜브 내로 다시 넣고, 내시경에서 인젝터를 빼낸다.

주의할 점

1. 내시경 내부에서 바늘을 꺼낸 채로 두면 내시경 파손의 원인이 된다.
2. 점막하 주입액을 인젝터 내부에 채우지 않고 주입하면 점막하 기종이 발생한다.

점막하 주입액

점막하 주입액은 내시경적 점막절제술 또는 내시경적 점막하 박리절제술을 안전하고 효과적으로 하기 위하여 점막하에 주입하는 액체이다. 사용되는 점막하 주입액에는 여러 가지 종류가 있는데 각 용액은 장단점을 가지고 있으며, 병변의 특성과 사용되는 내시경 절제 기법에 따라 적절한 용액을 선택해야 한다.

1. 목적

(1) 점막하 주입액은 점막 아래에 주입하는 용액이다.

(2) 병변을 근육층으로부터 분리시키는 효과(쿠션 효과)를 제공하여 열손상 및 천공 위험을 감소시키고, 광범위한 절제를 용이하게 한다.

2. 종류

(1) 생리 식염수: 가격이 저렴하고 쉽게 구할 수 있으며, 주입이 쉽고 안전하지만 점막하층에서 빨리 소실되어 쿠션 지속 시간이 짧다.

(2) 글리세롤(glycerol): 생리 식염수 용액에 10% 글리세린과 5% 과당으로 구성된 고장성 용액이다. 히알루론산보다는 짧지만 비교적 쿠션 지속 시간이 길며 가격이 저렴하여 쉽게 이용이 가능하다. 그러나 시술 중 연기가 많이 생겨 시야 확보에 불편함이 있을 수 있다.

(3) 히알루론산(hyaluronic acid): 쿠션 지속 시간이 가장 길고, 높은 일괄 절제 성공률, 낮은 천공률(특히 내시경 점막하 박리술에서)을 보인다. 하지만 가격이 비싸고 점성이 높으며 잔류 종양 세포의 성장을 자극할 수 있다.

(4) 고장성 식염수: 가격이 저렴하고 쉽게 구할 수 있고 주입이 쉽지만 국소 염증이나 조직 손상의 우려가 있다.

(5) 포도당수(dextrose water): 일반 생리 식염수에 비해 좀 더 긴 쿠션 지속 시간을 보이고 저렴하여 쉽게 이용할 수 있으나, 농도가 20% 이상 될 때는 조직 손상의 가능성이 있다.

(6) 피브리노겐 혼합물: 쿠션 지속력이 좋으며 주입이 간편하다. 미세혈관 지혈 효과로 시야 유지에 유리하다. 가격이 합리적이다. 그러나 구하기가 다소 어려워 가용성에 제한이 있고 간염이나 기타 바이러스의 오염 및 전파 위험이 있다.

(7) 하이드록시프로필 메틸셀룰로오스(HPMC): 쿠션 지속력이 좋고 상대적으로 가격이 저렴하다. 그러나 국소 염증, 조직 손상의 우려가 있으며 점성이 매우 높다.

(8) 자가혈액: 쿠션 지속력이 좋지만, 관련 데이터가 제한적이고 주사가 지연되면 주사기 내에서 응고될 수 있다.

점막하 주입액 종류에 따른 쿠션 효과 유지 시간	
일반 생리 식염수	+
고장성 식염수	++
포도당수	++
글리세롤	++
히알루론산	+++
피브리노겐 혼합물	+++
하이드록시프로필 메틸셀룰로오스	+++
자가혈액	+++

3. 주입용액 만들기

각각의 점막하 주입액에 인디고카르민과 에피네프린을 첨가할 수 있다.

(1) 인디고카르민을 첨가하면 점막하층이 보다 뚜렷이 구분된다.

(첨가 예시: 용액 500 cc당 인디고카르민 40 mg/5 mL 용액 1.5 cc 첨가)

(2) 에피네프린을 첨가하면 시술 중 출혈의 예방에 도움이 될 수 있다.

(첨가 예시: 용액 500 cc당 에피네프린 1 mg/mL 용액 7 cc 첨가)

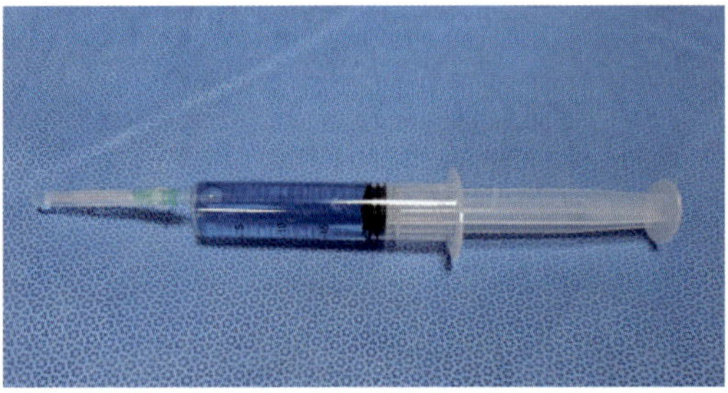

완성된 점막하 주입용액(인디고카르민, 에피네프린 첨가)

4. Non-lifting sign

(1) 점막하 주입액을 주입해도 점막하층이 떠오르지(lifting) 않는 현상이다.

(2) 섬유화, 폴립이 진행하여 점막하층의 악성 침범 가능성이 있다.

(3) 무리한 시술은 천공 가능성, 불완전 절제 가능성 있다.

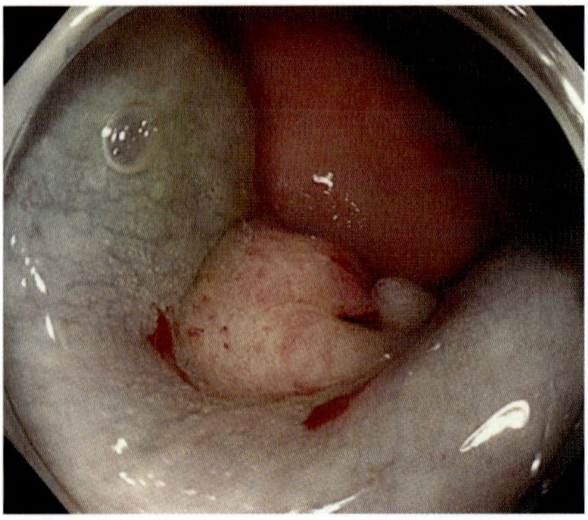

"non-lifting" sign

주의할 점

1. 인디고카르민 색소를 과량으로 첨가하면 색이 짙어져 점막하층의 혈관이 구분되지 않을 수 있으므로 적당량을 첨가해야 한다
2. 시술 시간이 길어진다면 히알루론산을 사용할 수 있다.

올가미(스네어)

올가미는 위장관 점막의 표층에 돌출된 병변을 걸어 전극을 연결하거나 또는 물리적 힘을 이용해 비수술적으로 제거하기 위한 내시경 부속 기구이다.

1. 용도

위장관 폴립 등의 병변 절제

2. 종류

1) 모양에 따른 분류

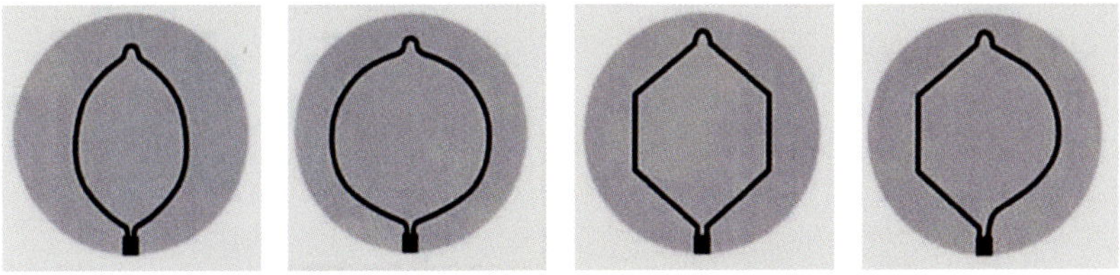

타원형(난원형) | 원형 | 육각형 | 반달형

2) 크기

10-35 mm까지 다양하여, 폴립 크기에 맞추어 사용 가능하여 올가미의 크기가 변하는(다양한 크기를 만들 수 있는) 올가미도 있다.

3) 올가미의 굵기

0.3-0.47 mm 크기로 mono, braided 등 단일, 다발성으로 구성되며 니켈 또는 티타늄이 많이 사용된다.

4) 톱니 여부

미끄러지지 않게 하기 위해 일부 올가미는 톱니를 가지기도 한다.

5) 박리성 올가미(Detachable snare)

목이 두꺼운(10 mm 이상) 폴립은 절제 시 출혈 위험이 높으므로 절제 전에 폴립 줄기 주위에 엔도 루프를 사용하면 출혈 위험을 줄일 수 있다. 박리성 올가미는 엔도 루프(Endo-loop)라고 부르기도 한다.

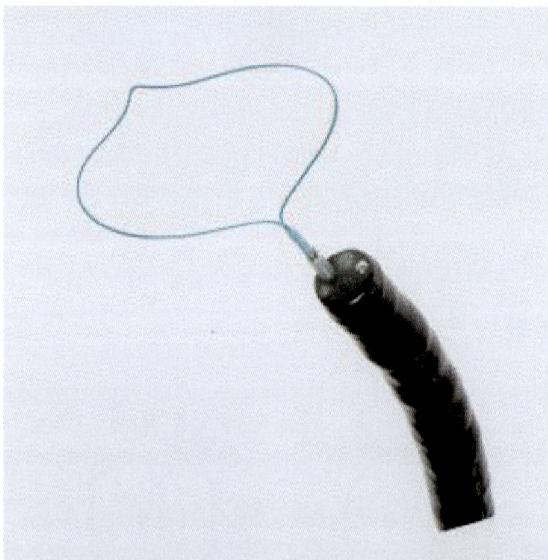

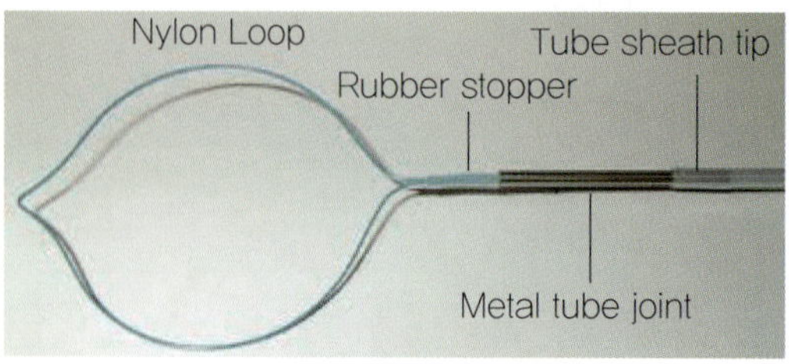

박리성 올가미를 펼친 모습

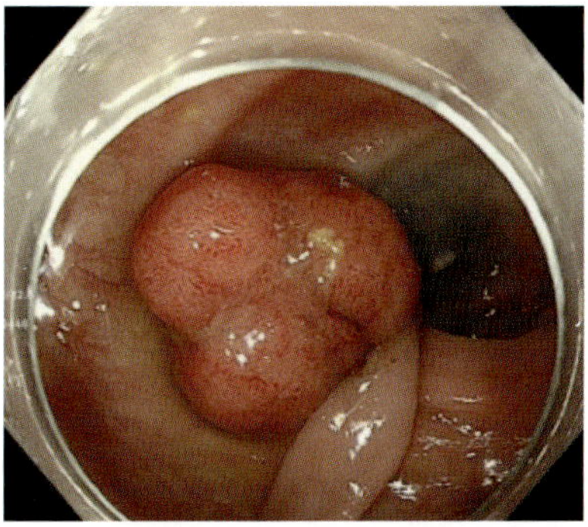

경(neck)을 가진 폴립

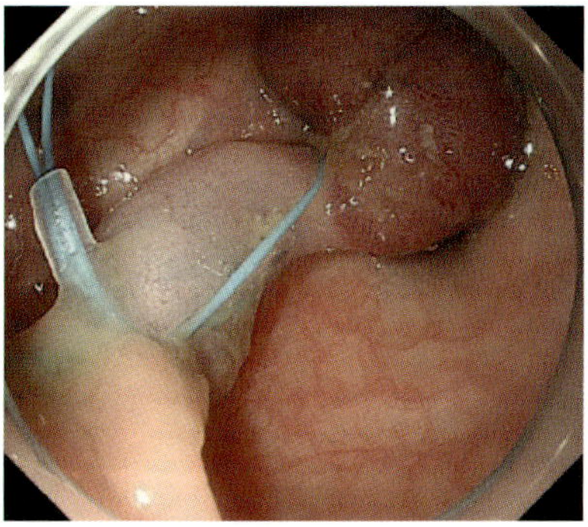

경(neck)에 박리성 올가미를 유치

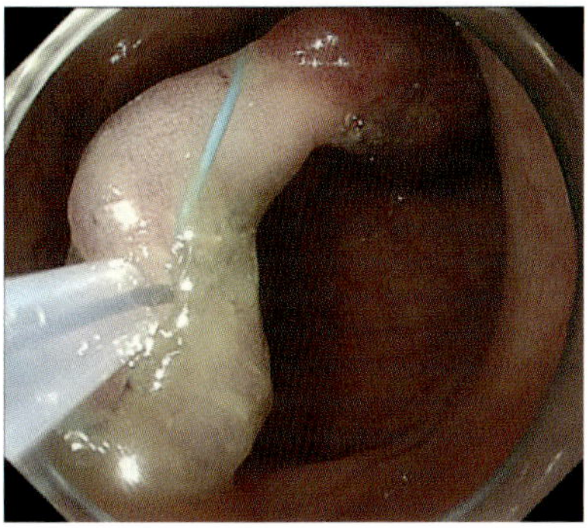

올가미를 이용한 통전

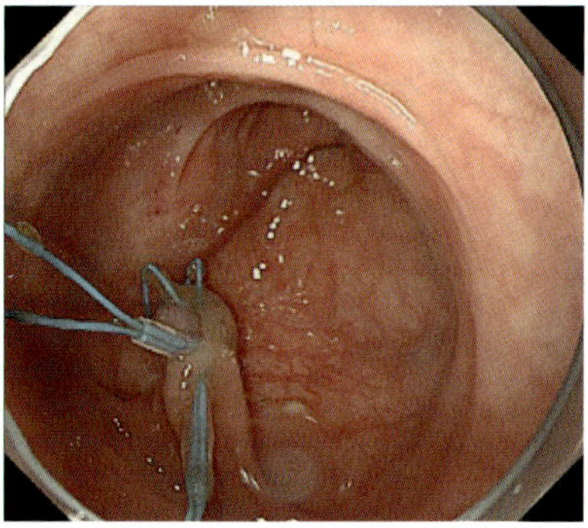

폴립 제거 후 박리성 올가미가 부착된 기저부

3. 올가미 조작법

(1) 고온 올가미법은 고주파 전류를 사용하므로 핸들 커넥터에 전기 코드를 꽂는다.

(2) 저온 올가미법은 고주파 전류 사용 없이 조작한다.

(3) 내시경 겸자구에 스네어를 삽입하여 폴립 위에 스네어 루프를 펼친다.

(4) 시술자의 스코프 조작에 맞추어 폴립을 포획한다.

(5) 가능하면 장관 벽에 평행이 되도록 스네어를 맞춘다.

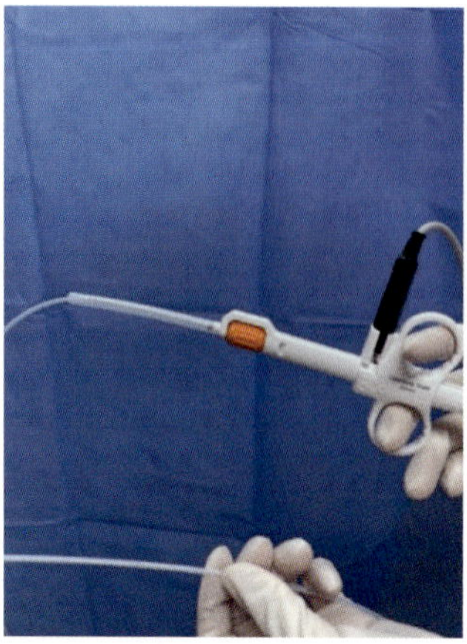

고온 올가미법을 위해
올가미를 전극에 꽂은 상태

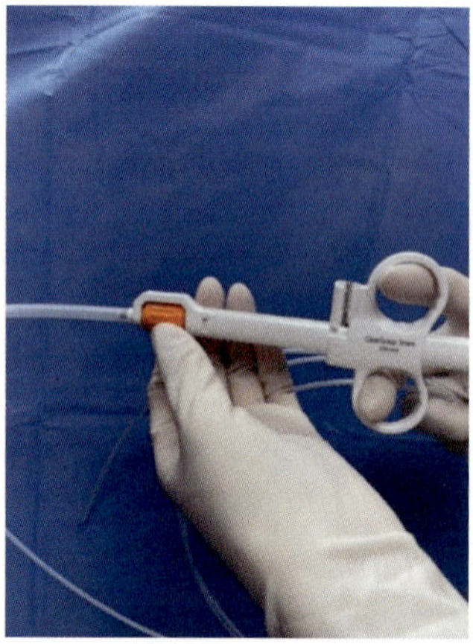

Rotatable snare 동작 사진

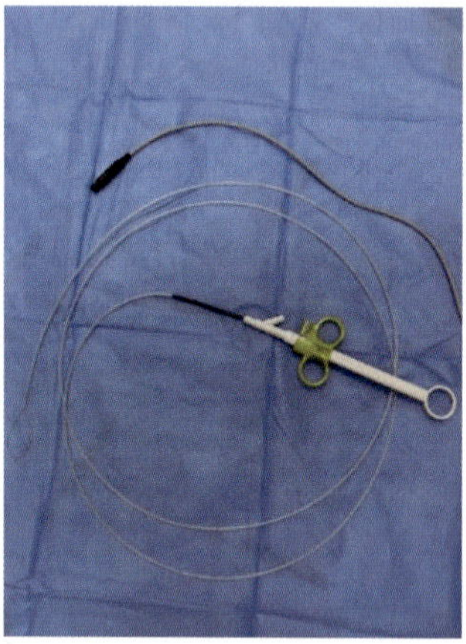

올가미의 구조:
올가미의 루프, 전극, 손잡이

나이프

나이프는 내시경 점막하 박리절제술 시 점막 절개, 점막하 박리를 위해 사용되는 내시경 부속기구이다.

1. 용도

(1) 내시경 점막하 박리절제술(ESD) 시술 중 점막 절개나 점막하층 박리 시 사용한다.

(2) 나이프 선단의 형태에 따라 특성이 다르다.

(3) 위 병변 절개하는 경우 insulated tip 나이프가 가장 많이 이용되고 있다. 나이프 끝에 반구형 절연 소재의 세라믹 칩과 후면에 절단 전극이 위치하고 있다.

(4) 하부 병변은 needle 나이프를 가장 많이 사용한다. 핸들 조작으로 나이프를 넣고 뺄 수 있으며, 기본적으로 나이프를 내민 상태에서 사용한다.

2. 종류

1) 절연 끝단형 나이프(Insulated tip knife, IT knife)

나이프의 끝에 세라믹 절연 칩이 붙어 있어 끝단으로 통전이 되지 않아 근층에 끝단이 닿아도 안전하게 사용할 수 있다. 또한 끝단을 걸어 나이프로 베면서 절개하기 때문에 1회 절개가 크고 빠른 속도로 절제술을 마칠 수 있는 점이 특징이다. 대표적으로 올림푸스사의 IT2 나이프와 파인메틱스사의 O2 나이프가 있다. 절연 끝단형 나노 나이프(IT nano knife)는 끝단 칩이 소형화되어 있고 끝단 뒷면 전극이 소형 원반형으로 변경됨에 따라 가로로 박리 시 근층 손상 위험을 줄여준다. 최근에는 주사침과 나이프 일체형 모델의 등장으로 주사침과 나이프를 액세서리 채널을 통한 교환 없이 핸들의 조절기구를 조작만으로 절제 중에도 주사침을 통한 점막하 용액 주입이 가능한 유펙스메드사의 원스텝 IT나이프도 사용가능하다.

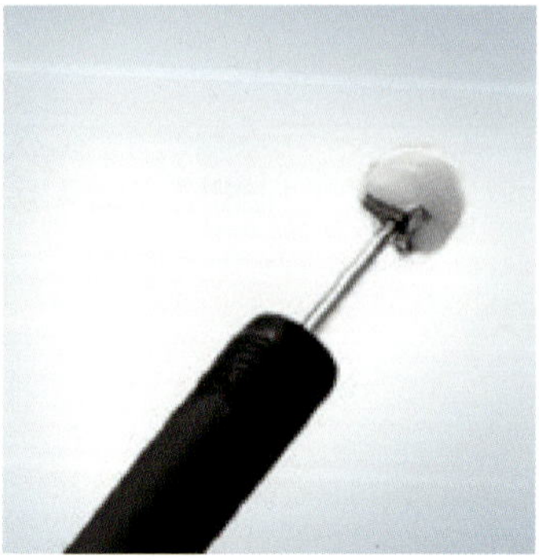

올림푸스사 IT2

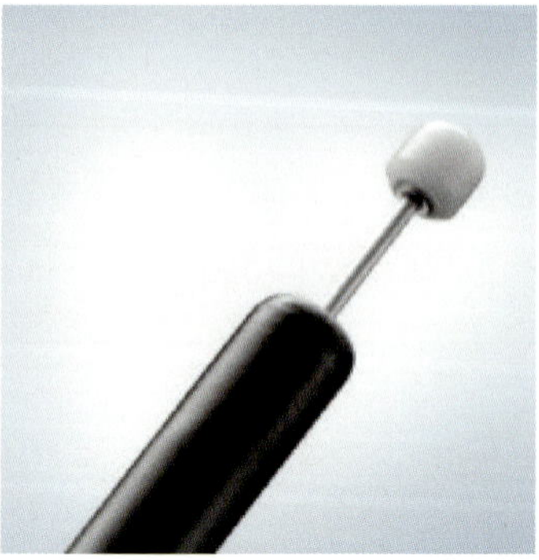

올림푸스사 IT nano

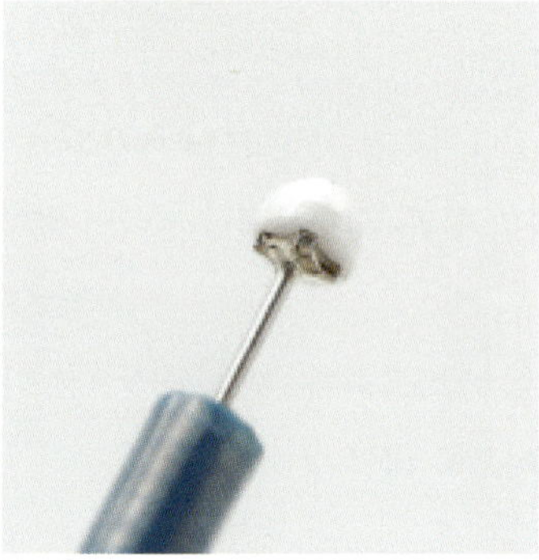

파인메딕스사 O2

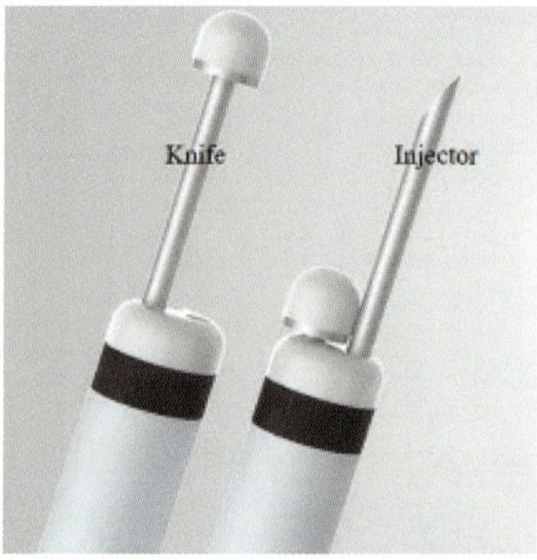

유펙스메드사 원스텝 IT

2) 바늘형 나이프(Needle knife)

나이프의 끝단에 소형 디스크 전극이 달린 바늘형 나이프이다. 나이프의 길이는 상부 절제용보다 하부 절제용의 나이프의 길이가 짧다. 나이프 끝단을 넣은 상태에서도 디스크 전극이 돌출되기 때문에 지혈이나 마킹에도 유용하게 사용된다. 대표적으로 올림푸스사의 dual knife와 파인메딕스사의 I knife가 있다. 최근에는 주사침과 나이프 일체형 모델의 등장으로 주사침과 나이프를 액세서리 채널을 통한 교환 없이 핸들의 조절기구를 조작만으로 절제 중에도 주사침을 통한 점막하 용액 주입이 가능한 유펙스메드사의 원스텝 Ball 나이프도 있다.

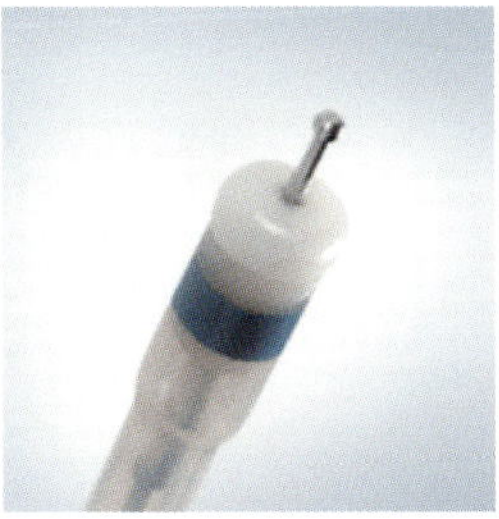

올림푸스사 dual

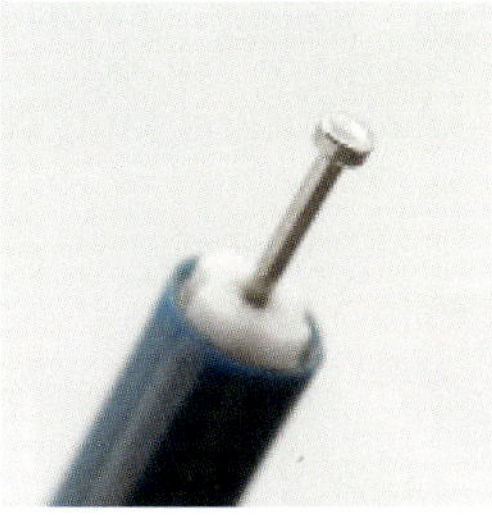

파인메딕스사 I

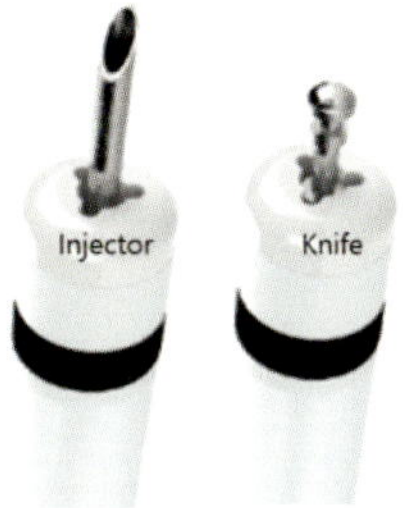

유펙스사 원스텝 Ball

3) 혼합형 나이프(H knife)

두 가지 유형의 절연 끝단형 나이프와 바늘형 나이프가 결합한 나이프이다. 니들형에서는 마킹과 점막 절개의 시작을, 절연 끝단형에서는 추가 점막 절개와 점막하층 박리에 사용할 수 있다. 모든 단계를 하나의 나이프만으로 시행할 수 있다는 것이 장점이다.

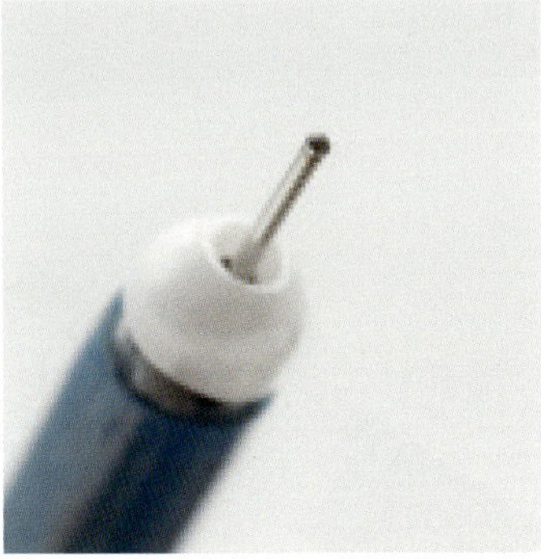

H knife(니들형)

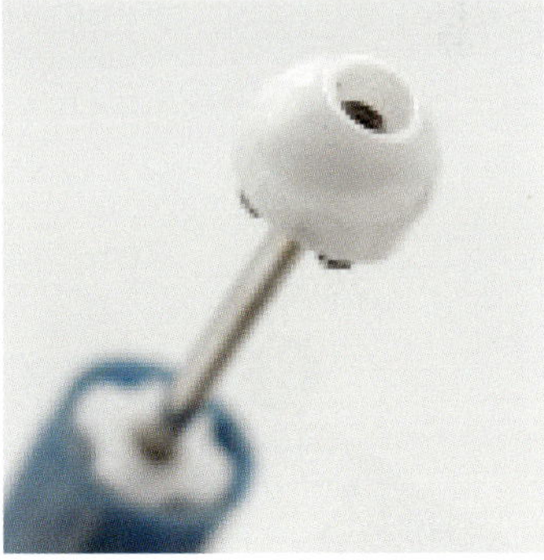

H knife(절연 끝단형)

4) 갈고리 나이프(Hook knife)

나이프의 끝이 90도로 굴곡되어 점막을 내강으로 걸어 절개 박리를 할 수 있다. 나이프 끝단을 넣은 상태에서는 마킹과 지혈을 할 수도 있다. 핸들 조작에 따라

갈고리를 회전할 수 있다. 갈고리 나이프는 보조자의 숙련도에 영향을 크게 받는 장치이다. 대표적으로 올림푸스사의 Hook knife와 파인메딕스사의 L knife가 있다.

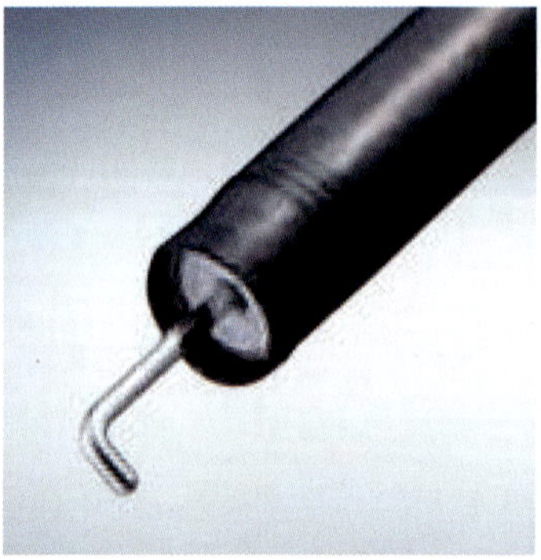
올림푸스사 Hook knife

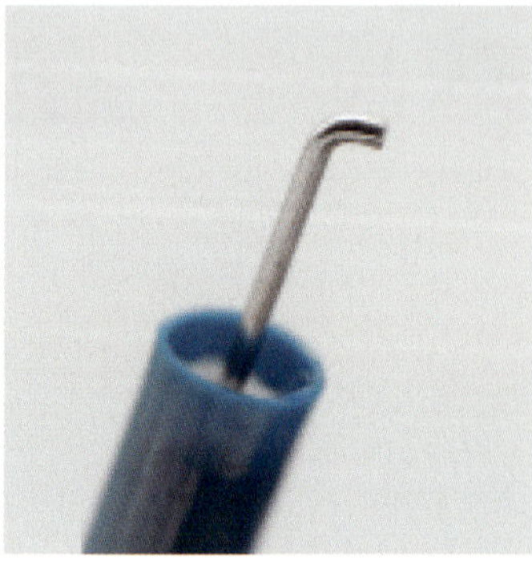
파인메딕스사 L knife

5) 플러쉬 나이프(Flush knife)

송수 기능이 있는 나이프로 ERBE사에서 만들었다. 절연 끝단형 나이프, 바늘형 나이프에 해당하는 제품으로 O-type, I-type이 있다.

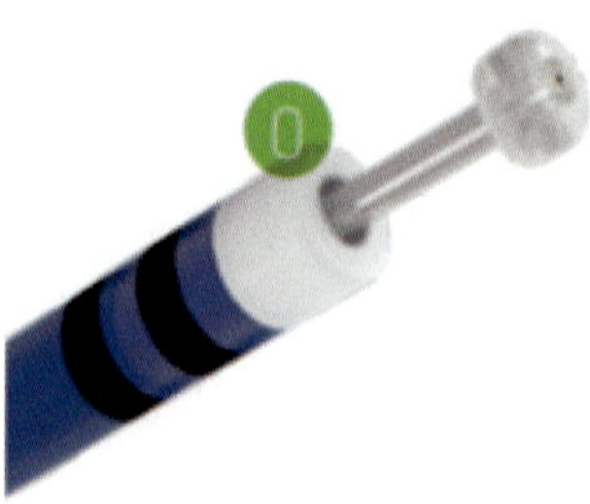

ERBE사 Flush knife
(O-type)

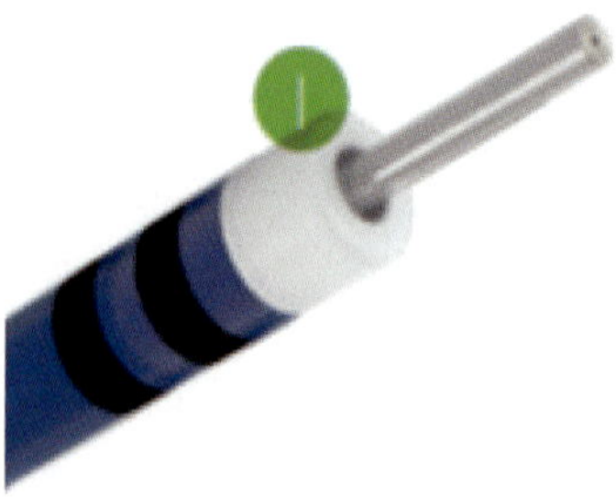

ERBE사 Flush knife
(I-type)

3. 조작법

(1) 포장을 개봉하여 오염되지 않도록 깨끗한 상태로 꺼낸다.

(2) 내시경 화면에서 선단부가 보이면 나이프를 삽입하여 액세서리 채널 밖으로 나이프가 나오는 것을 확인한다.

(3) 내시경 나이프 핸들을 조작하여 나이프의 끝단을 내강으로 뺀다.

(4) 나이프를 점막에 접촉시키고 고주파 페달을 밟아 통전하며 마킹, 절개 및 박리를 한다.

주의할 점

1. 나이프의 선단에 조직이 많이 붙어 있으면 절개가 잘 되지 않을 수 있으므로 전극의 오염을 깨끗한 거즈 등으로 닦아내는 것이 좋다.
2. 내시경 절개술은 팀을 이뤄 시행되는 치료로 약간의 의사소통 실수나 착각이 중대한 결과를 초래하기도 한다. 시술자뿐만 아니라 보조자도 이상을 느끼면 주저하지 말고 서로 확인하도록 하자.

캡(후드)

선단 캡은 내시경 스코프 선단에 부착하는 보조기구로, 대장내시경 시 장주름 뒤편을 관찰하거나 굴곡이 심해 주행 방향을 알 수 없을 때 도움이 될 수 있다. 또한 상부내시경 등에서 점막하 박리절제술 등을 시행할 때도 시야 확보를 위해 사용된다.

1. 용도 및 활용

(1) 선단 캡은 내시경 스코프 선단에 부착할 수 있는 플라스틱 재질의 보조기구이다.

(2) 길이는 대략 5 mm 정도 앞으로 늘어나게 되며, 전체 직경은 1-2 mm 정도 두꺼워진다.

(3) 카메라가 부착된 내시경 선단과 소화관 점막의 간격이 5 mm가량 떨어지게 되므로 시야 확보에 도움이 되며, 같은 이미지상에서 가동 범위 역시 넓어지는 효과가 있다.

(4) 대장내시경 회수 시 장 주름 사이를 관찰하기 용이해서 폴립 발견율을 높이는 데 도움이 될 수 있다.

(5) 흡입 시에 점막이 “red-out” 되는 현상을 적게 해 준다.

(6) 가장 기본적인 형태는 원통형이나 전면부 길이가 조금 더 길거나 사선 형태의 캡도 사용 가능하다.

2. 종류

(1) 일반적인 원통형 캡이 가장 많이 사용된다.

(2) 선단부가 좁아지는 형태의 투명 캡은 내시경 점막하 박리절제술(ESD)에서 섬유화가 심한 병변에도 도움이 된다.

(3) 선단부가 사선형태로 되어 있는 캡은 캡장착 점막절제술(cap EMR)에서 유용하다.

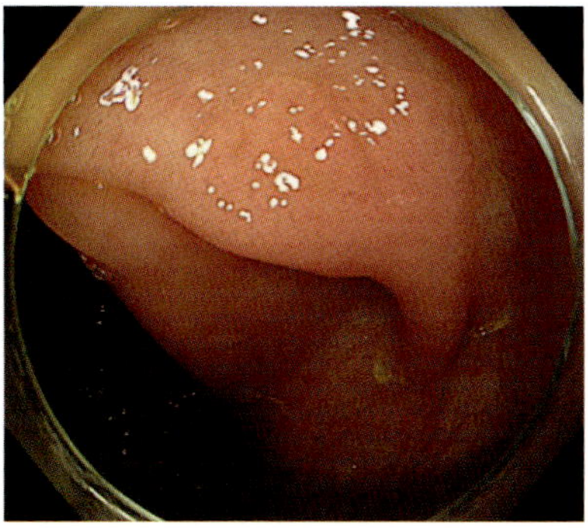

선단 캡으로 관찰이 용이한 주름 사이의 폴립

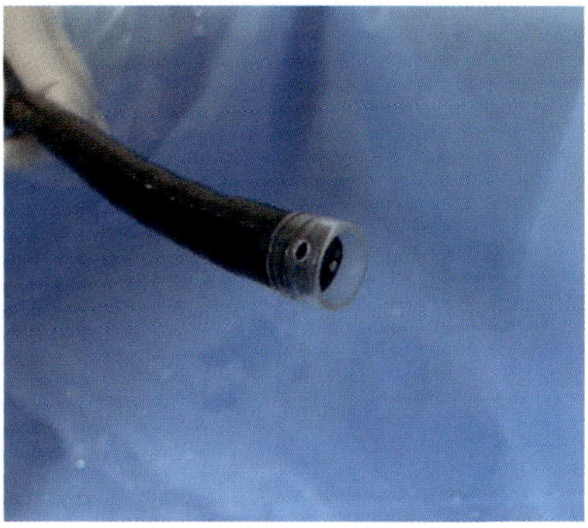

원통형 투명 선단 캡을 대장내시경에 장착

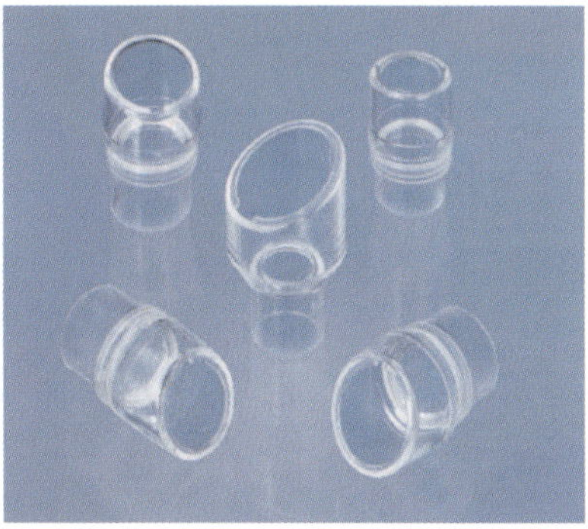

길이가 길거나 사선으로 된 선단 캡

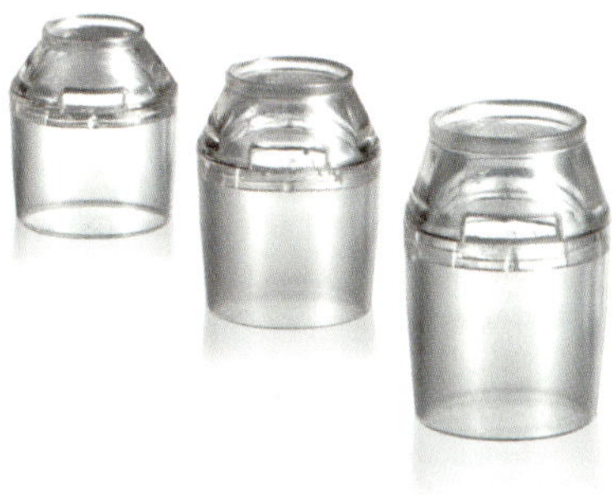

선단부가 좁아지는 형태의 ST-Hood

주의할 점

1. 내시경 선단의 직경이 두꺼워지는 효과가 있으므로 좁은 부위를 통과할 때 어려움이 있거나 심하면 점막이 손상될 수 있다.
2. 선단 길이가 길어져 내시경 삽입 시 조작감이 둔해질 수 있고 직장에서의 반전 시에도 방해가 될 수 있다.
3. 장정결이 불량할 경우에 점막 관찰이 상대적으로 더 어려울 수 있다.

밴드

밴드는 탄력 있는 고무 밴드를 이용하여 표적 조직을 조이거나 결찰할 때 사용한다. 밴드가 적용되면 혈류가 차단되어 결찰된 조직은 시간이 지나면 떨어져 분리된다.

1. 용도

(1) 주로 식도정맥류, 위장관 출혈의 치료에 사용한다.

(2) 변형 EMR (modified EMR)의 한 종류인 결찰 후 내시경 점막절제술 (EMR-L)에서도 사용된다.

2. 종류

(1) 단일 밴드: 한 번에 하나의 밴드만 포함하도록 되어 있다. 각각의 결찰 후에는 밴드를 새로 장착해야 한다.

(2) 다중 밴드: 일반적으로 여러 밴드를 포함하는 실린더가 장착되어 있다. 이 밴드는 실린더에 미리 로딩되어 있다.

2. 조작법

「식도 정맥류 결찰술 (Endoscopic variceal ligation, EVL)」 파트 참고할 것

네트 겸자

네트 겸자는 그물로 이물 또는 조직을 포착하는 유형의 장치로 평면 타입, 입체적인 돔형, 회전 기능을 가진 제품도 있으며, 그물의 크기가 다양하다.

1. 용도

스네어의 말단부에 그물망이 있어 조직을 회수하거나 이물을 제거할 때 사용한다.

2. 조작법

조작부를 밀어내면 펴진다.

(1) 포장을 개봉하여 네트를 오염되지 않도록 꺼내어, 불량이 없는지 삽입 전 개폐 동작을 확인한다.

(2) 겸자구 입구를 통해 스코프에 삽입한다.

(3) 내시경 화면에서 선단부를 확인 후 조작부를 밀어내어 네트를 펼친다.

(4) 내시경을 조작하여 조직을 네트로 감싸고 조작부를 당겨 네트를 오므린다.

(5) 내시경을 회수하여 조직을 가지고 나온다.

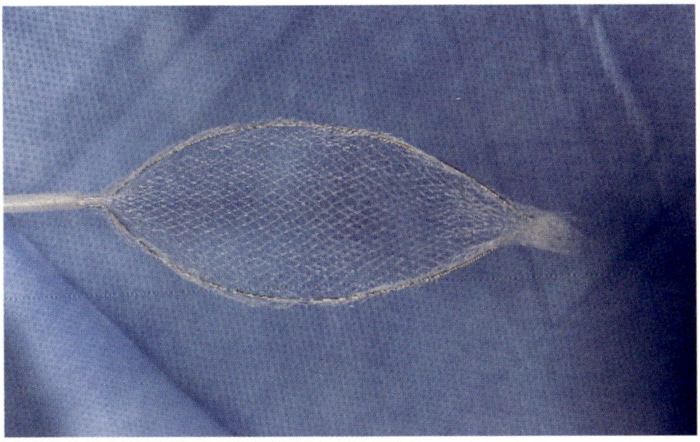

네트 겸자

식도 정맥류 결찰술(Endoscopic variceal ligation, EVL)

내시경 밴드 결찰술(Endoscopic band ligation, EBL)은 내시경 캡과 고무밴드를 활용한 지혈 방법으로, 특히 식도 정맥류 출혈의 치료 및 예방에 활용되며, 이를 식도 정맥류 결찰술(Endoscopic variceal ligation, EVL)이라고 한다. 밴드 결찰술은 내시경 캡을 이용하여 병변을 가두어서, 음압을 걸어서 점막을 끌어올린 다음 밴드로 결찰하는 방법으로, 주로 식도 정맥류의 결찰이나, 혈관성 병변의 지혈에 사용되고, 위장관 종양 중 크기가 작은 경우에 점막절제술 용도로 사용된다.

1. 개요

(1) 정맥류 출혈을 예방하거나 출혈이 된 정맥류를 결찰하는 방법이다.

(2) 식도 정맥류 결찰술에는 Single band ligation (SBL), Multi band ligation (MBL) 방법이 있다.

(3) 금기: 활력 징후가 불안정 대상자, 의식이 없거나 협조가 불가능한 대상자

(4) 출혈이 심해 내시경 지혈술이 어렵다고 판단될 경우, 무리하게 검사를 진행하기보다 활력 징후의 안정화 및 S-B 튜브를 삽입하는 것이 안전할 수 있다. 단, 압박에 의한 식도점막 괴사가 발생할 수 있으므로, 24-48시간 내에 튜브를 제거하고 내시경 지혈술을 다시 시도하는 것이 필요하다.

2. 시술 전 준비

(1) 응급 출혈에 대비하여 21 gauge 이상의 정맥로를 확보한다.

(2) 활력 징후 및 산소포화도 감시 장치를 부착한다.

1) 다중밴드 결찰술(Multi band ligation, MBL)

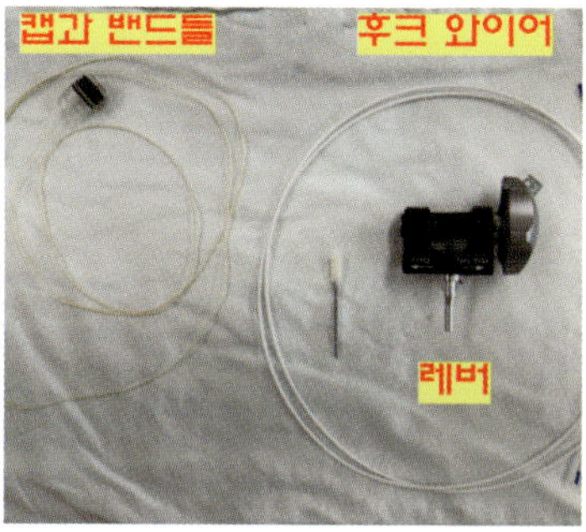

멀티 밴드 결찰술 구성품
- 캡과 밴드
- 후크 와이어
- 레버

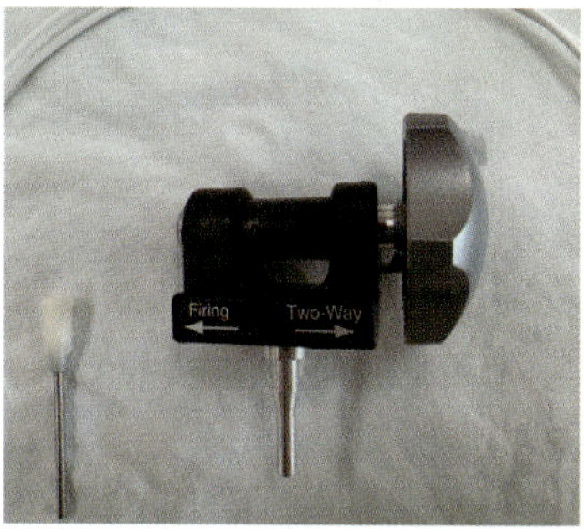

① 레버 가운데 있는 하얀 고무막을 동봉된 바늘을 이용하여 구멍을 뚫는다.

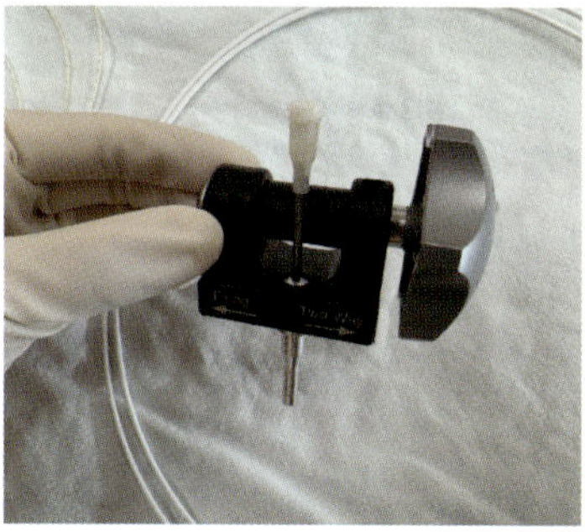

② 레버를 내시경 스코프에 있는 겸자공에 삽입하고, 뚫은 구멍을 통해 후크 와이어를 삽입한다.

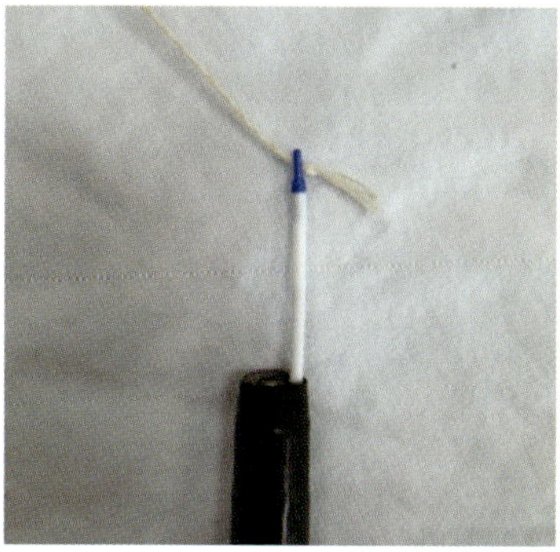

③ 후크 와이어의 끝에 캡에 연결된 실의 매듭을 걸어준 뒤, 와이어를 잡아당겨 겸자공으로 실의 매듭이 빠져나오도록 끝까지 잡아당긴다.

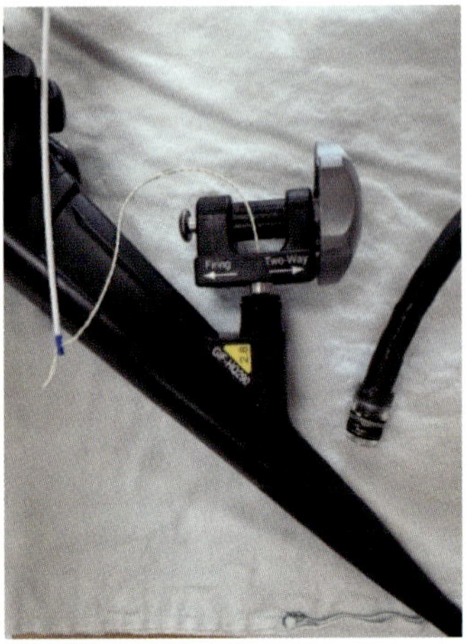

④ 내시경 선단에 캡을 고정시킨다.

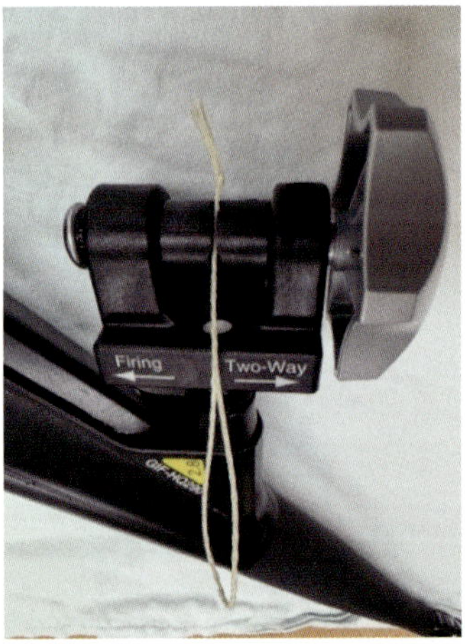

⑤ 나온 실의 매듭을 레버 가운데 위치한 홈에 걸어 끼운다.

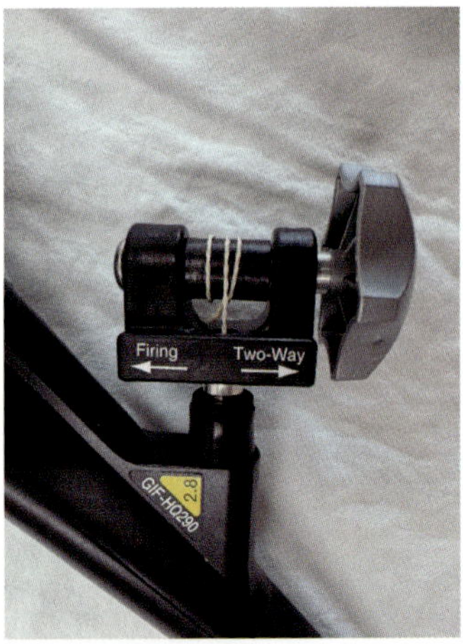

⑥ 레버를 시계 방향으로 감으면, 실이 점점 감겨오면서 팽팽해지고, 장력이 느껴지는 순간부터 trigger cord가 팽팽해지면 핸들의 손잡이를 firing 방향으로 밀어주고 고정하여 느슨해지지 않도록 한다.

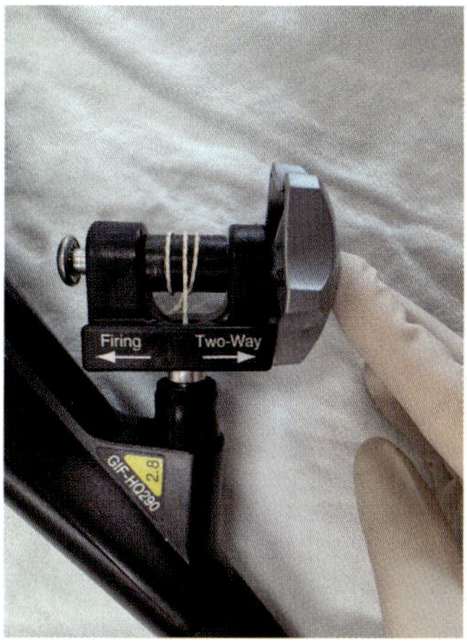

⑦ 이후 한 바퀴 감을 때마다 1개의 밴드가 사용되니 주의하고, 시술자와 호흡을 맞추어 레버를 돌려 링을 사용한다.

2) 단일 밴드 결찰술(Single band ligation, SBL)

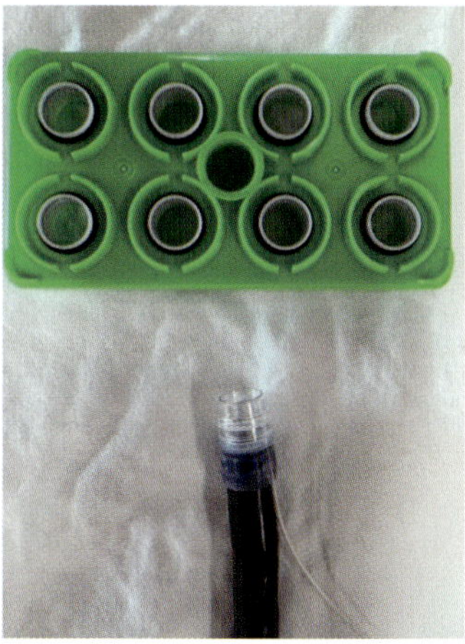

단일 밴드 결찰술 구성품

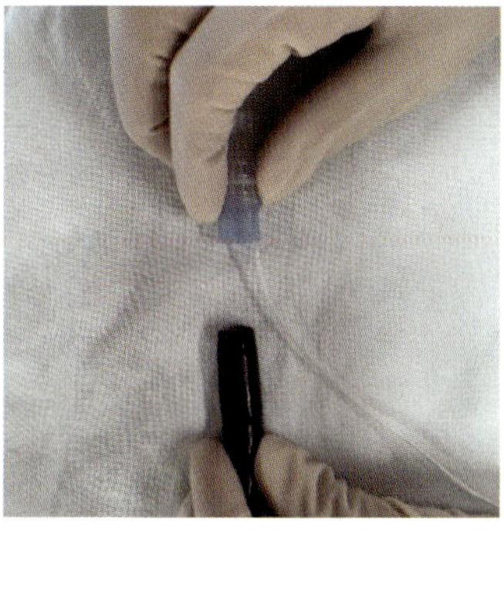

① 캡을 내시경 스코프 끝에 결착한다.

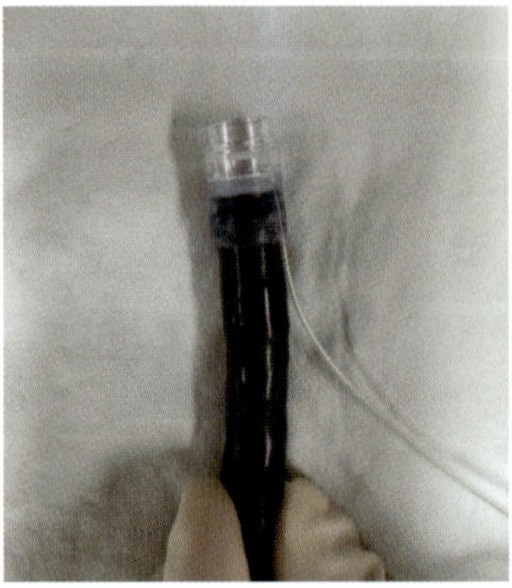

② 링이 장착된 플라스틱 결합부를 캡에 잘 끼운다.

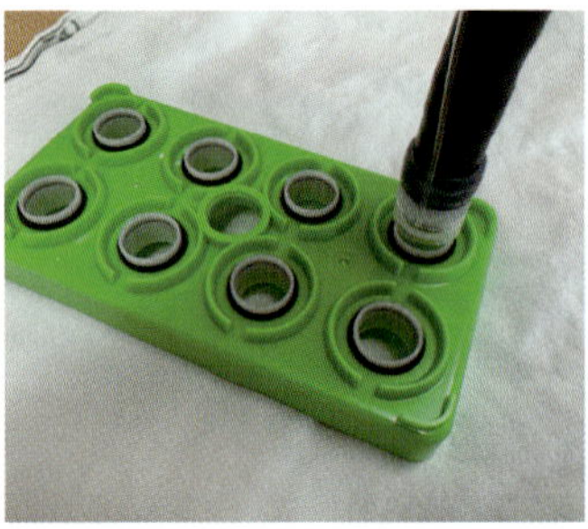

③ 캡에 연결된 관의 끝에 10 cc 주사기에 공기를 채우고 결합한다.

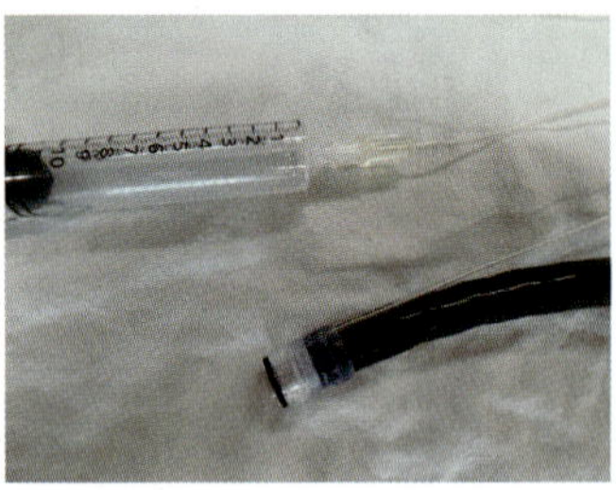

④ 시술자의 신호에 맞추어 주사기의 공기를 발사하여 링을 사용한다.

3. 시술 방법

(1) 보조자가 내시경의 선단부로 나온 loading catheter의 고리를 trigger cord의 2 cm 정도 위치에 걸면, 시술자는 천천히 loading catheter를 당겨 trigger cord를 handle 밖으로 꺼낸다.

(2) 핸들의 고무구멍으로 나온 trigger cord의 끝매듭을 handle의 홈에 끼운 후 handle을 천천히 오른쪽으로 돌려 trigger cord를 조금씩 감는다.

(3) Trigger cord가 핸들에 감기는 정도에 맞추어 링이 있는 캡을 내시경 선단에 끼우고 화면을 보면서 방향을 조정한다.
(4) Trigger cord가 팽팽해지면 핸들의 손잡이를 firing 방향으로 밀어주고 고정하여 느슨해지지 않도록 한다.

4. 시술 중 확인사항

(1) 시술 병변을 잘 관찰하고, 내시경이 잘 조작되는 상황인지 확인한다.
(2) 시술 중 과도한 트림이나 움직임이 없도록 설명한다.
(3) 시술자의 지시에 따라 숨을 참을 수 있도록 지지한다.
(4) 식도 점막이 너무 눌리지 않게 적당한 간격을 유지하여 캡으로 점막을 감싸고, 신중하게 흡인한 후 링을 사용한다. 시술자와 보조자의 호흡이 중요하다.

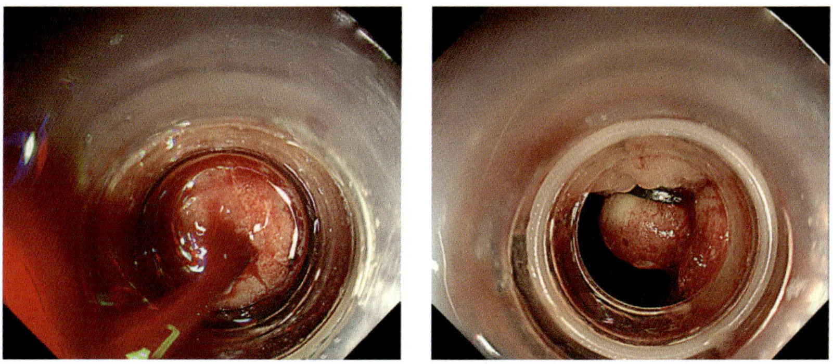

식도 정맥류 출혈 및 내시경 밴드 결찰술 시행 후의 모습

주의할 점

1. 시술을 성공하려면 병변 부위가 투명 캡 내로 충분히 흡인되어야 하므로, 병변 부위가 넓거나 딱딱한 병변에는 사용하기 어렵고 한 번에 지혈에 실패하면 출혈량이 많아져 곤란한 경우가 발생할 수 있으므로 주의를 요한다.

위 정맥류 경화술(Endoscopic sclerotherapy, EST)

위 정맥류 치료를 위해 경화제를 사용하여 경화시키는 방법이다. 주로 히스토아크릴을 사용하며, 이는 혈액과 만나면 합성물을 형성하여 혈관 내강을 채우게 되고 혈전 생성을 촉진시킨다. 중합 반응속도를 늦추기 위해 리피오돌(1:1 비율)과 함께 섞어서 투여한다. 리피오돌은 방사선 비투과물질이라 시술 후 영상 검사로 시술 부위를 확인할 수 있는 장점이 있다.

1. 개요

(1) 급성 위 정맥류 치료를 위해 히스토아크릴(histoacryl)을 이용하여 경화시키는 요법으로, 혈액과 접촉하여 중합체를 형성하여 지혈을 시키는 시술 방법이다.

(2) 활력 징후가 불안정 대상자, 의식이 없거나 협조가 불가능한 대상자에게는 금기이다.

2. 시술 전 준비

(1) 응급 출혈에 대비하여 21 gauge 이상의 정맥로를 확보한다.

(2) 준비 물품: histoacryl, histoacryl needle(잘 막히므로 여유 있게 준비), lipiodol, 멸균 증류수(histoacyl은 전해질과 만나면 즉시 중합체를 형성하므로 반드시 증류수를 준비), syringe(2 cc, 10 cc), 절단용 가위 또는 blade, Goggle

3. 시술 방법

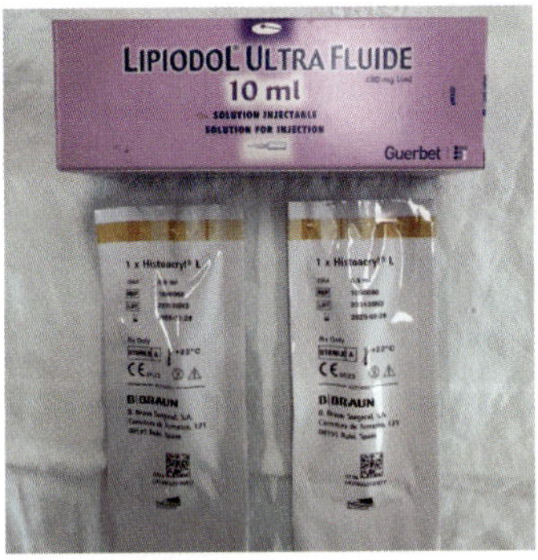

히스토아크릴 ample 1개 0.5 cc와 lipiodol 0.5 cc를 1대 1로 혼합하여 주사를 준비한다.

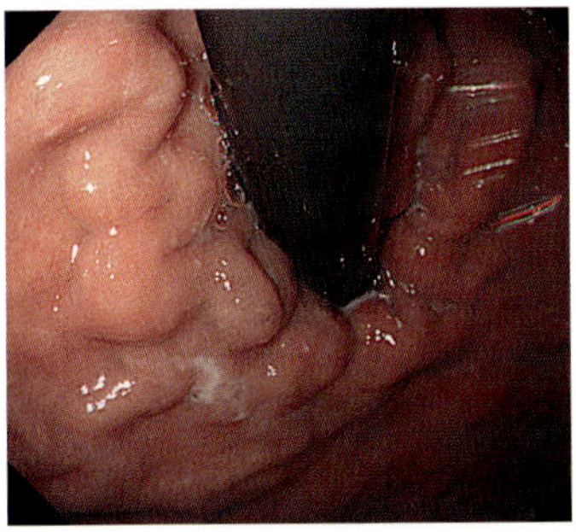

약물을 준비하고, 시술을 시행한 병변을 잘 관찰한다.

약물을 주사할 injector가 준비된 상태에서, 병변에 최대한 직각으로 injector를 찔러넣는다.

이때 환자의 움직임을 최소화하도록 하고, 너무 깊이 찔러서 혈관을 관통하지 않도록 주의한다.

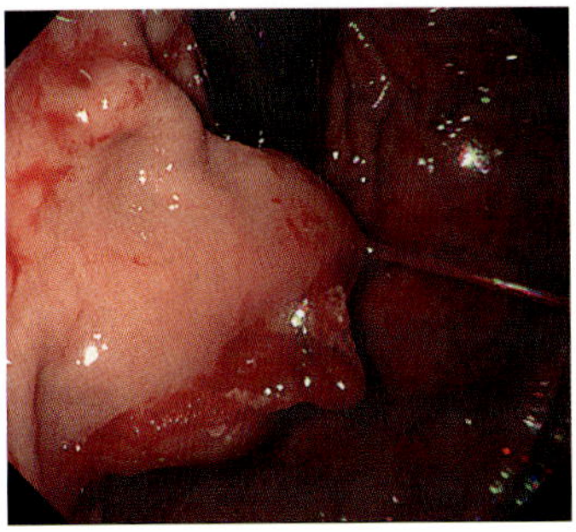

준비된 히스토아크릴+리피오돌 약물을 신속히 주입하고, injector 관 안에 남아 있는 약물까지 모두 주입될 수 있도록 N/S flushing을 시행한다.

Injector의 바늘을 회수하고, 병변을 잘 살핀 후 시술을 종료한다.

주의할 점

1. 시술 중 과도한 트림이나 움직임이 없도록 설명하고, 필요시 시술자의 지시에 따라 숨을 참을 수 있도록 지지한다.
2. 병변을 찔러서 주입액을 투여했으면, 빠르게 생리식염수를 투입하여 카테터에 남아 있는 주입액을 마저 넣어주는 것을 절대 잊지 말아야 한다. 생리식염수 투입 전 먼저 바늘을 빼지 않도록 주의해야 한다.

저온 올가미 폴립 절제술(Cold snare polypectomy, CSP)

저온 올가미 폴립 절제술(Cold snare polypectomy, CSP)은 올가미로 폴립이 포함된 점막을 포획해 바로 절제하는 시술 방법으로, 통전을 하지 않기 때문에 출혈이나 천공 등의 합병증 가능성을 줄일 수 있다.

1. 개요

(1) 저온 올가미 폴립 절제술은 주로 직경 4-9 mm 크기의 무경성 폴립을 대상으로 한다.

(2) 전기 기구(ESU)를 사용하지 않아 출혈이나 천공 등의 합병증 발생률은 유의하게 낮다.

2. 시술 전 준비

(1) 완전 절제를 위해서는 올가미가 얇고 육각형 형태로 개량된 전용 올가미가 유용하다.

(2) 최근에는 저온 올가미 및 EMR 모두에서 사용할 수 있는 올가미가 있다.

저온 폴립 절제술 전용 올가미

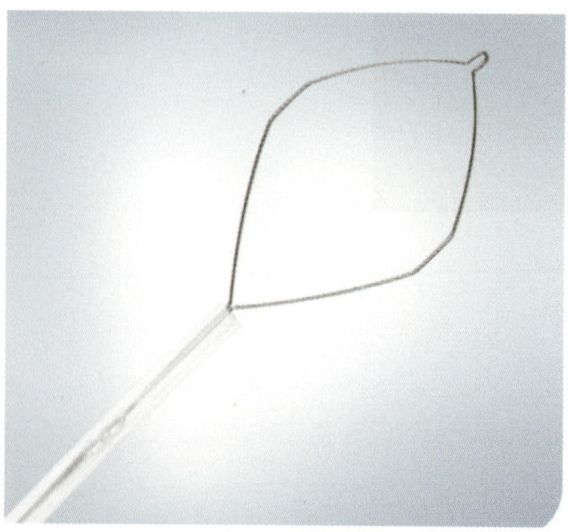

3. 시술 방법

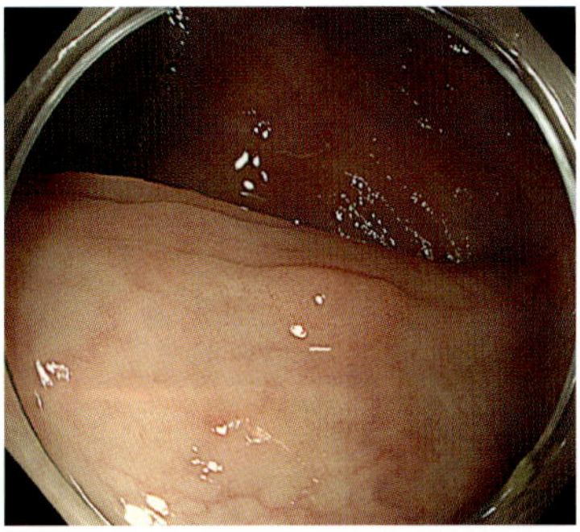

① 시술 대상이 되는 병변을 내시경 화면 기준 5–6시 방향에 오도록 한다.

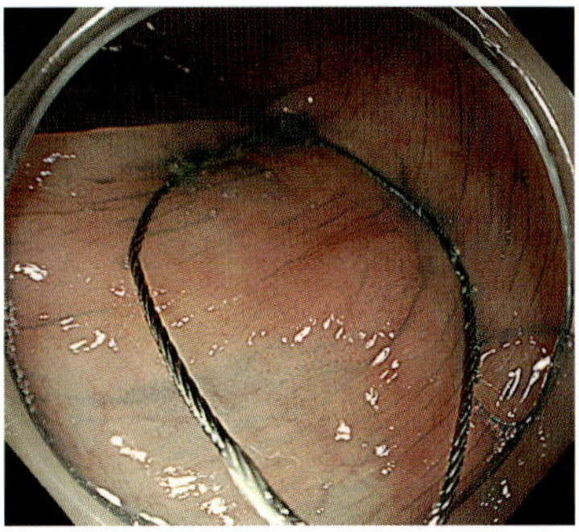

② 올가미를 겸자공을 통해 완전히 대장 내부로 밀어 넣어 펴지도록 한다.

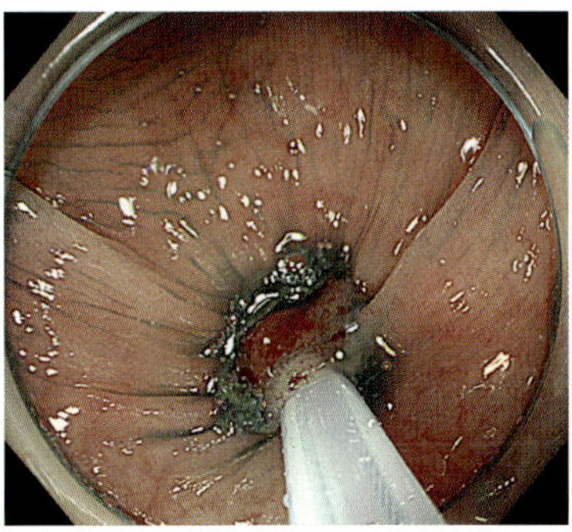

③ 폴립 주변 정상 점막이 충분히 포함되도록 파지 후 물리력을 이용하여 포획된 점막을 절제한다(점막절제술과는 달리 통전을 하지 않으므로 포획된 점막을 들어올리지 않아도 된다).

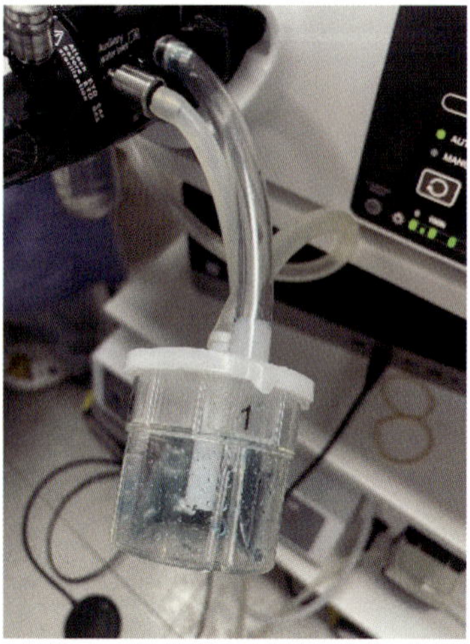

④ 절제된 검체는 겸자공으로 신속히 흡인하여야 소실되는 것을 예방할 수 있다. 이때 폴립 회수 트랩을 사용하면 편리하다.

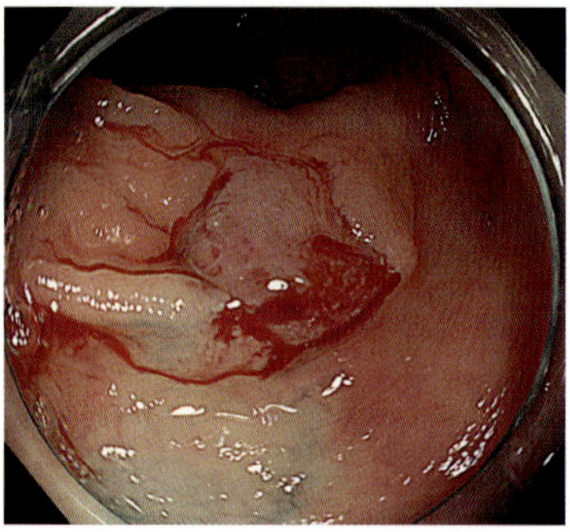

⑤ 검체 확보 후 절제면을 평가하는데, 이때 펌프를 이용하여 점막 하층에 물이 주입되도록 한다(지혈 효과와 더불어 절제면에서 고유 근층 손상 여부를 확인하는 데 유용하다).

주의할 점

1. 비교적 안전한 시술이지만 경(neck)이 있는 Paris Ip 형태의 폴립은 상대적으로 출혈 위험이 높을 수 있다.
2. 폴립의 크기가 10 mm보다 클 경우 불완전 절제의 위험이 있으므로 시술이 어느 정도 익숙해지면 시도해 볼 수 있다.
3. 연동 운동이 심한 경우 주름이 있는 상태에서 폴립 주변 점막을 파지하면 고유근층까지 포획될 가능성이 있으므로 주의가 필요하다.

점막절제술(Endoscopic mucosal resection, EMR)

점막절제술은 위장관에서 전암성 병변 또는 조기 암을 제거하는 데 아주 효과적이고 널리 사용되는 내시경 술기이다.

1. 개요

점막절제술은 점막하 주입용액을 점막하 공간에 주입한 다음, 스네어로 병변을 포획하여 절제하는 방법이다.

2. 시술 전 준비

(1) 점막절제술(EMR)에는 전통적인 점막절제술(conventional EMR)도 있으나, 최근 하부 위장관에서는 고주파 발생 장치를 이용해 통전을 하지 않는 저온 올가미 폴립 절제술(CSP)도 시행하고 있다.

(2) 준비 물품: 점막하 주입용액, 시술용 스네어, 인젝터, 고주파 발생 장치

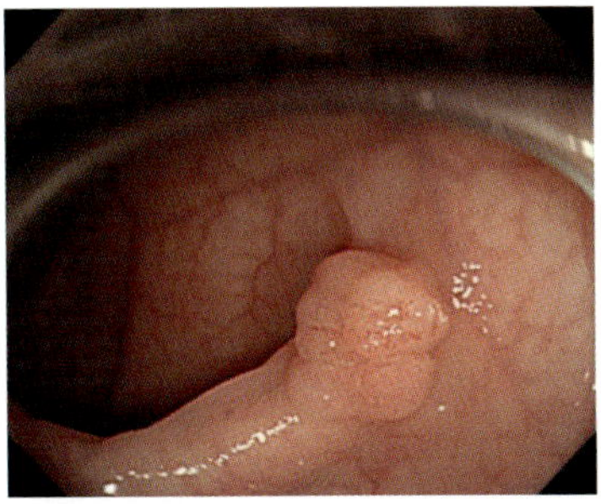

① 병변을 관찰한다.

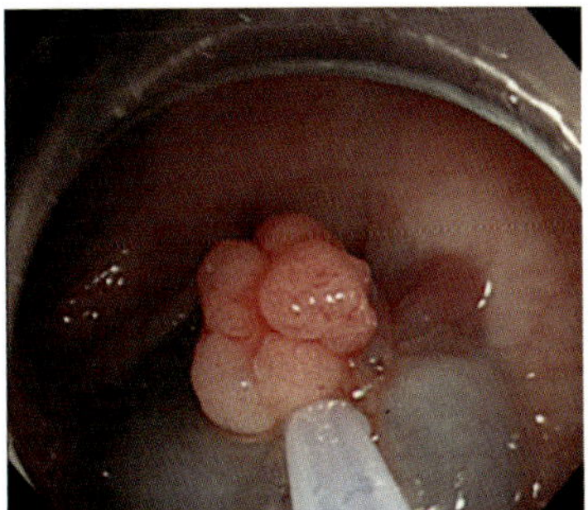

② 점막하 주입액 주사 후 snare를 이용하여 점막절제술을 시행한다.

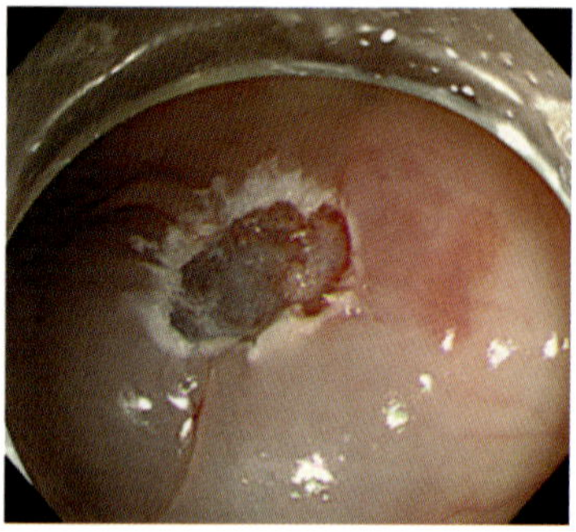

③ 절단면을 확인한다.

3. 시술 중 확인사항

(1) 병변의 절제가 필요하다고 판단되면 먼저 병변의 위치, 크기, 모양을 생각하고 NBI, Near focus function도 활용하여 적절한 시술 방법을 결정한다.

(2) 절제 후에는 절제 부위를 확인하여 소작을 해주어야 할 혈관이 있는지, 근층의 손상이 있는지 확인하여 필요시 coagulation, clipping을 추가로 실시하도록 한다.

주의할 점

1. 점막하 주입용액을 주입할 때 인젝터의 바늘을 너무 강한 힘으로 장벽에 꽂지 않도록 한다(적절한 힘을 주어야 하며 이는 연습이 필요하다).
2. 완전한 절제를 위해 스네어로 병변을 잡을 때 주변 정상 점막을 같이 잡도록 한다.
3. 조직을 너무 많이 잡았다고 판단되면 조직을 잡은 상태로 카테터를 앞뒤로 움직여 근층이 같이 따라오는지 관찰하고, 필요시 스네어를 약간 풀었다가 다시 잡는 식으로 하면 더 안전하게 절제할 수 있다.

변형된 점막절제술(Modified EMR)

점막절제술의 다양한 변형들이 있다. 변형된 점막절제술에는 캡을 이용한 점막절제술(Cap EMR), 밴드를 이용한 점막절제술(Band ligation EMR), 점막절개 후 내시경 점막절제술(Precut EMR), Anchoring EMR 등의 방법이 있다.

캡장착 내시경 점막절제술(Cap EMR)

캡장착 내시경 점막절제술(Cap EMR)은 내시경 선단에 후드(캡)를 장착하여 안쪽 테두리 홈을 따라 스네어를 유치한 다음, 병변을 흡입하여 스네어로 포획하고 통전하여 절제하는 시술방법이다.

1. 개요

(1) 주로 점막하 병변을 제거할 때 사용한다.

(2) 경사형 선단투명 hood를 이용한다.

(3) 사선 스네어(SD-221L-25)가 사용된다.

2. 시술 방법

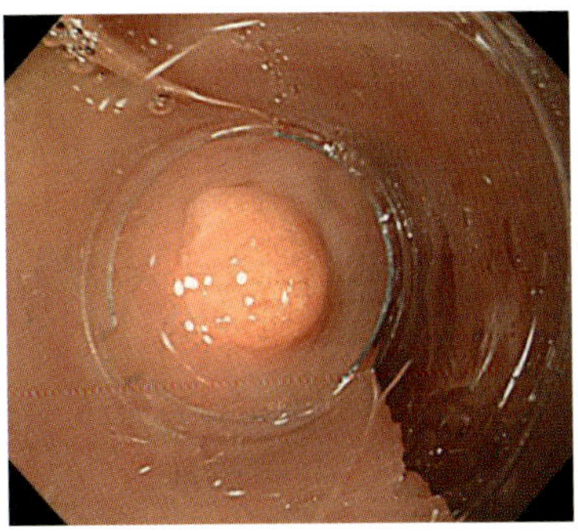

① 경사형 후드를 내시경 선단부에 장착한 후, 병변을 관찰한다.

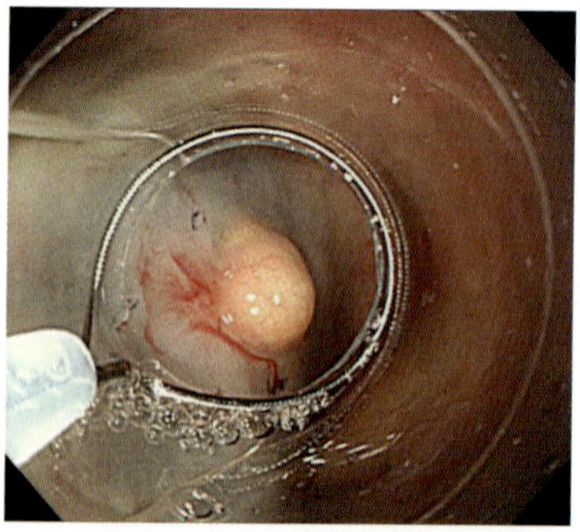

② 안쪽 홈에 맞추어 사선 스네어를 장착한다.

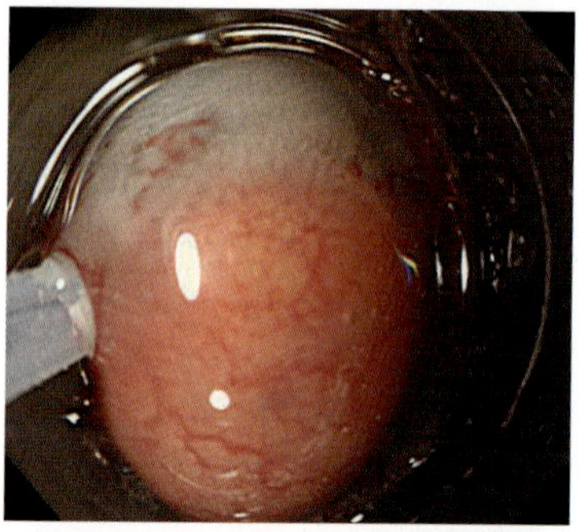

③ 병변을 흡인하여 후드 내로 충분히 들어오게 하여 스네어로 포획한다.

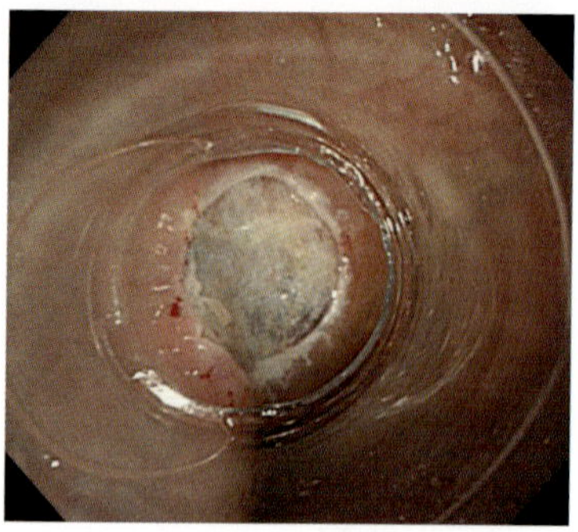

④ 통전하여 절제 후 조직을 회수한다.

3. 시술 중 확인사항

(1) 홈에 맞추어 올가미가 위치되어 있는지 확인 후 시술한다.

(2) 시술 병변이 충분히 흡입되었는지 확인해야 한다.

(3) 근육층이 흡입되지 않게 해야 한다.

주의할 점

1. 후드의 홈이 내시경 기구가 나오는 방향에 위치(예: 상부내시경 검사 시 7시 방향)하도록 한다.
2. 병변을 과하게 흡입하면 천공의 위험성이 발생한다.
3. 사선형 스네어는 반복적으로 열고 닫으면 형태가 망가지기 쉽다.

결찰 후 내시경 점막절제술(Band ligation EMR)

결찰 후 내시경 점막절제술(Band ligation EMR)은 탄력이 있는 고무 밴드를 병변에 결찰한 후 절제하는 방법이다.

1. 개요

결찰 후 내시경 점막절제술(Band ligation EMR)은 EMR-L이라고도 하며, 탄력이 있는 고무 밴드를 병변에 결찰한 후 결찰 부위 아랫부분을 올가미로 잡아 통전하여 절제하는 방법이다.

2. 시술 방법

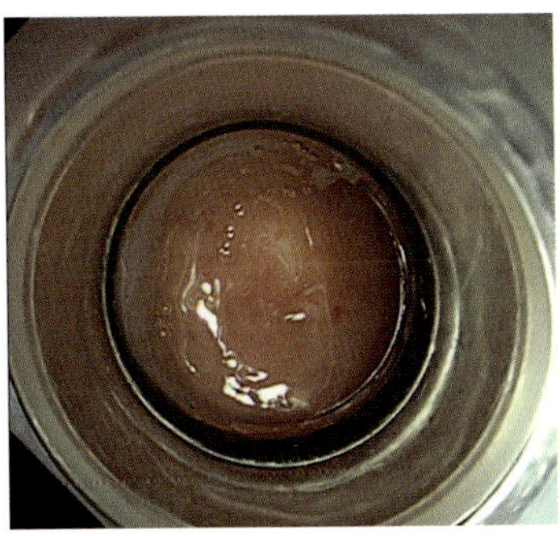

① 병변을 확인한다.

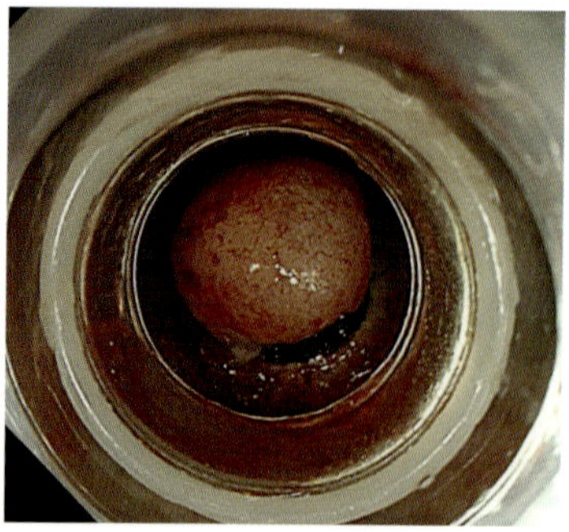

② 밴드로 병변을 결찰한다.

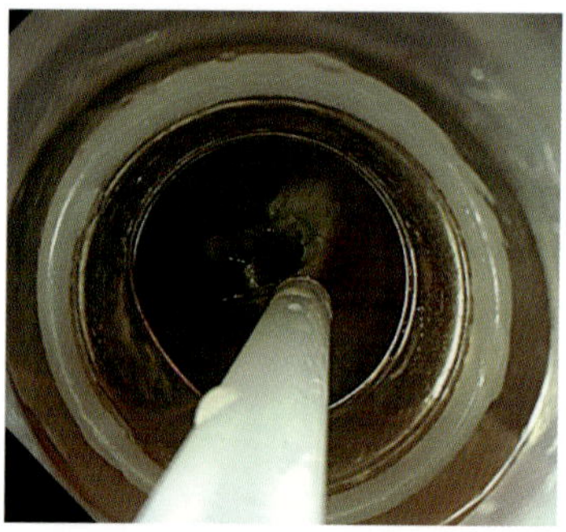

③ 스네어를 통전하여 절제한다.

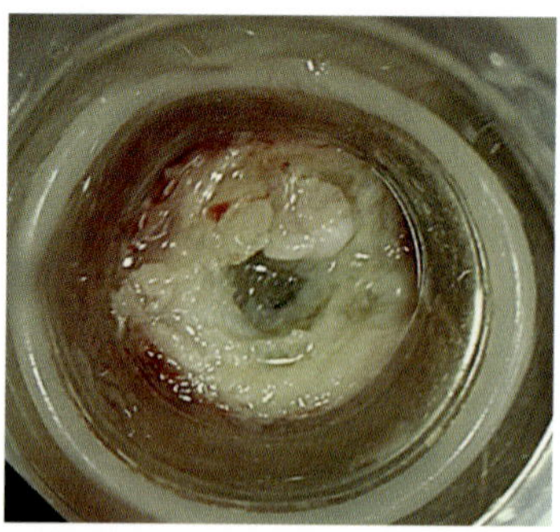

④ 절제 후 단면을 확인한다.

3. 시술 중 확인사항

(1) 밴드로 병변을 포획하기 전에는 점막하 주입용액을 충분히 주입하여 두터운 쿠션을 만들어 주는 것이 좋다.

(2) 십이지장과 같이 벽이 얇은 부위에서는 천공의 위험이 크므로 너무 깊게 병변을 포획하지 않도록 주의한다.

주의할 점

1. 병변이 밴드 안으로 충분히 포획되도록 한다.

점막절개 후 내시경 점막절제술(Precut EMR)

점막절개 후 내시경 점막절제술(Precut EMR)은 병변의 주변부를 스네어의 팁이나 나이프를 이용하여 점막 절개 후 스네어를 이용하여 통전하여 병변을 제거하는 시술법이다.

1. 개요

(1) 점막을 절개함으로써 병변 경계를 명확히 할 수 있다.

(2) 병변이 큰 경우 절개하여 스네어로 쉽게 잡기 위함이다.

2. 시술 방법

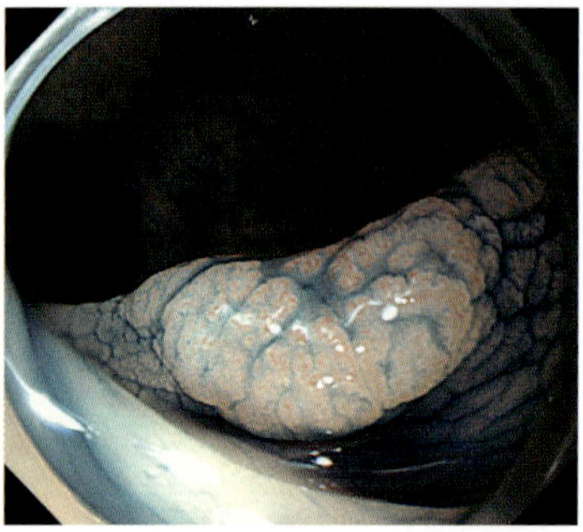

① 병변의 경계를 확인한다.

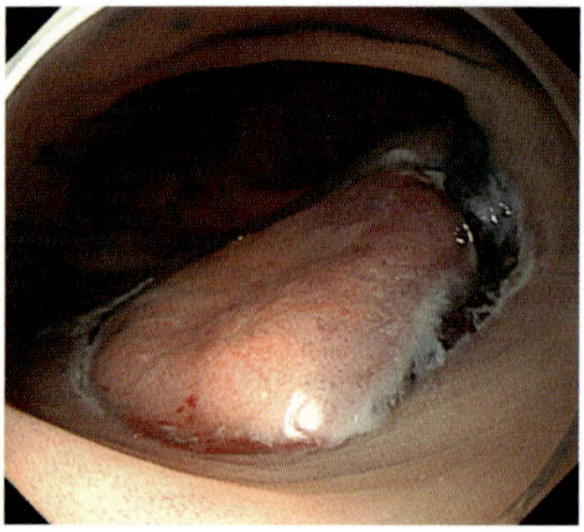

② 스네어의 팁이나 나이프를 이용하여 병변 주변의 정상 점막을 절개(Precut)한다.

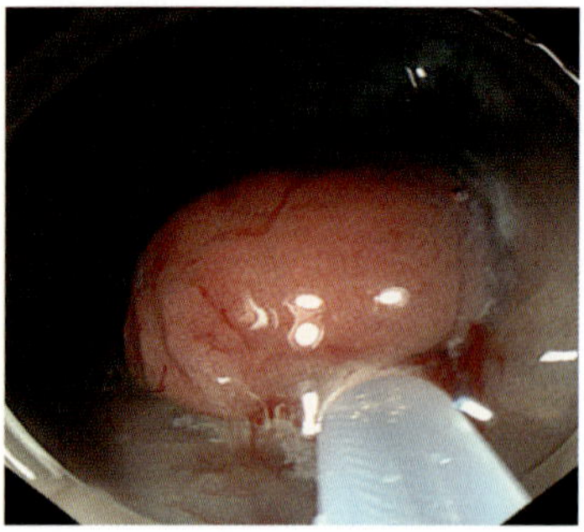

③ 스네어로 통전하여 병변을 제거한다.

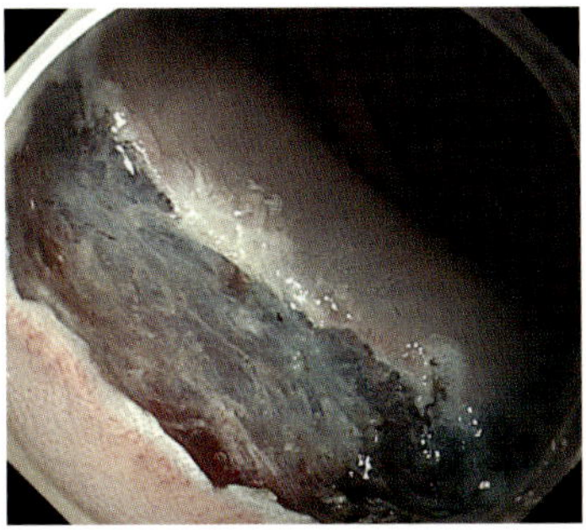

④ 절단면 및 잔여 병변을 확인한다.

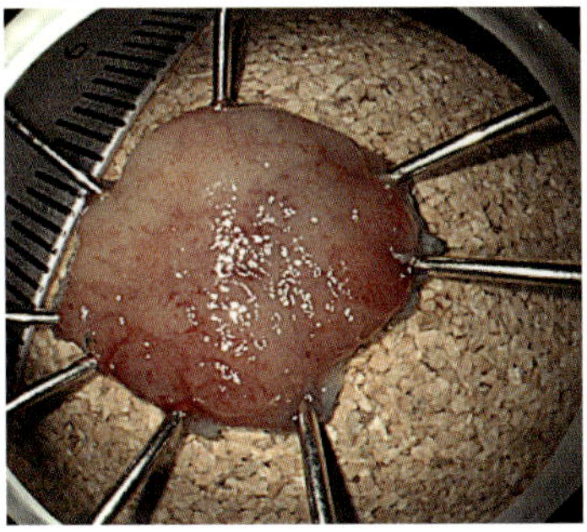

⑤ 제거한 조직을 회수한다.

3. 시술 중 확인사항

(1) 병변 주위의 정상 점막을 절개해야 한다.

(2) 스네어의 최대 한도를 넘어가는 병변은 내시경 점막하 박리술(ESD)이 필요하다.

주의할 점

1. EMR로 시술을 할 경우 스네어의 tip을 이용하여 점막절개를 시행한다.
2. 스네어 팁은 나이프보다 둔하기 때문에 시술이 깔끔하지 않을 수 있다.

내시경 점막하 박리절제술 (Endoscopic submucosal dissection, ESD)

내시경 점막하 박리절제술(ESD)은 점막하층을 박리 및 절제함으로써 점막에 생긴 전암성 병변이나 표재성 암을 제거하는 시술이다.

1. 개요

(1) 나이프 또는 APC 프로브를 이용하여 병변 주위를 마킹한다.

(2) 병변의 점막하층에 생리식염수나 히알루론산을 주입하여 점막하층을 충분히 띄운다.

(3) 마킹의 바깥쪽을 절개한다.

(4) 점막하층을 박리한다.

(5) 지혈 겸자를 이용하여 출혈 부위를 지혈한다.

(6) 절제한 검체는 코르크판 등에 펼쳐서 핀으로 고정하고, 방향(근위부, 원위부, 오른쪽, 왼쪽)을 표시하여 병리과로 이송한다.

2. 시술 전 준비

(1) 시술 전 환자가 출혈 경향이 있거나 출혈을 유발할 수 있는 약물을 복용하고 있는지 확인한다. 항혈소판제나 항응고제를 복용하는 경우에는 기저질환과 복용약물에 대해 해당 과의 의료진과 충분히 상의 후 중단 여부와 중단 기간을 결정한다.

(2) 내시경 점막하 박리술의 적응증이 되는 병변인지, 병변의 난이도는 시술자의 기량에 적합한지 파악한다.

(3) 준비 물품: 캡, 국소 주입용 바늘(injector), 나이프(듀얼 나이프, 후크 나이프, IT 나이프 등), 점막하 주입액, 지혈 겸자, 스네어, 클립(천공 등에 대비) 등

(4) 레버를 조작했을 때 내시경 선단이 180도 이상으로 반전이 잘 되는지 시술 전 미리 확인한다.

1) 시술 방법

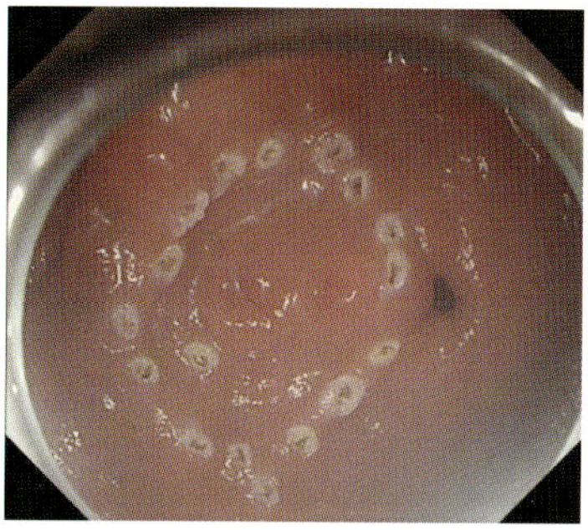

① 병변에서 일정 간격 떨어진 곳에 나이프 또는 APC 프로브를 이용해 마킹을 하여 어느 정도로 절제할지 목표를 정한다.

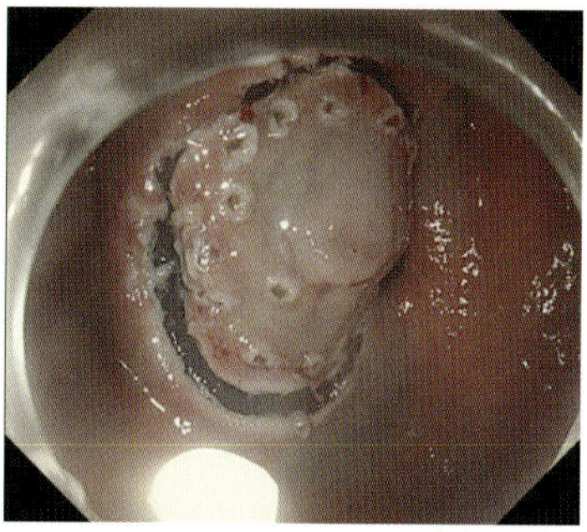

② 나이프를 이용하여 점막을 절개한다. 절개를 다 할지, 부분만 할지는 병변의 위치에 따라 달라진다.

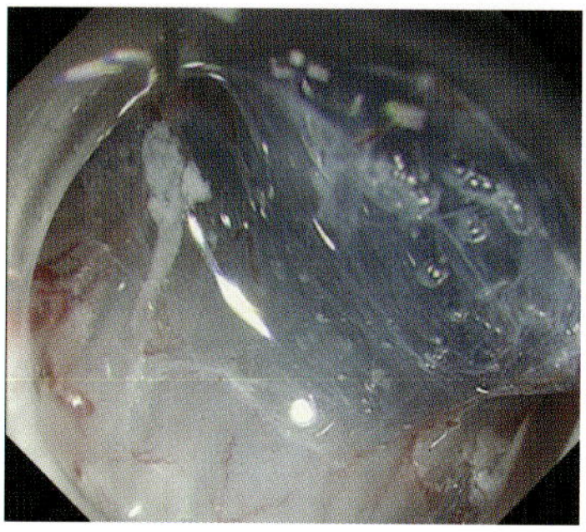

③ 나이프를 가지고 점막하층을 박리해 나간다.

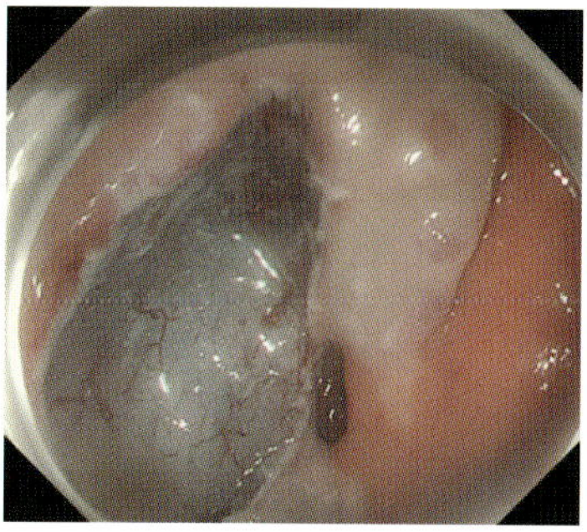

④ 시술 후 절단면을 보면서 마킹된 범위 밖으로 절개가 이루어졌는지 확인한다.

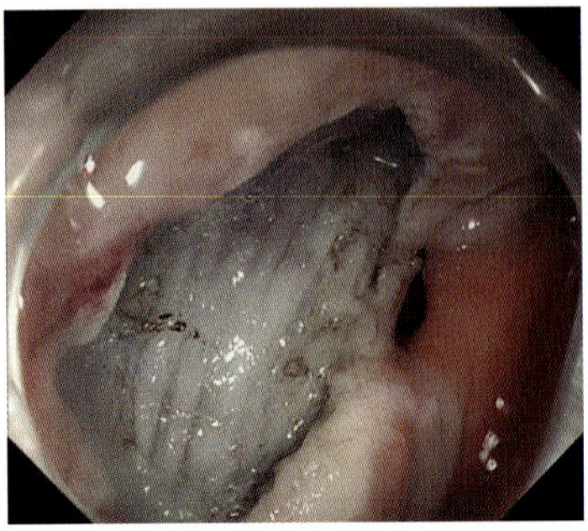

⑤ 노출혈관 등 지혈을 해야 하는 병변에 대해 지혈을 시행하고, 추가 출혈이 없음을 확인한다.

3. 시술 중 확인사항

(1) 시술할 병변의 바깥 경계를 잘 확인하여 마킹한다. 병변에서 적어도 2-3 mm 이상 떨어져서 마킹한다.
(2) 마킹의 바깥쪽을 절개할 때는 점막하층 박리 방향을 고려하여 절개하는 것이 시술에 용이하다.
(3) 가능한 한 점막하층은 눈으로 직접 확인하면서 박리한다.

주의할 점

1. 최근 천공의 위험에 대비하여 내시경 점막하 박리술 시 이산화탄소(CO_2) 가스를 이용한다.
2. 점막하 박리 중에 1 mm 이상의 굵은 혈관을 발견하였을 때는 혈관을 노출시킨 후, 지혈 겸자 등을 이용하여 미리 혈관을 응고 소작하는 것이 시술에 도움이 된다.
3. Needle 나이프나 IT 나이프를 사용할 때는 근층 방향으로 너무 강하게 밀어붙이지 않는 것이 천공을 예방하는 데 유리하다.
4. 병변 내에 간단히 마킹을 해 두면, 절제 후 검체의 방향을 정하는 데 도움이 된다.
5. 경계가 명확한 경우, 대장 병변 시술의 경우 마킹을 생략할 수도 있다.

경피내시경하 위루술(Percutaneous endoscopic gastrostomy, PEG)

경피내시경하 위루술은 위에 튜브를 경피적으로 삽입하는 것으로 4주 이상의 경관영양이 필요할 때 고려되어야 한다. 당김형(pull method) 혹은 밀기형(push introducer method)의 두 가지 방법이 현재 사용되고 있다.

1. 개요

(1) 당김형 위루술은 국내에서 가장 보편적으로 사용되는 방법으로, 지름이 큰 위루관을 유치할 수 있는 장점이 있으나 성인 내시경을 2회 삽입해야 하고 위루관이 구강을 통과해야만 하므로 위루관 삽입부 상처 감염 위험이 있다.

(2) 밀기형 위루술은 내경이 작은 내시경을 위 강 내로 1회만 삽입하면 되고 위루관이 구강을 통과하지 않아 감염의 위험이 적은 장점이 있는 반면, 첫 회에 설치하는 위루관의 지름이 작아 막히기 쉽고 내부 완충기로 사용되는 풍선 파손에 의한 위루관 이탈의 단점이 있다.

(3) 위루관은 튜브가 짧은 것과 긴 것, 굵은 것과 얇은 것, 내부 완충기가 풍선형과 범프형인 것이 있다.

2. 검사 전 준비와 술기법

1) 당김형 위루술 준비 물품

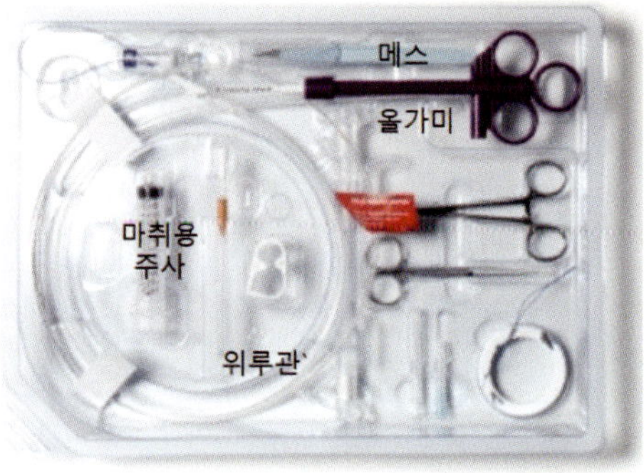

PEG Kit

2) 당김형 위루술 술기법

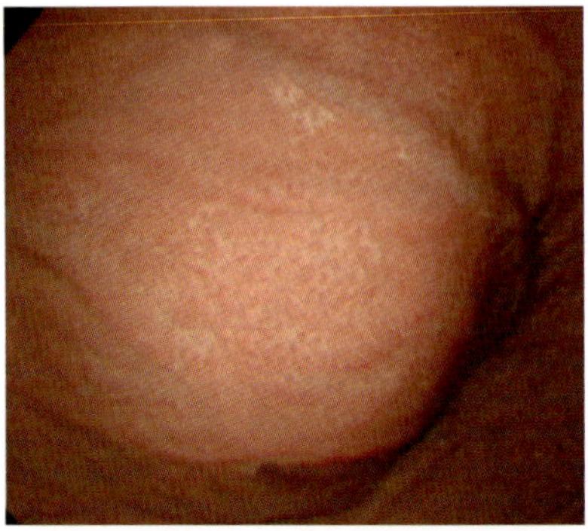

① 위 강 내를 내시경을 확인한다.

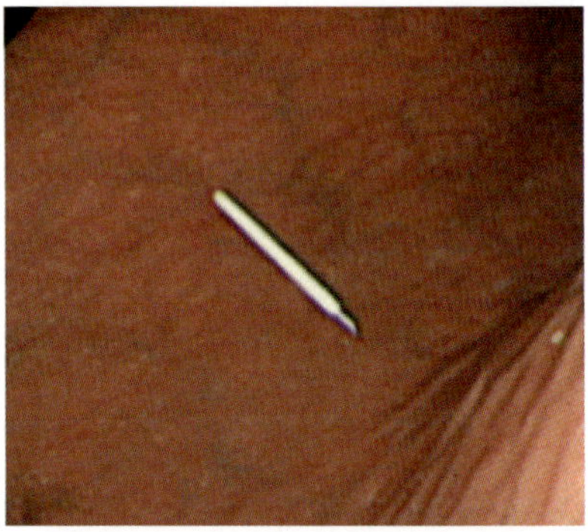

② 천자침을 찔러 천자침이 위 안으로 삽입되었는지 확인한다.

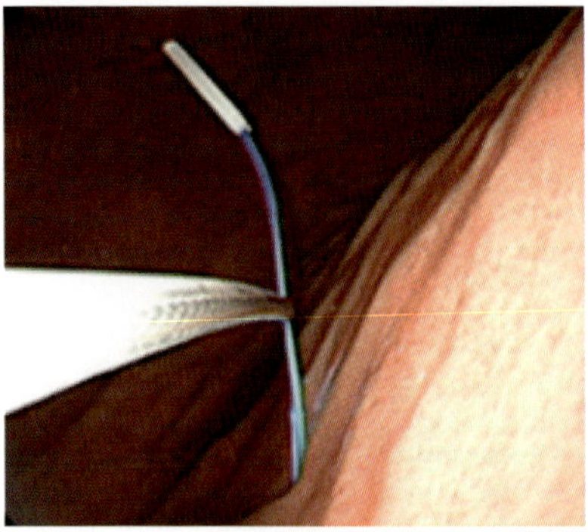

③ 천자침을 통해 삽입한 유도선을 올가미로 잡고 빼낸다.

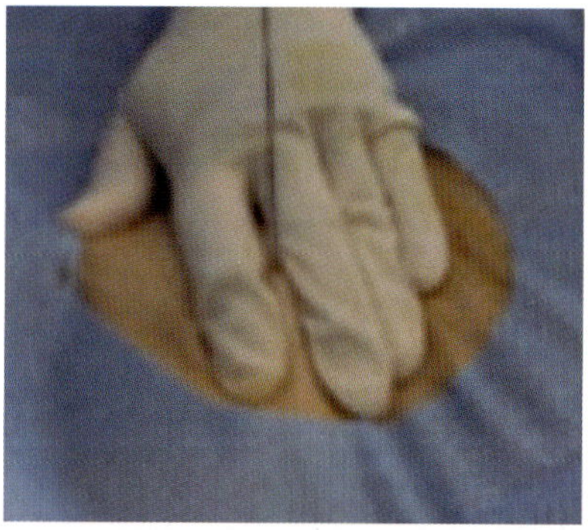

④ 유도선을 위루관에 묶고 피부 절개 후 복벽을 통해 당긴다.

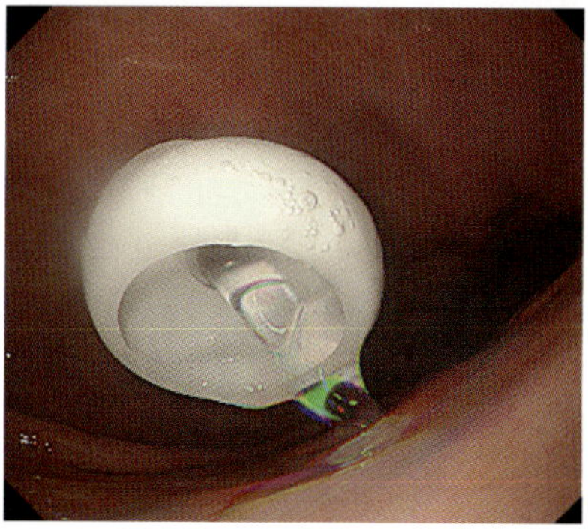

⑤ 내부 완충기를 위 벽에 위치시키고 외부 완충기에 의해 고정한다.

3) 밀기형 위루술 준비 물품

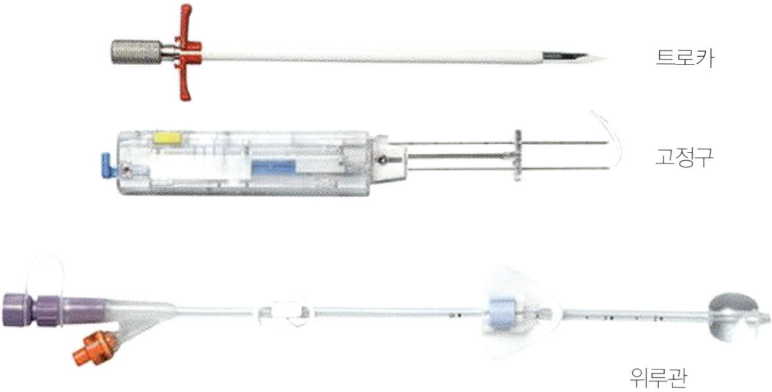

4) 밀기형 위루술 술기법

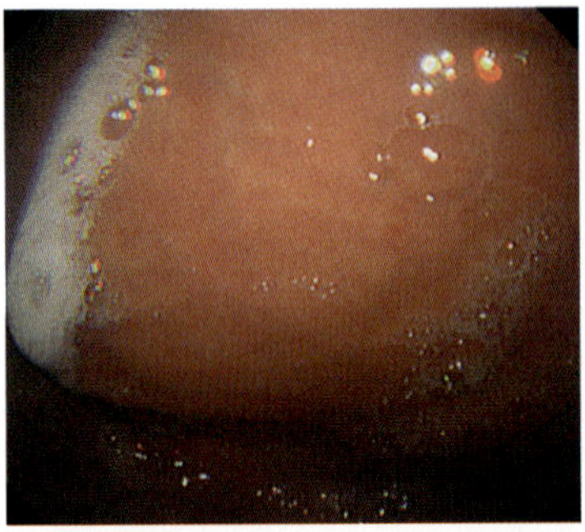

① 내시경을 위 내로 진입하여 위 강 내를 확인한다.

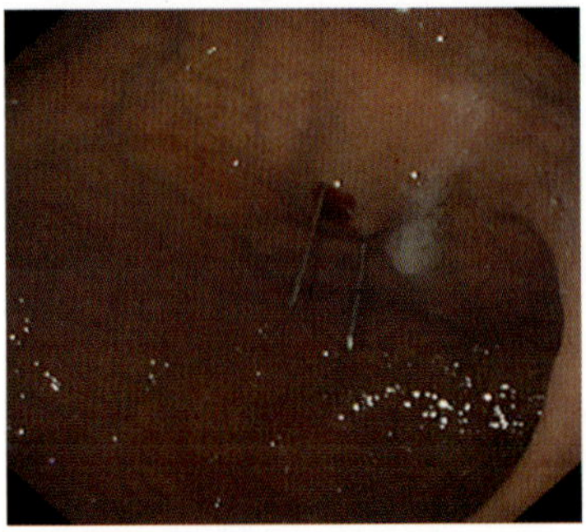

② 위벽 고정구의 천자침이 위 강 내 위치한 것을 확인한다.

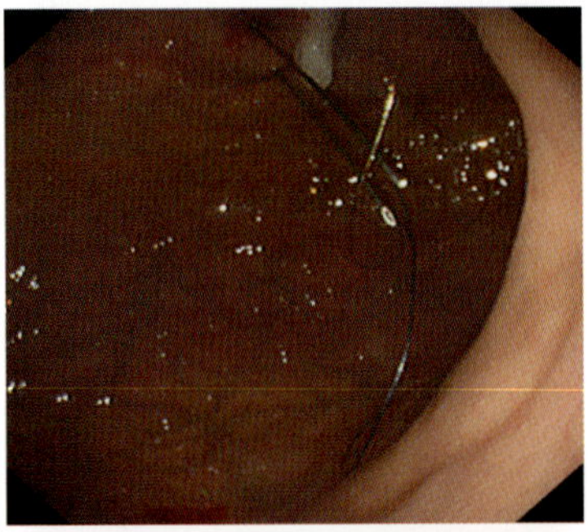

③ 위벽 고정구에 달린 올가미로 나일론 실을 당긴다.

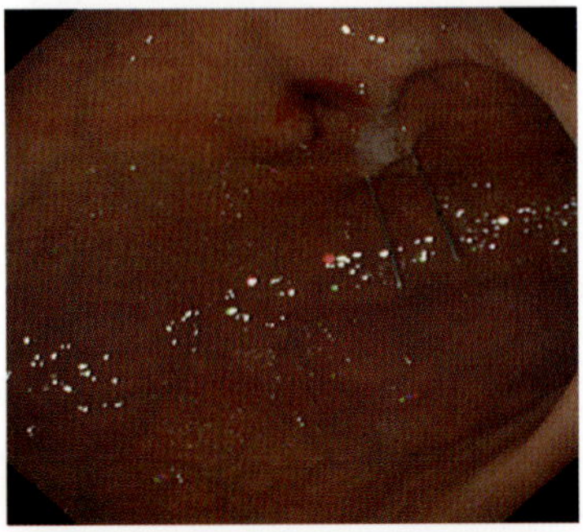

④ 복벽에 나일론을 묶고 추가로 2회 더 위벽 고정을 시행한다.

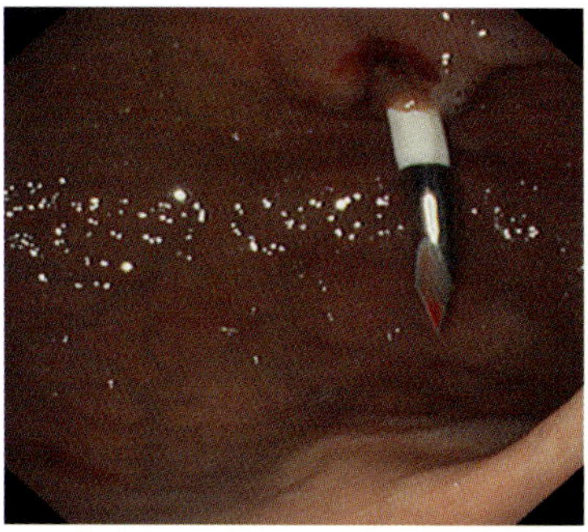

⑤ 복벽에 고정된 실을 당기며 트로카로 위벽을 뚫는다.

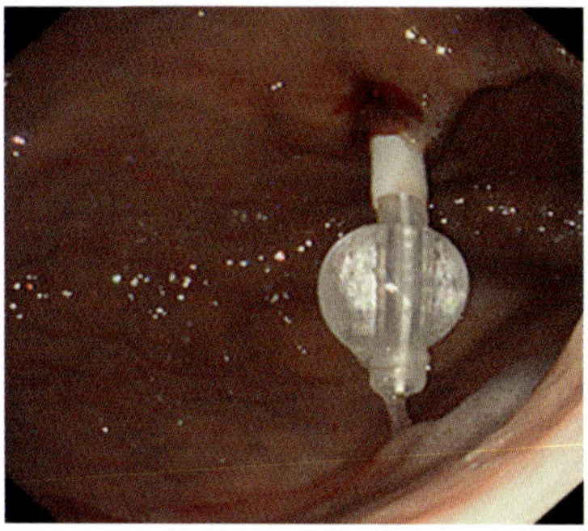

⑥ 트로카를 통해 직접 위루관을 삽입하고 풍선으로 고정한다.

3. 검사 중 확인사항

(1) 위 안에 위루관 삽입 위치를 손가락으로 눌러 위치를 파악한다. 손가락으로 눌러 위치 확인이 어려운 경우에는 내시경실 조명을 끄고 일루미네이션 기능을 사용하여 위치를 결정한다.

(2) 국소 마취 중 간간히 음압을 주어 천자침으로 위벽을 천자하려는 위치에 혈관이나 장기가 없음을 확인해야 한다.

주의할 점

1. 위루술에서 피부 절개가 작으면 위루관이 복벽을 통과하지 못하므로 적절한 깊이와 길이의 절개가 필요하다.
2. 위루술 시행 전에 최소 1회 예방적 항생제 투약을 권고한다.

이물제거(Foreign body removal)

이물제거 시술은 소화관 내에 있는 이물질을 내시경을 이용하여 제거하는 시술이다. 이물질의 크기와 모양, 위치, 종류에 따라 적절한 보조기구를 선택해야 한다.

1. 개요

이물의 크기와 종류, 특징에 따라 사용하는 도구가 다르다.

(1) 날카롭거나 뾰족한 이물[생선뼈, PTP (press through package) 포장약, 부분 틀니 등]: 식도 천공의 위험성이 있으므로 선단에 hood를 창착하거나 overtube를 이용하여 제거한다.

(2) 육류에 의한 식도 폐색: 올가미나 바스켓을 이용하여 제거한다.

(3) 미끄럽거나 납작한 이물(동전, 맥반석 등): 네트 겸자 등을 이용하여 제거한다.

(4) 배터리: 소아에서 흔하며 천공 등을 고려하여 네트 겸자 등을 이용하여 즉시 제거한다.

2. 준비 물품

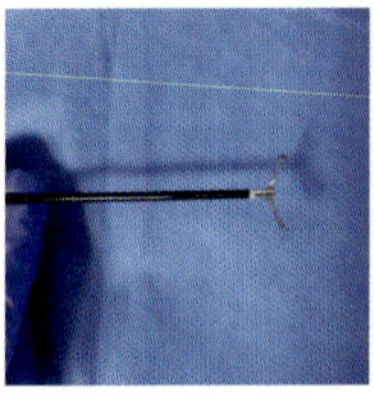
이물제거 포셉

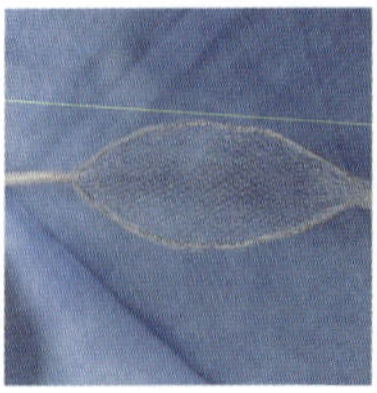
네트 겸자 (retrieval net)

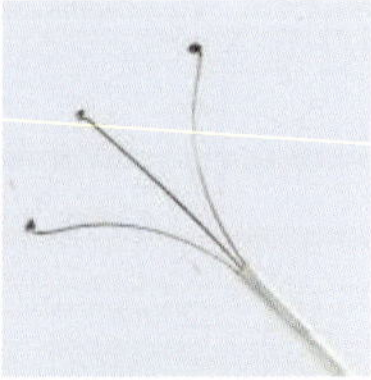
올림푸스사의 와이어 겸자

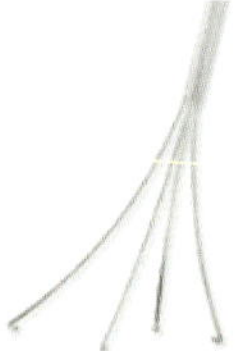
STERIS사의 와이어 겸자

3. 네트(Net)를 이용한 방법

(1) 핸들을 당기고 네트를 sheath 안에 넣은 채로 내시경으로 삽입한다.
(2) 핸들을 앞으로 밀어서 네트를 연다.
(3) 원하는 이물질을 포획하여 핸들을 눌러 이물질을 파지한다.
(4) 파지한 이물질을 내시경과 함께 몸 밖으로 빼낸다.
(5) 핸들을 앞으로 밀어 네트를 열어 이물질을 네트에서 분리하여 회수한다.

4. 그 외 방법

(1) 내시경 선단에 hood나 캡을 장착한다.
(2) 기구(포셉이나 네트 겸자)를 이용하여 이물을 최대한 hood 내로 끌어당겨서, 뾰족한 부분이 점막에 닿지 않도록 내시경을 회수한다.
(3) 내시경을 재삽입하여 이물이 통과한 부위에 출혈이나 천공이 없는지 확인한다.

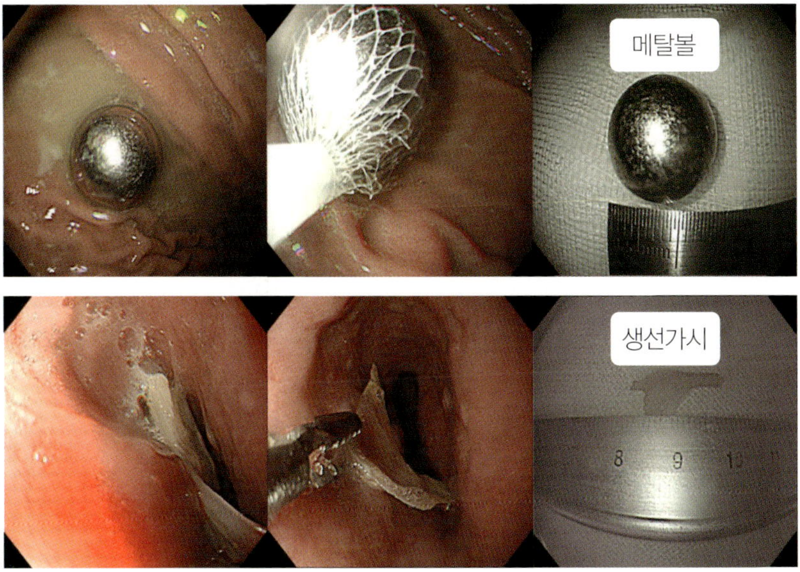

주의할 점

1. 이물질 제거 회수 시에 점막 손상, 출혈, 천공 등의 합병증의 발생 위험성이 있어 동의를 반드시 구하고 시술한다.
2. 이물을 회수할 때도 점막의 손상, 출혈, 천공의 합병증이 발생할 위험이 있으므로, 선단에 hood를 창작하거나 overtube를 이용하여 회수하면 도움이 된다.
3. 이물질의 종류(동전, 건전지, 생선뼈, 틀니, 칫솔, PTP 포장 등)에 따라 다양한 도구를 적절하게 선택하는 것이 중요하다.
4. 삼각형, 오각형 겸자는 파지가 안정되지 않을 수 있다.

풍선 확장술(Balloon Dilatation) 및 부지 확장술(Bouge Dilatation)

풍선 확장술은 소화관 협착이 있을 때 풍선을 부풀려 확장시킨다. 확장 압력에 해당하는 풍선의 직경이 정해져 있어 협착 정도에 맞춰 적절한 풍선을 선택한다.

1. 개요

(1) 풍선 확장술은 협착부에 풍선을 위치시킨 후 천천히 압력을 올린다. 협착부가 확장됨에 따라 압력이 떨어지면 압력 유지를 위해 조금씩 압력을 더한다. 확장 후에는 내시경 통과 여부 등을 평가하여 확장 정도를 확인하는 시술이다.

(2) 부지 확장술은 안내도관 삽입 후 부지라고 불리는 작은 직경의 관에서 시작하여 순차적으로 굵은 직경의 관을 삽입하여 좁아진 부위를 넓히는 시술이다.

2. 시술 전 준비

(1) 확장용 풍선은 6-20 mm까지 크기가 다양하다. 협착 정도에 따라 적절한 직경의 풍선을 선택한다.

(2) 준비 물품: 압력기, 확장용 풍선

3. 시술 방법

1) 풍선 확장술

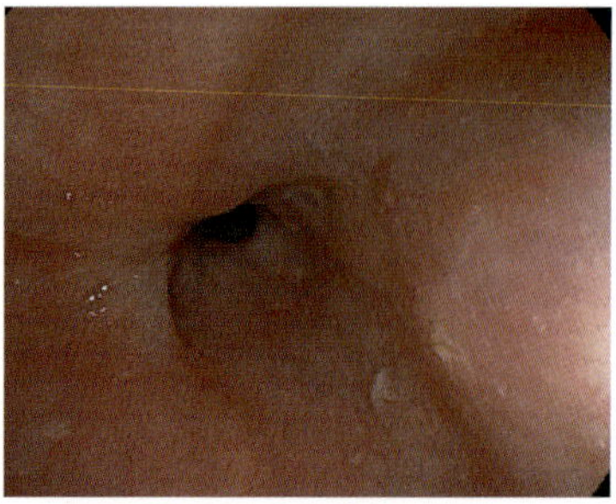

① 표재성 식도암 내시경 절제 후 발생한 협착 부위를 확인한다.

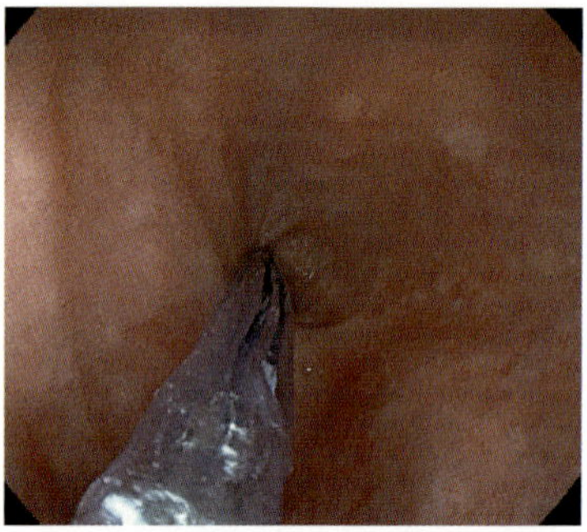

② 협착부에 풍선을 위치시킨다.

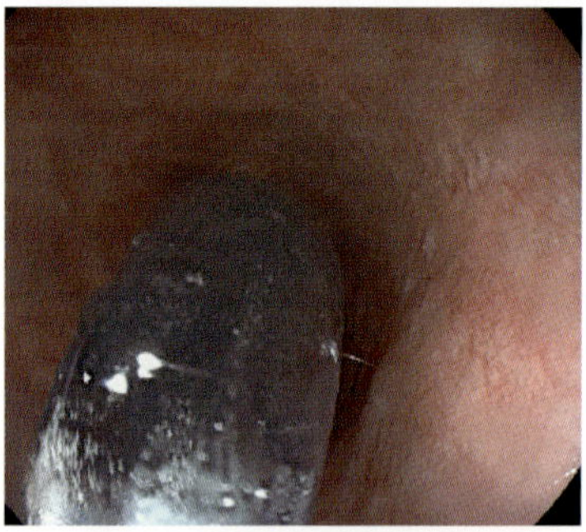

③ 목표하는 직경에 해당하는 압력에 도달한다.

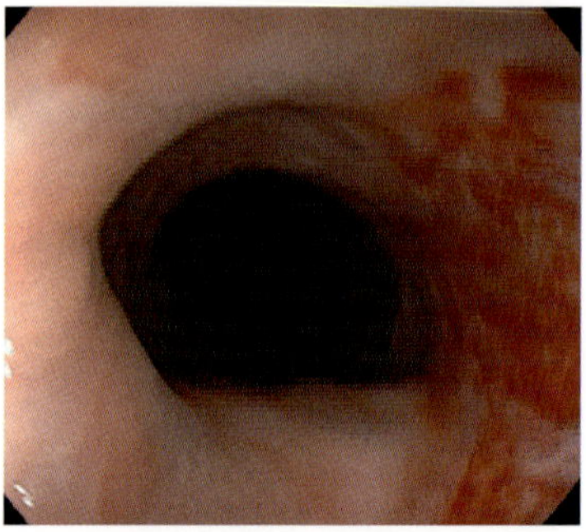

④ 풍선 확장술 후 내시경 통과가 가능하다.

2) 식도이완불능증(Achalasia)에서 확장술

식도이완불능증이나 위식도접합부 출구폐쇄 환자에서 위식도접합부에 풍선을 위치시킨 후 확장술을 시행한다. 풍선의 직경은 기본 30 mm부터 시작하고 증상 호전 여부에 따라 5 mm씩 올릴 수 있다.

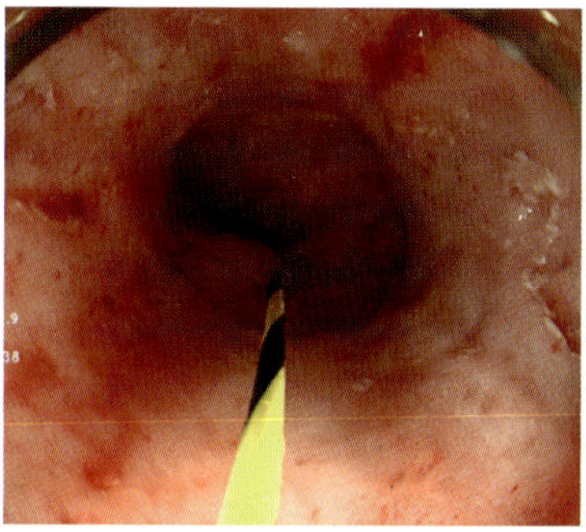

① 위식도접합부를 지나도록 유도선을 유치한다.

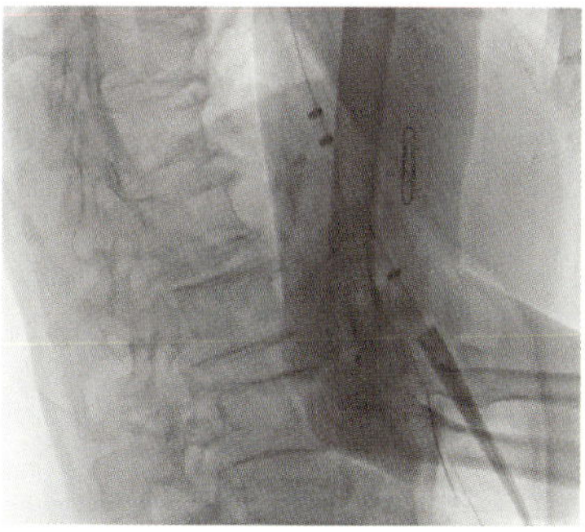

② 유도선을 따라 achalasia 풍선을 삽입한다.

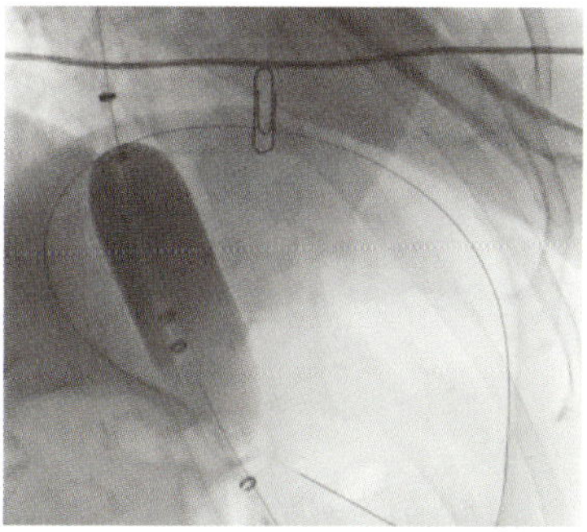

③ 풍선을 확장시켜 목표 압력을 유지한다.

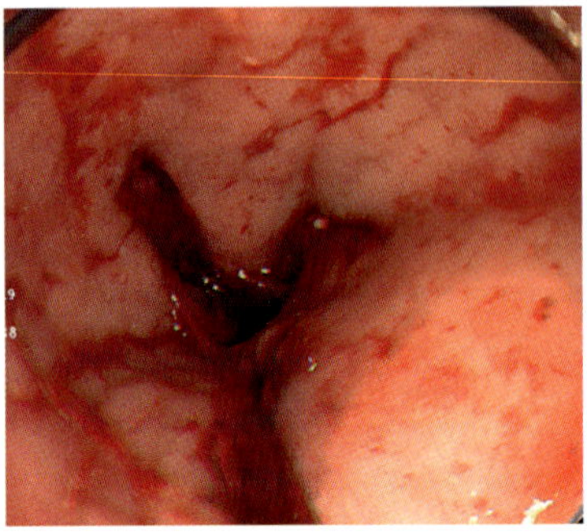

④ 식도 점막의 손상 및 천공 여부를 확인한다.

4. 검사 중 확인사항

(1) 풍선 확장 시 대상자가 불편감이나 통증을 호소할 수 있다.

(2) 시술 중 과도한 트림이나 움직임이 없도록 설명한다.

5. 검사 후 확인사항

(1) 풍선 확장술 후 천공 가능성이 있다면 X선 검사를 통해 유리 음영을 반드시 확인한다.

(2) 식도조영술: 식도이완불능증 풍선 확장술 이후에는 식도 조영술을 통해 호전 여부 및 조영제 누출 여부를 확인한다.

주의할 점

1. 풍선 확장술 후 통증이 심하다면 X선 검사뿐 아니라 CT 검사 등을 통해 천공 여부를 확인한다.
2. 재협착 가능성이 높은 경우는 사전에 반복적으로 같은 치료가 필요함에 대해 설명하는 것이 도움이 된다.
3. 한꺼번에 너무 무리하게 확장하지 않는 것(한 번 시술 시 3 mm 이상 확장 금지, 1회에 3분 이내 등)이 합병증을 예방할 수 있다.

스텐트 삽입술

내시경을 통한 소화관 스텐트 삽입술은 소화관의 양성 또는 악성 협착 및 폐쇄를 완화하기 위하여 시행될 수 있으며, 수술이 필요한 고식적 우회술에 비해 좀 더 생리적이며 입원 기간이 짧고 합병증 발생률이 상대적으로 낮은 편이다.

1. 개요

(1) 소화관의 협착 또는 폐쇄는 주로 진행성 악성 종양에 의해 나타나지만 소화성 궤양의 합병증, 역류성 식도염, 위장관의 수술 후, 부식성 약제에 의한 식도 손상 등의 양성 협착도 드물지 않다.

(2) 소화관 스텐트 삽입은 자가 팽창형 금속 스텐트(self-expandable metal stent, SEMS)의 개발 및 내시경 처치공으로 삽입이 가능한 경내시경적 스텐트(through-the-scope, TTS)의 도입으로 임상 성적이 향상되면서 점차 고식적 수술을 대체할 수 있는 효과적인 치료법으로 인정되고 있다.

2. 스텐트의 기본 구조 및 작동 원리

스텐트 전달 기구는 내시경 겸자공 통과가 가능한 직경으로 감싸진 스텐트를 협착 부위까지 도달하게 하는 선단부와, 내시경 보조자가 인체 외부에서 조작을 통해 스텐트를 팽창시켜 협착부에 거치되게 하는 후단부로 이루어져 있다.

현재 국내에서 주로 사용되는 형태는 두 종류의 핸들을 사용하는 방식으로, 인체 방향 기준으로 근위부(앞쪽)에 위치한 핸들을 원위부(뒤쪽) 방향으로 당기면 선단부의 스텐트가 팽창된다.

스텐트 전달 기구

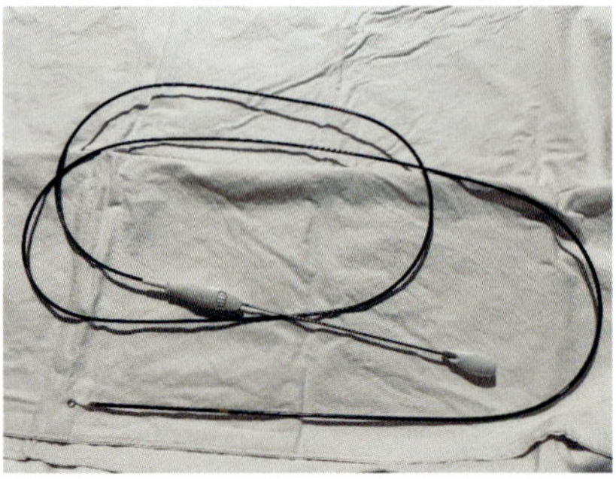

스텐트 거치를 위한 후단부 조작 원리

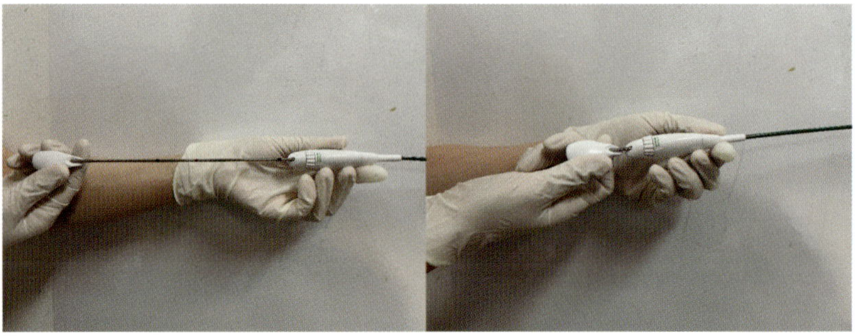

3. 스텐트의 종류

위장관에 적용되는 스텐트의 형태와 삽입 원리는 기본적으로 동일하며, 부위에 따라 직경이 달라진다.

(1) 피박 여부에 따라: 피막형 스텐트(covered stent), 비피막형 스텐트(uncovered stent)

(2) 재질에 따라: 플라스틱 스텐트(plastic stent), 메탈 스텐트(metal stent)

(3) 위치에 따라: 식도 스텐트, 유문부 스텐트, 대장 스텐트, 담도 스텐트 등

(4) 회사에 따라: 태웅(Niti), 하나로(M.I.teck), 메디우드, 보나 등

4. 스텐트 삽입의 실제

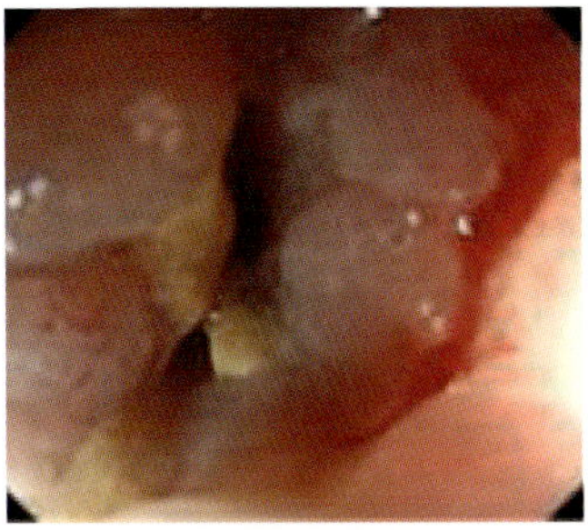

① 내시경을 통하여 협착이 있는 위치까지 진입한다.

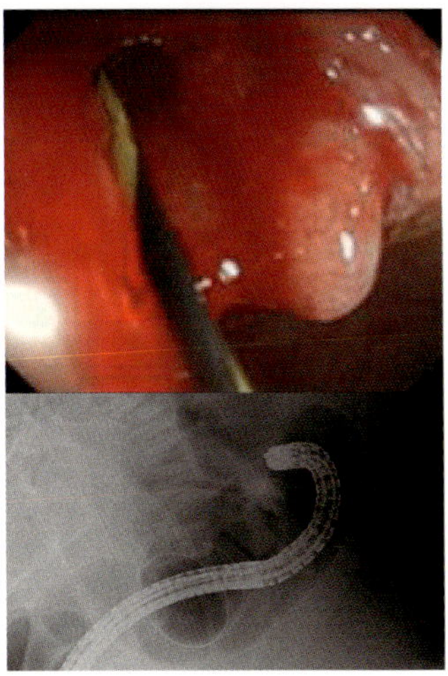

② 협착부위로 유도 철선을 우선 삽입하고 이를 기준 삼아 스텐트 기구의 선단부를 조심스럽게 협착부에 통과시킨다.

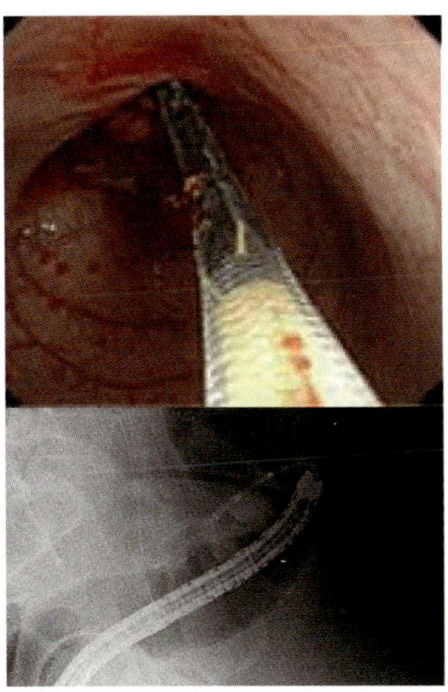

③ X선 투시 화면으로 스텐트 중심부가 협착 중심부에 위치한 것으로 확인하고 보조자가 후단부 핸들을 조작하여 스텐트 근위부를 팽창시키기 시작한다.

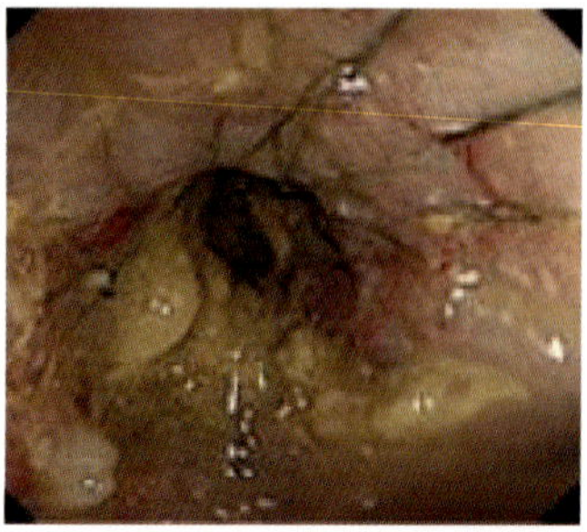

④ 내시경 화면상 스텐트 원위부가 내시경 선단부 바로 앞에 위치하도록 투시 화면과 내시경 화면을 동시에 확인하면서 스텐트 거치를 완료한다.

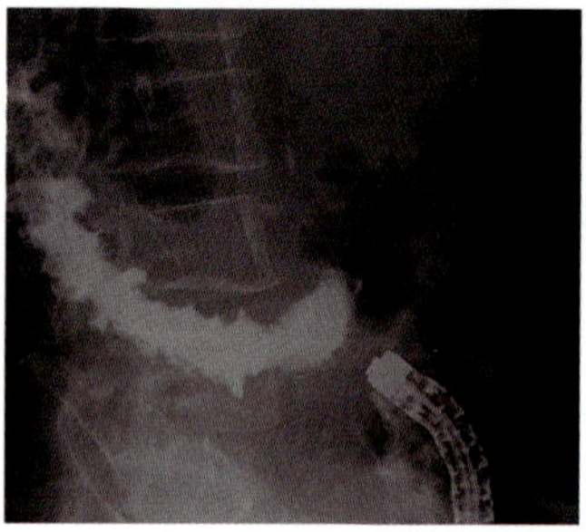

⑤ 스텐트가 제 위치에 거치되었으면 투시 조영제를 통과시켜 개통성을 확인한다.

5. 시술 중 확인사항

(1) 풍선 확장 시 대상자가 불편감이나 통증을 호소할 수 있다.

(2) 시술 중 과도한 트림이나 움직임이 없도록 설명한다.

주의할 점

1. 식도의 경우 스텐트 전달 기구를 겸자공을 통하지 않고 유도 철선을 따라 구강을 통해 곧바로 병변의 위치까지 삽입 후 내시경으로 선단부를 관찰하면서 스텐트를 거치한다.
2. 식도 병변에서는 비피막형 스텐트를 거의 사용하지 않는다.
3. 위 · 십이지장 스텐트 시술 시에는 유도 철선을 삽입 후 대장내시경이나 겸자공이 2개 있는 상부내시경(투 채널 내시경)으로 변경하면 도움이 된다.
4. 비피막형 스텐트는 스텐트 내로의 발육으로 인한 재협착이, 피막형 스텐트는 이동이 문제가 될 수 있다.

PART

4 진단 및 치료내시경의 우발증

약물 관련

내시경 검사와 치료가 증가함에 따라 이에 대한 합병증도 계속 증가하고 있다. 약제 및 진정과 관련된 우발증, 치료내시경에서 출혈, 천공이 있으며 이에 대한 대처법을 알아보고자 한다.

1. 개요

(1) 진정제 투여에 의한 호흡 억제

(2) 국소 마취제에 의한 알러지 반응

(3) 소화관 운동 억제제에 의한 부작용: 소변 안 나옴 등

(4) 비강 출혈

(5) 흡입성 폐렴

(6) 목의 농양

2. 대처 방안

(1) 환자의 호흡 상태를 지속적으로 확인한다.

(2) 회복실에서도 경과를 관찰한다.

검사 관련

1. 개요

1) 스코프에 의한 출혈

대장내시경 후 발생하는 가장 흔하면서도 위험한 합병증은 출혈이며, 이는 대장내시경의 스코프의 물리적 손상인 열상에 의한 것이다. 대장내시경 후 출혈의 발생은 연구마다 다르지만 약 0.17-0.53%로 보고되었다.

2) 캡슐내시경의 저류

캡슐내시경의 저류는 최소 2주 동안 소화관에 캡슐이 남아 있는 것으로 정의된다. 검사받은 모든 환자의 약 2%에서 발생한다고 보고되었다. 남아 있는 캡슐의 정확한 위치를 알아야 하거나 임상적으로 필요할 경우 개별적으로 복부 CT를 실시해야 한다. 염증성 장질환 환자의 경우, 단기간의 약물 치료로 캡슐 배설이 가능할 수도 있지만, 무증상이라도 캡슐의 저류가 장기간 지속되는 경우 보유 캡슐을 회수해야 한다.

안전한 캡슐 제거는 일반적으로 내시경을 통해 이루어지지만, 첫 번째 방법이 실패하거나 임상적으로 적응증이 있는 경우 수술이 대안이 될 수 있다. 캡슐내시경의 저류를 막기 위해 사전에 영상 이미지들을 이용해 복강 내의 폐색이나 협착이 의심되는 경우는 검사를 신중히 하며, patent capsule을 이용해 사전에 캡슐내시경이 통과하는지 확인한다.

캡슐내시경 저류

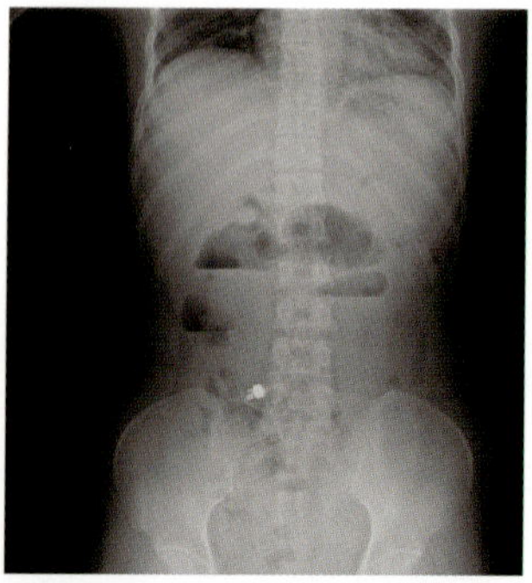

출혈

1. 개요

1) 조직 생검 후 출혈

조직 생검 후에도 대부분 자연 지혈이 되지만 드물게 출혈이 가능하다. 출혈이 지속된다면 지혈술을 시행한다.

2) 점막절제술 후 출혈(즉시 출혈, 지연 출혈)

폴립 절제술 후 출혈은 폴립 절제술의 가장 흔한 합병증으로, 즉시 출혈과 지연 출혈로 분류할 수 있다. 즉시 출혈은 일반적으로 폴립 절제술 후 몇 분 이내에 발생하며, 대장내시경 검사 중 에피네프린 주사나 클립 지혈술로 조절할 수 있으며, 지연 출혈은 일반적으로 폴립 절제술 후 5-7일 이내에 발생하지만 몇 시간 이내 또는 17일 이후에 발생할 수도 있다. 즉시 출혈과 지연 출혈의 발생률은 각각 1.5-2.8%, 최대 2.0%로 보고되고 있다.

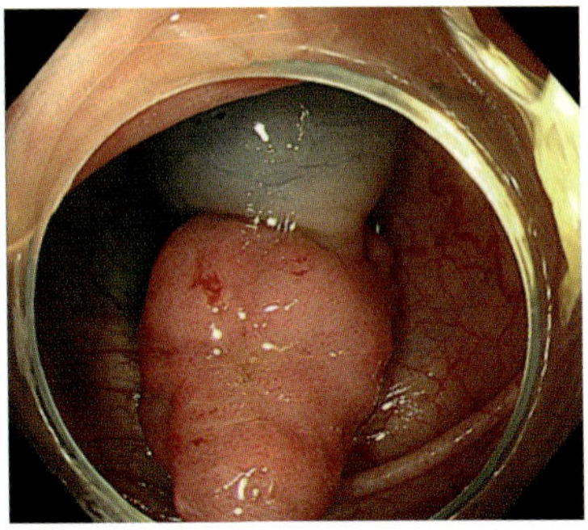

점막하 주입(Submucosal injection)

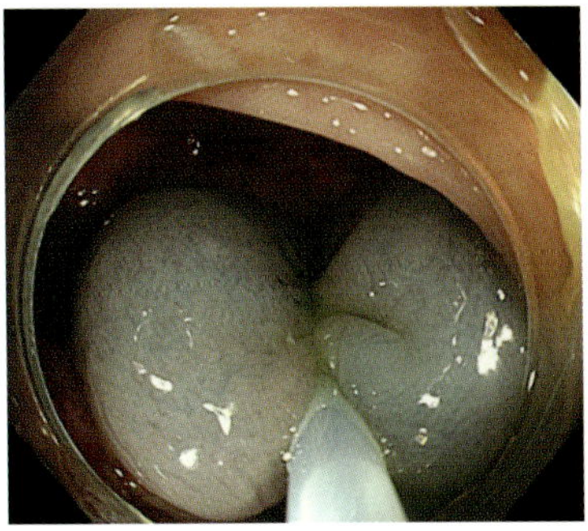

폴립 절제술

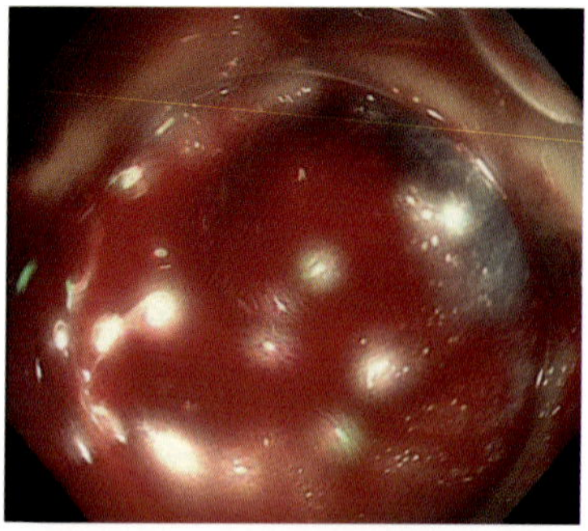

절제면에서 활동성 출혈 관찰

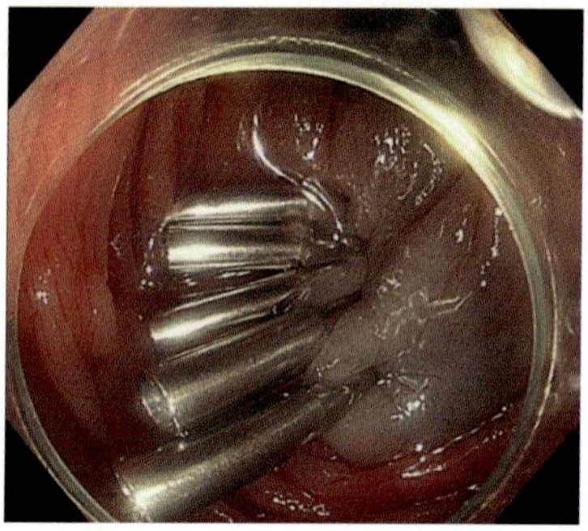

클립 지혈술

3) 내시경 점막하 박리술(ESD) 후 출혈

점막하 박리절제술 후 출혈은 대부분의 경우 내시경 지혈로 조절할 수 있지만, 출혈성 쇼크와 같은 심각한 상태로 이어질 수 있다. 점막하 박리절제술과 관련된 출혈률은 0-11.9%까지 다양하게 보고되었고, 메타 분석에 따르면 즉시 출혈률과 지연 출혈률은 각각 0.75% 및 2.1%이다. 점막하 박리절제술 시에는 혈관이 많이 분포하는 점막하층의 절제 시 응고 모드(swift coagulation)를 이용하여 절제한다면 시술 중 출혈을 줄일 수 있고, 출혈의 발생 시에는 지혈 겸자를 이용하여 출혈을 줄일 수 있다.

2. 치료법

(1) 의식 수준, 활력 징후를 체크한다.

(2) 신속하게 혈관을 확보한다.

(3) 클립 지혈술, 지혈 겸자 등을 적절히 이용해 출혈을 지혈하도록 한다.

천공

1. 개요

1) 대장내시경 삽입 시 천공

대장내시경 삽입 시 천공은 2000년 이후 발표된 대규모 연구(5만 건 이상의 대장내시경 검사)에 따르면 발생률이 0.005-0.085%이다. 대장 천공 시의 임상 증상은 매우 다양하며, 초기에는 특별한 증상이 없을 수 있고, 국소적인 통증과 압통이 나타나는 경우도 있다. 병이 진행되면 광범위한 복막염 증상이 동반되기도 한다. 방사선 소견은 복강 내 유리가스나 피하기종이 있으나 후복막강 천공 시에는 복강 내 유리 가스가 존재하지 않아 천공의 진단 시에는 환자의 임상적 진단이 중요하다. 상대적으로 사망률이 높은 심각한 합병증이므로 발견 즉시 적절하게 처치해야 한다.

2) 풍선 소장내시경 검사 시 천공

풍선 소장내시경 검사는 소장의 매우 얇은 벽에 강제로 주름을 만들어 내시경을 깊숙이 삽입하기 때문에 장이 강제로 수축되어 합병증을 유발할 수 있다. 풍선 소장내시경 검사는 기존의 상부 또는 하부 위장관 내시경 검사보다 천공 발생률이 더 높은 것으로 나타났는데, 진단용 풍선 내시경 검사 후 천공률이 약 0.1-0.6%로 보고되었다.

2. 임상적 의심

(1) 심한 복통이나 복부 팽만감

(2) 피하기종

3. 치료법

1) 클립법

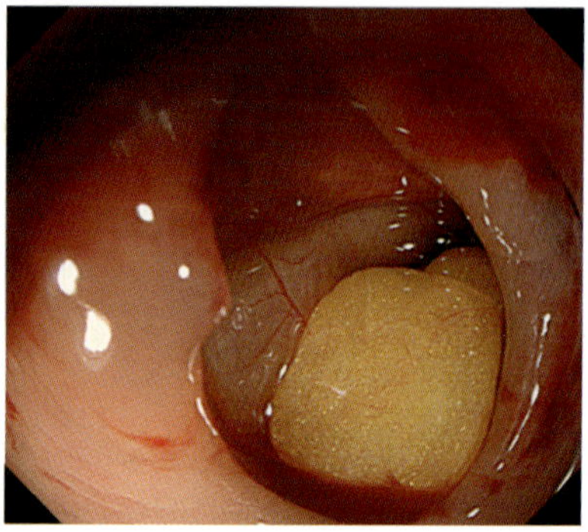
천공 후 지방이 관찰됨

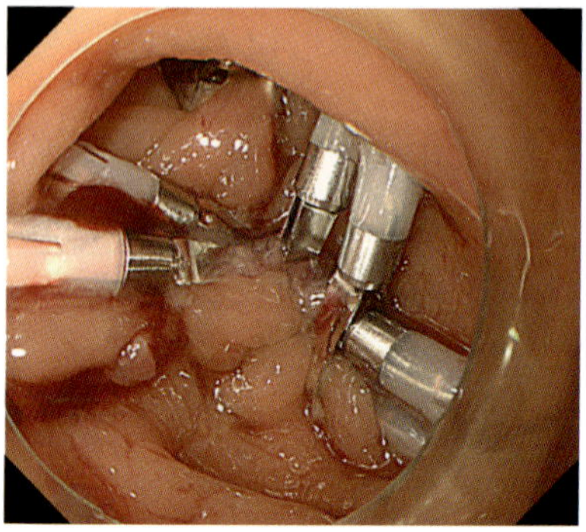
클립으로 봉합술

2) Over-the-scope-clip (OTSC)

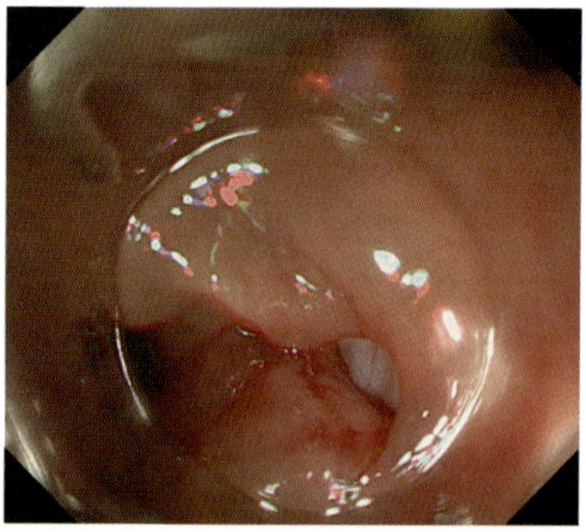
천공 확인

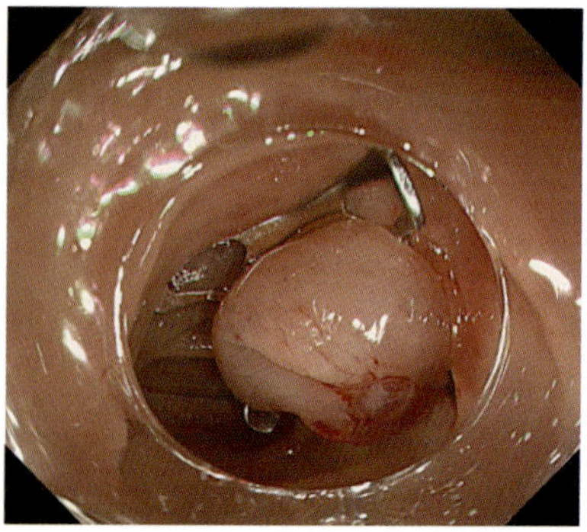
OTSC 실제 장착하는 모습

3) Padlock clip (Aponos medical co. kingston, new hampshire, USA)

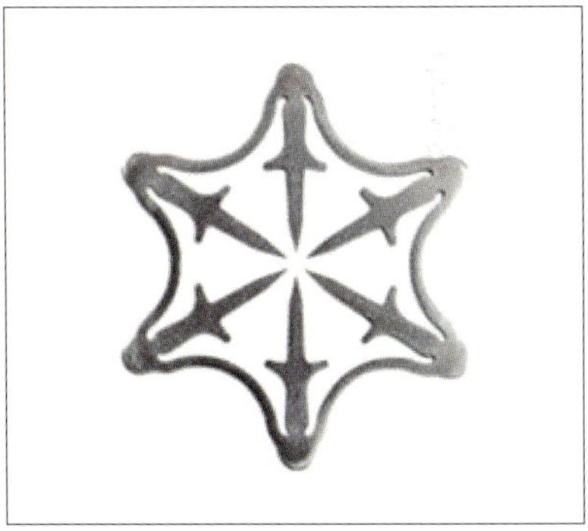

Padlock clip

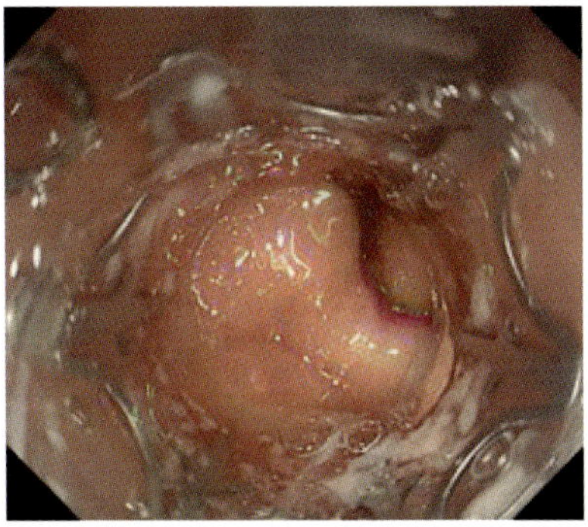

Padlock clip 실제 장착하는 모습

주의할 점

1. 천공 시 공기량을 적게 넣고, 클립 적용 시 한쪽 또는 양쪽에서부터 시작하는 것이 유용하다.
2. 천공 위험이 있는 경우는 이산화탄소(CO_2)를 사용하는 것을 추천한다.

사용되는 보조기구

우발증을 조치하기 위해 다양한 기구들이 사용될 수 있으며 이에 대한 사용 방법에 대해 알고 있어야 한다.

에피네프린 첨가 고장식염수 국소주사법 (Hypertonic saline epinephrine injection)

에피네프린 첨가 고장식염수(Hypertonic saline epinephrine, HSE) 국소주사법은 출혈 혈관 주위에 0.5–1 mL씩 국소 주사하여 단독 지혈보다는 일시적으로 출혈을 조절하여 다른 지혈법과 같이 사용하는 경우가 흔하다. 에피네프린 첨가 고장식염수 국소주사법에서는 에피네프린의 혈관수축 작용으로 혈액 유량이 감소되고 혈관 내 혈전형성이 조장되어 지혈된다. 조직 손상이 비교적 적고 안전하며 간편한 방법이다.

1. 기구 소개

Injector를 사용하여 출혈 부위로 주사를 한다. Injector의 양 끝에는 각각 바늘과 조작부가 있어 바늘을 넣고 뺄 수 있다. 조작부에 연결된 관에 주사기를 결합한 후 주사하면 바늘에서 약물이 주입된다.

2. 시술 전 준비 사항 및 사용방법

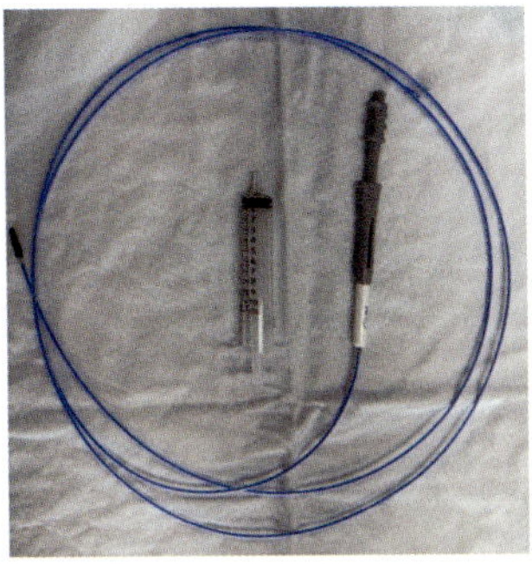

준비 도구

Injector와 10 cc 주사기

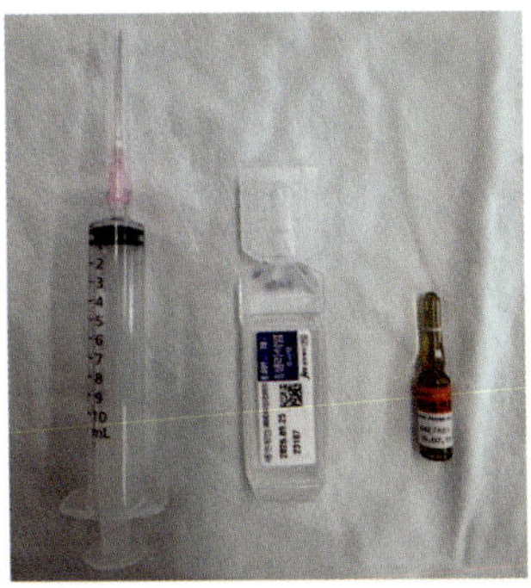

용액의 제조

5% HSE = 5% NaCl 20 mL + 0.1% 에피네프린 1 mL

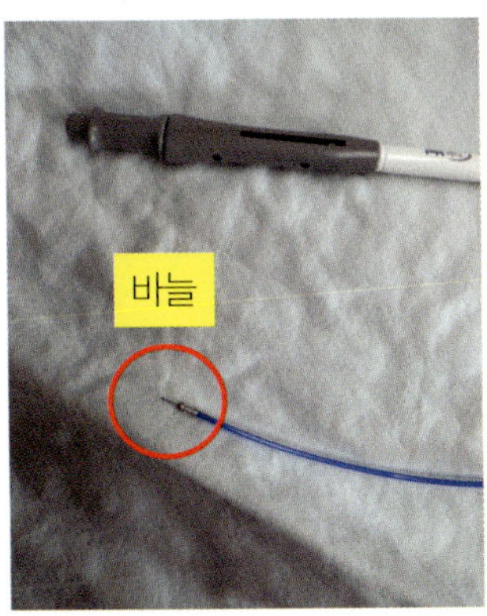

조작부 끝에 주사기를 연결하여, 필요한 약물을 주입한다.

주의할 점

1. 일시적인 지혈 효과를 보이는 경우가 많아서 다른 지혈법과 같이 사용하는 경우가 많다.

지혈 겸자

지혈 겸자(coagrasper)는 출혈 부위에 정확한 지혈을 위한 장비로, 겸자 형태의 디바이스로 출혈 병소를 잘 잡은 후 통전하여 지혈할 수 있는 장비이다. 다양한 해부학적 위치에서 지혈하기 위해 다양한 크기를 가진 제품들이 활용되고 있다.

1. 기구 소개

(1) 소화관 출혈에 고압 전기 장치를 이용하여 지혈을 시행하는 처치 도구이다.
(2) 조작부, 삽입부로 구성되어 있으며 겸자 부분만 통전되도록 되어 있다.
(3) 조직을 열응고시켜 지혈할 수 있다.
(4) 손잡이를 당기고 풀어서, 겸자를 벌렸다가 오므렸다가 할 수 있다.

2. 세팅 방법

출력이 낮으면 안전하지만 오래 통전해야 하고, 높으면 반대로 조직 손상이 심해지기 때문에 적당한 세팅값을 사용하는 것이 필요하다. ERBE 장비 기준으로, soft coagulation mode, Effect 5-6 정도, 40-100 W 정도로 시술하기를 권장한다. 다른 세팅값을 확인 후 최종 결정한다.

3. 시술 방법

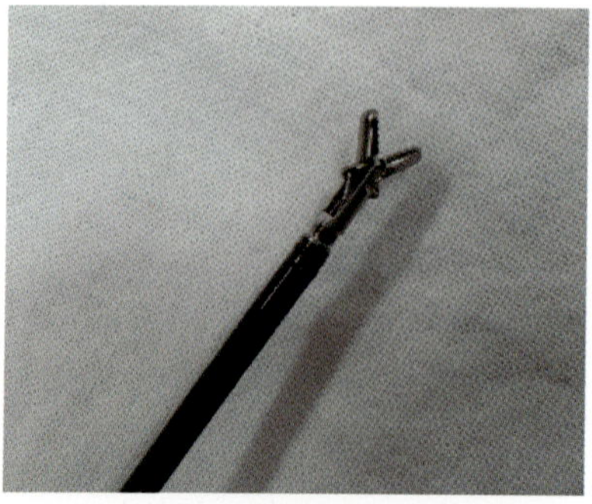

겸자가 잘 벌어지는지 확인한다.

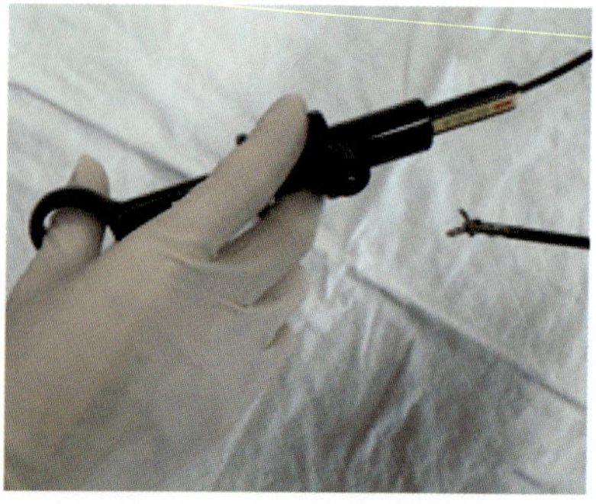

손잡이를 움직이면 열고 닫힌다.

(1) 방향이 로테이션 가능하기 때문에 해부학적 위치와 병변의 모양을 보고, 겸자의 방향을 결정하여 출혈 병소에 다가가, 손잡이를 조작해 겸자를 닫는다.
(2) 노출된 병변을 잘 붙잡았으면 겸자를 살짝 당겨서 통전한다. 조직 손상을 줄이면서 효과적으로 지혈할 수 있는 방법이지만, 너무 강하게 당기면 통전이 채 끝나기 전에 떨어져 나가서 추가적인 출혈을 조장할 수 있으니 주의가 필요하다.

주의할 점

1. 병변을 누르면서 지혈 시 천공(지연 천공)의 발생 가능성이 있다.
2. 겸자를 닫은 채로 겸자 끝만 병변부에 접촉하여 지혈하기도 한다.

내시경 클립 및 클립 고정 디바이스

내시경 클립은 다양한 내시경 시술에 있어 가장 중요한 기구라고 할 수 있다. 클립은 적절한 위치를 향해 열고, 돌려서 각도를 맞추고, 닫는 방식으로 사용한다. 클립을 할 때는 가능한 한 클립 고정 디바이스는 누르고, 내시경으로는 흡인(suction)을 한다.

1. 기구 소개

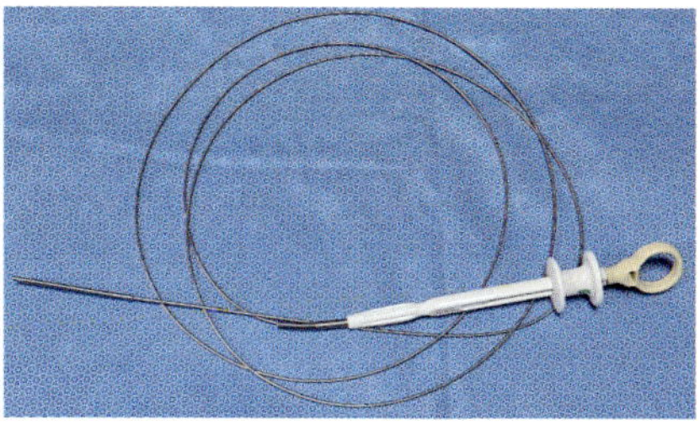

클립 고정 디바이스

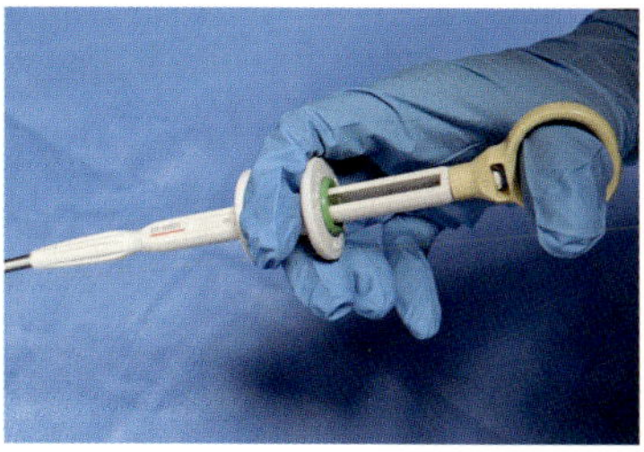

핸들의 손잡이를 밀고 당기면서 클립을 고정하는 모습

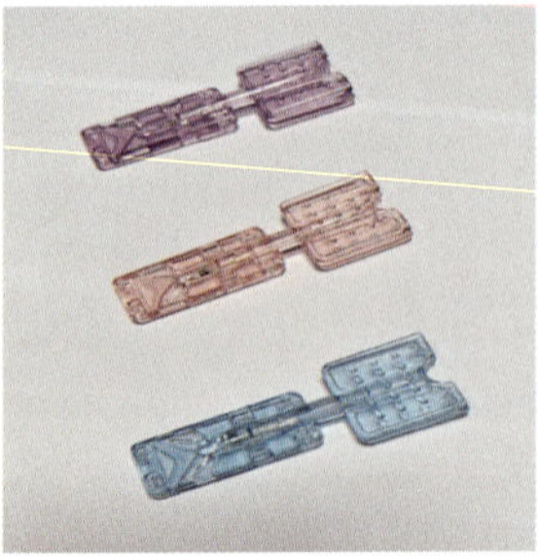

클립

2. 사용 목적

(1) 천공의 치료 또는 궤양에 대한 예방적 폐쇄

(2) 기계적 지혈

(3) 수술 또는 시술 부위의 마킹

(4) 내시경 시술 시의 견인

3. 시술 전 준비 사항

(1) 멸균된 클립 고정 디바이스와 목적에 적합한 클립을 준비한다.

(2) 클립 장착 전, 슬라이더 조작이 원활한지 확인한다.

기구 잡는 법 및 조작법

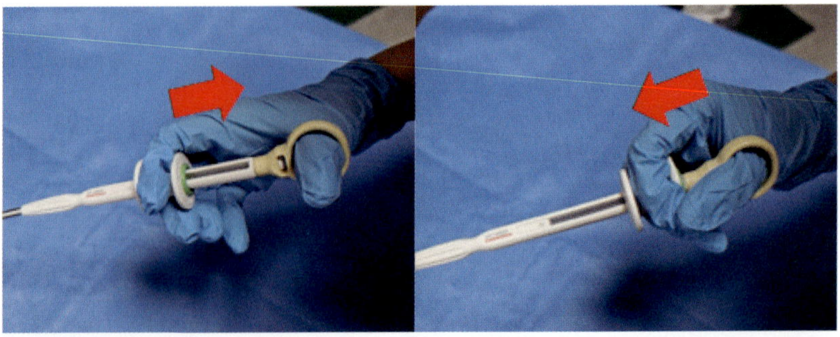

4. 클립 장착 순서

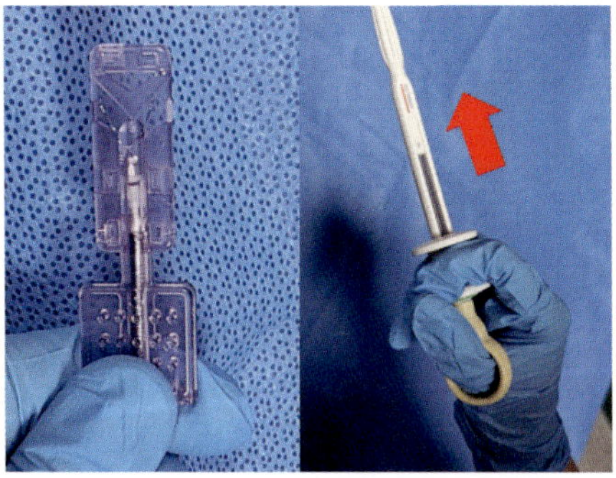

슬라이더를 앞까지 완전히 당긴 상태에서 카트리지를 코일 sheath에 넣는다. 다른 손으로는 카트리지의 그립 부분을 잡는다.

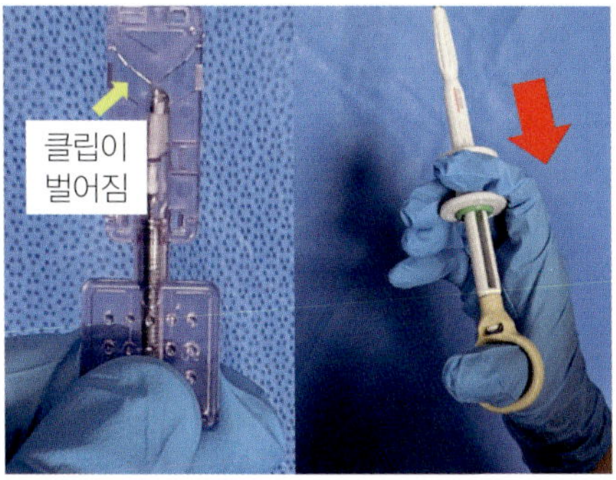

슬라이더를 딸깍 소리가 날 때까지 앞으로 밀어낸다.

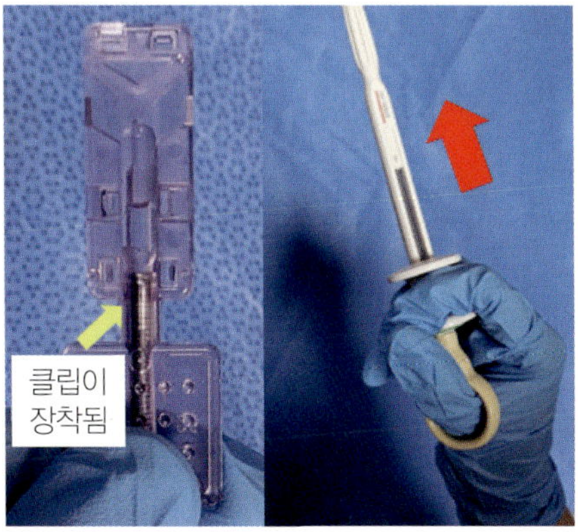

슬라이더를 끝까지 당겨서 클립이 카트리지를 코일 sheath에 넣는다. 장착되고 카트리지에는 없는 것을 확인한다.

5. 사용 방법

(1) 내시경에 삽입한 후, 화면에 sheath 선단이 보이면 클립을 펼친다.

(2) 연결봉이 보일 때까지 슬라이더를 천천히 민 후, 슬라이더를 당겨 화살표 부분까지 가지고 온다.

(3) 슬라이더를 당기다 보면 저항이 느껴지는데, 거기에서 2-3 mm 더 당기면 클립이 천천히 열린다. "딸깍"하는 소리가 들리면 완료한다.

(4) 클립을 장착한 후 클립의 위치를 조정한다.

(5) 누름관의 고정을 풀고 슬라이더를 조금 낸 후, 회전 그립을 회전시킨다. 회전할 때는 슬라이더에 힘을 주지 않도록 한다.

(6) 방향이 정해지면 슬라이더를 원위치까지 당긴다.

(7) 의사가 점막에 클립을 대면 신호에 따라 클립을 닫는다.

(8) "탁" 소리가 날 때까지 슬라이더를 끝까지 당긴다.

(9) 클립이 코일 sheath에서 분리되면 내시경에서 제거하고, 끝에 남은 연결봉을 폐기한다.

(10) 클립 고정 디바이스는 세척 후 소독한다.

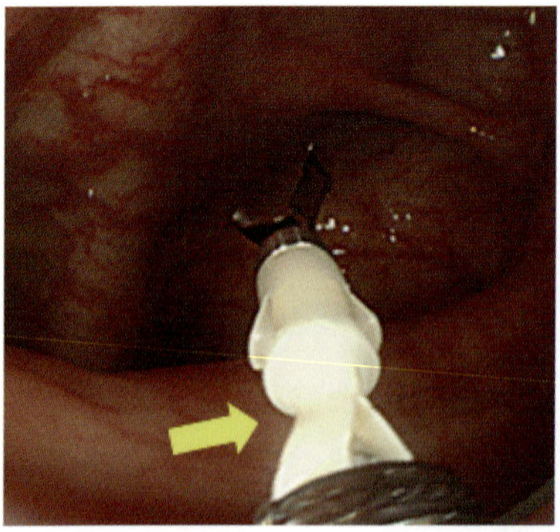

연결봉이 보일 때까지 슬라이더를 천천히 민다.

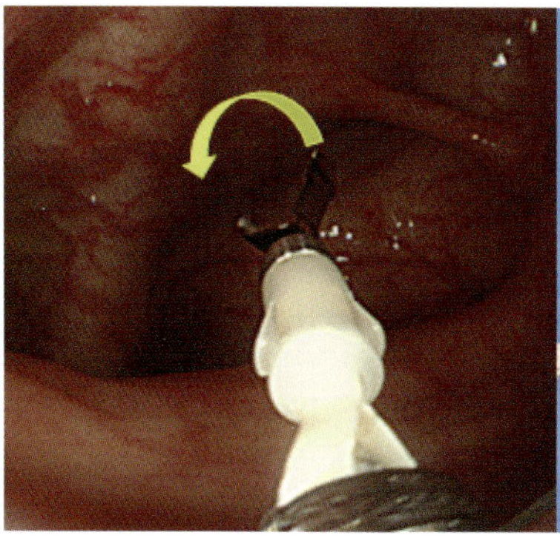

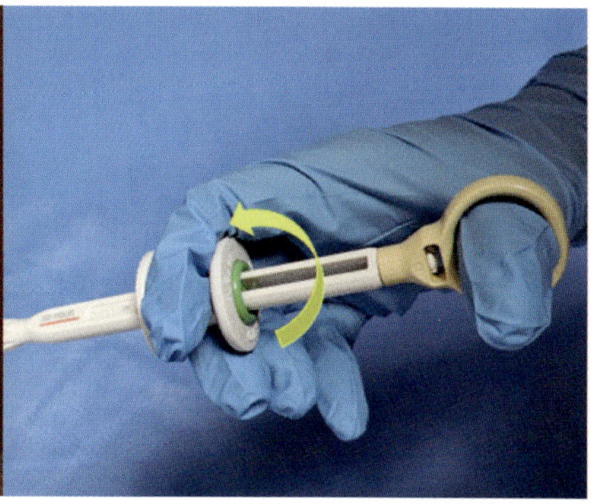

방향을 돌릴 수 있다.

주의할 점

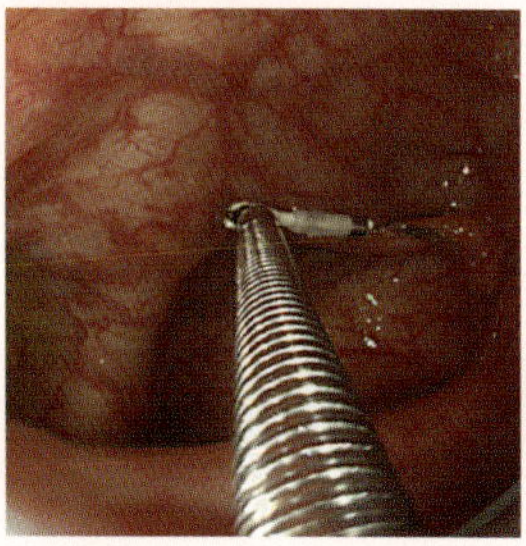

1. 좌측 그림처럼 클립을 열 때 충분한 공간이 확보되지 않으면 반대편 소화관 벽에 클립 선단이 부딪혀 클립이 탈락할 수도 있다.
2. 너무 강하게 클립의 선단을 밀면 천공의 위험이 있다.
3. 장착이 필요 없는 1회용 단발성 클립이 사용 가능하다.

6. 내시경 클립 종류(EZ clip 기준)

물품명	카트리지 색상	조(Jaw) 각도
HX-610-135XS	회색	135도
HX-610-135S	녹색	135도
HX-610-135	분홍색	135도
HX-610-135L	보라색	135도
HX-610-090S	백색	90도
HX-610-090	노란색	90도
HX-610-090L	파란색	90도
HX-610-090SC	적색, 노란색, 백색	90도

분말 스프레이

분말 스프레이는 기존 지혈술로 지혈이 되지 않는 출혈 부위에 분말지혈제를 분사함으로써 지혈을 돕는 기구이다.

1. 기구 소개

(1) 출혈이 있는 부위의 혈관을 지혈하는 것이 효과적이지 않거나 불가능할 경우, 소화기 내시경을 통해 병변 부위에 분말지혈제를 분사하여 지혈하기 위한 목적의 기구이다.

(2) 소화기 내시경을 통해 출혈 부위에 분사되는 흡수성 폴리머(absorbable modified polymer)로 구성된 분말지혈제와 이를 전달하기 위한 분사기(air source)로 구성되어 있다.

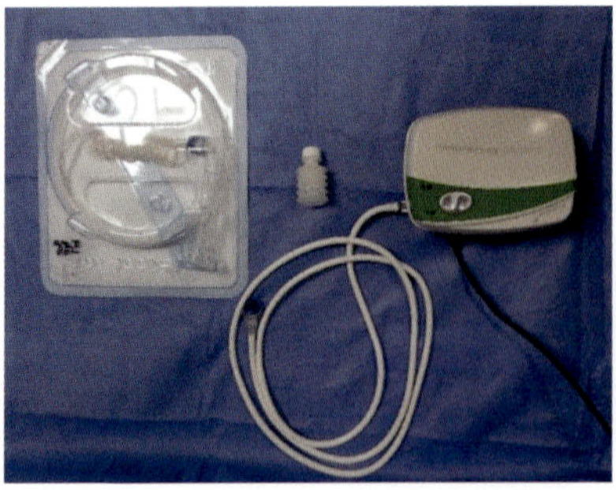

분말 스프레이
전체 사진

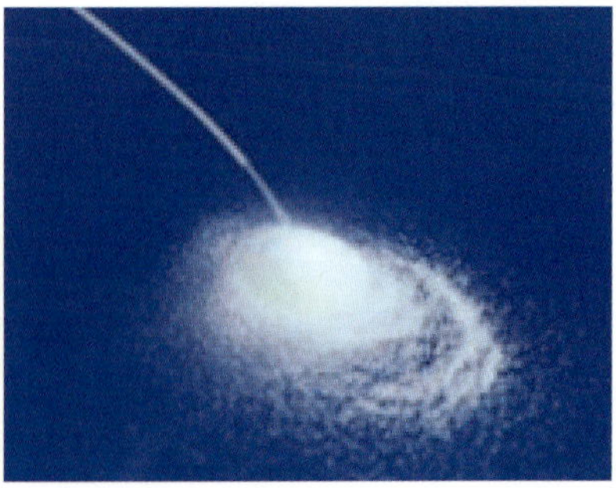

분말지혈제

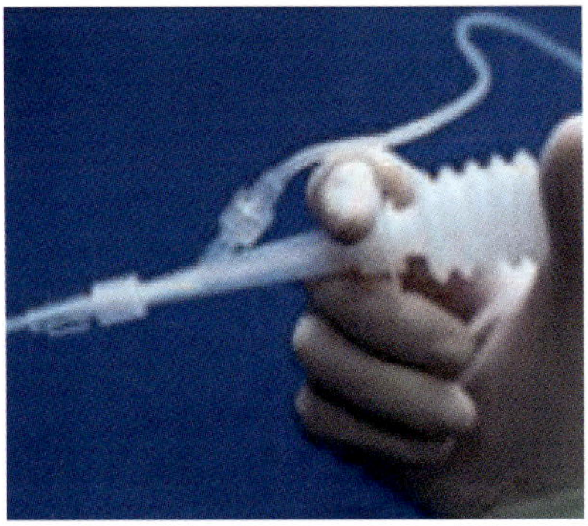

어플리케이터

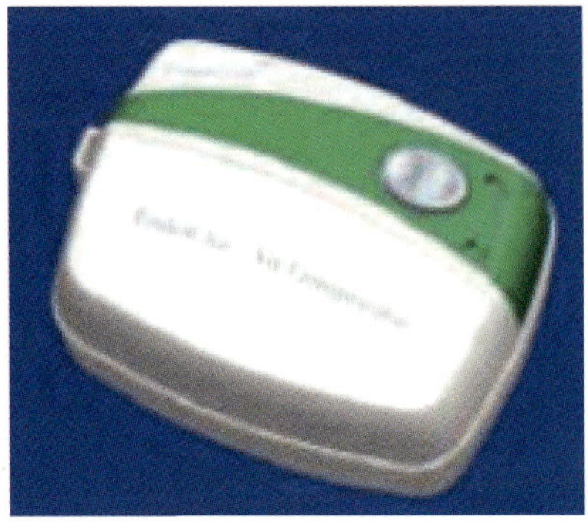

분사기

2. 적응증

비정맥류성 출혈(소화성 궤양 등), 시술 후 출혈(내시경 점막절제술 또는 점막하 박리절제술 등)에서 기존 지혈술(전기소작응고법, 지혈클립, 주사요법 등)에 실패한 경우에 사용한다.

3. 사용방법

(1) 지혈제 용기와 에어 컴프레서(필요시)를 어플리케이터에 연결한다.

(2) 소화기 내시경을 출혈 부위로 향하도록 조정하고 출혈 병변을 확인한다.

(3) 어플리케이터를 소화기 내시경의 working channel을 통해 삽입한다.

(4) 지혈제 용기를 눌러 출혈 부위에 적당량의 지혈제를 분사하는데, 필요한 경우 분사 시 에어컴프레서를 이용한다.

(5) 지혈이 완료되는 즉시, 내시경에서 카테터를 제거한다.

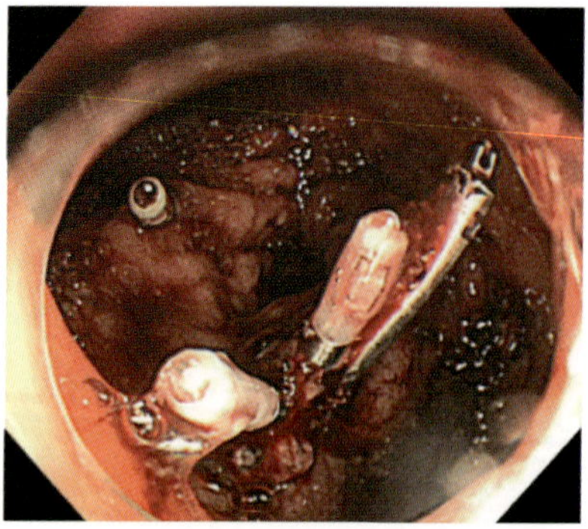

출혈 병변 확인

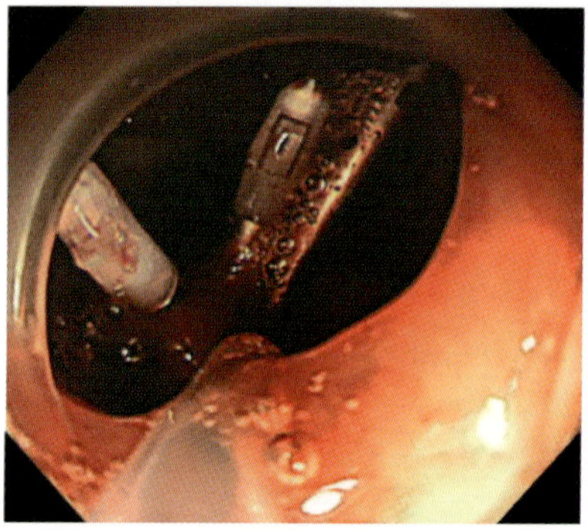

카테터 삽입

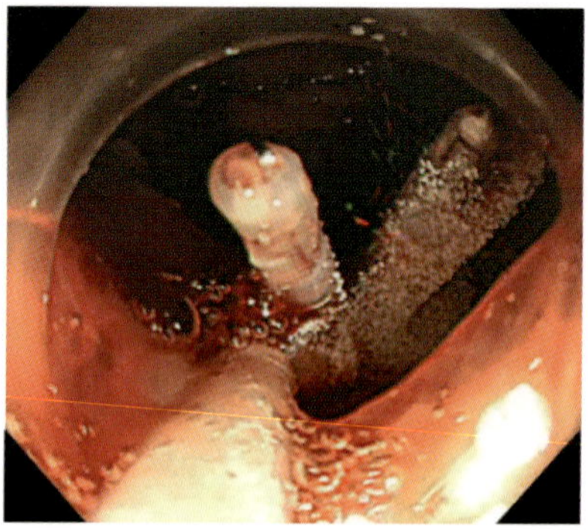

분말지혈제 분사

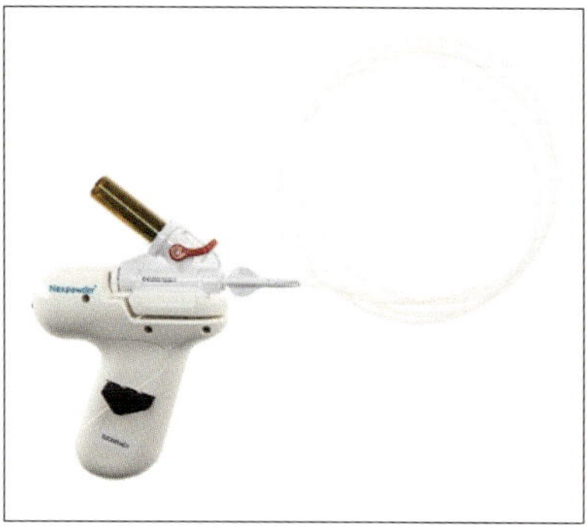

Nexpowder™

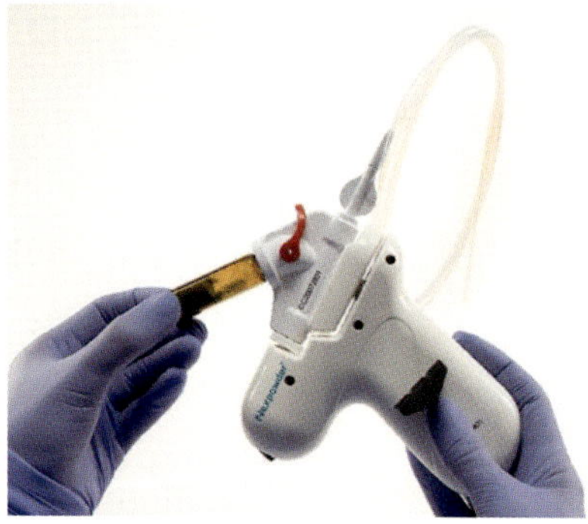

Nexpowder™ 장착하는 모습

주의할 점

1. 어플리케이터의 끝이 수분(위액이나 혈액 등)에 닿으면 약제가 어플리케이터 내에서 굳어서 분사할 수 없게 되므로, 출혈 부위에서 약간 거리를 두고 분사해야 한다.
2. 분사를 하다가 도중에 오래 중단하면 어플리케이터 끝의 수분으로 인해 굳어질 수 있기 때문에 분사를 시작하면 가능한 한 단번에 뿌린다고 생각하고 시행한다.
3. 분사 후에는 신속하게 내시경을 제거한다.

Over-The-Scope-Clip (OTSC®)

OTSC 시술은 천공(perforation), 누공(fistula), 공동(cavity)을 봉합하고 다량의 급성 출혈의 지혈에 사용하는 클립으로 일회용 제품이다.

1. 개요

1) Ovesco Endoscopy AG(독일)

OTSC는 스코프 외부에 장착하여 봉합을 위해 사용된다.

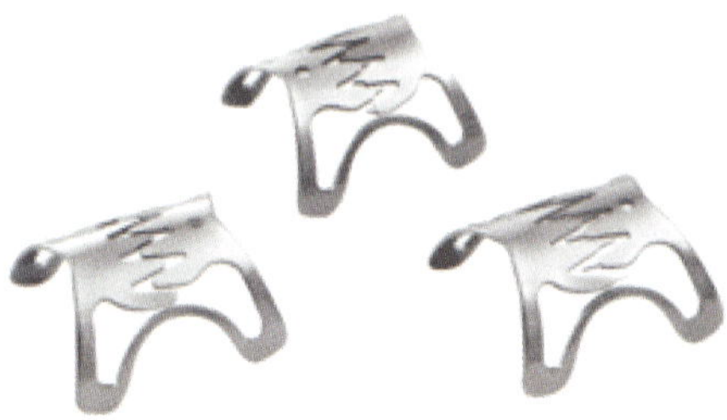

OTSC 클립

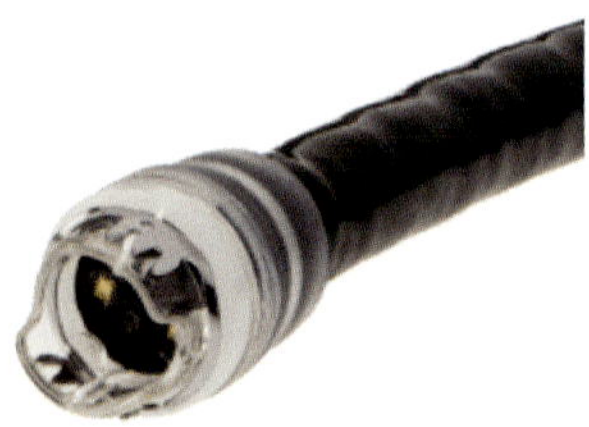

장착된 모습

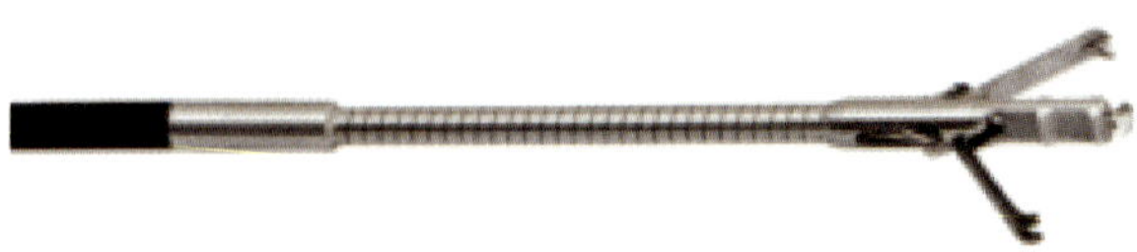

Twin grasper

2. 시술방법

(1) OTSC handwheel을 내시경 워킹채널에 결합시키고, 벨크로 따로 고정시킨다.

(2) 내시경 tip 끝에 OTSC applicator cap을 장착시키기 위해 내시경의 워킹채널에 thread retriever 또는 다른 기구를 이용하여 실을 통과시킨다.

(3) 워킹채널을 통과한 실을 handwheel의 홈에 끼우고, handwheel을 시계 방향으로 감아준다.

(4) OTSC applicator cap을 내시경 tip에 장착하고, 그림에서 보는 것처럼 내시경의 워킹채널과 cap의 위치가 일치하도록 한다. 그리고 handwheel을 팽팽한 느낌이 들도록 조금 더 감아 준다.

(5) OTSC Clip은 위장관 내에서 발사하도록 하며, 목표한 조직에 조준하여 hand wheel을 감아주면 clip이 발사되면서 조직을 봉합시킨다.

(6) Twin grasper 겸자를 이용하여 중심부 조직을 잡아 올릴 수도 있다.

(7) Clip을 발사한 뒤에는 handwheel을 반대로 풀어 감겨 있는 실을 빼내고, 내시경의 tip에서 applicator를 분리한다.

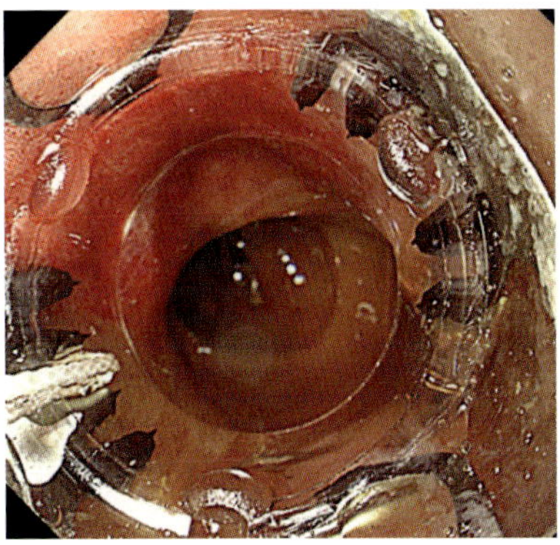

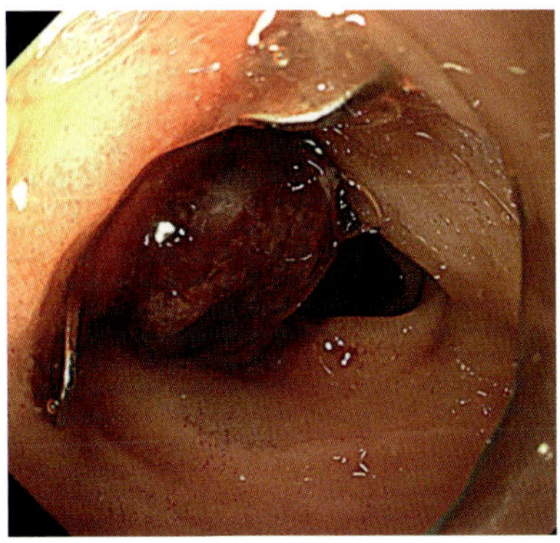

주의할 점

1. 내시경하 천공 봉합용 CLIP(OTSC) 급여기준을 적용받는다.

PART

5

췌담도내시경과 내시경초음파

췌담도내시경 장비

십이지장경

십이지장경(duodenoscope)은 일반적인 소화관 내시경과 달리 바터팽대부를 관찰하기 위해 측면을 관찰할 수 있도록 설계되어 있고, 선단부에 여러 기구를 조작할 수 있는 겸자올림장치(forcep elevator)가 있는 것이 특징적이다.

1. 십이지장경의 구조

1) 선단부

선단부 확대 사진(TJF-260, 올림푸스사)

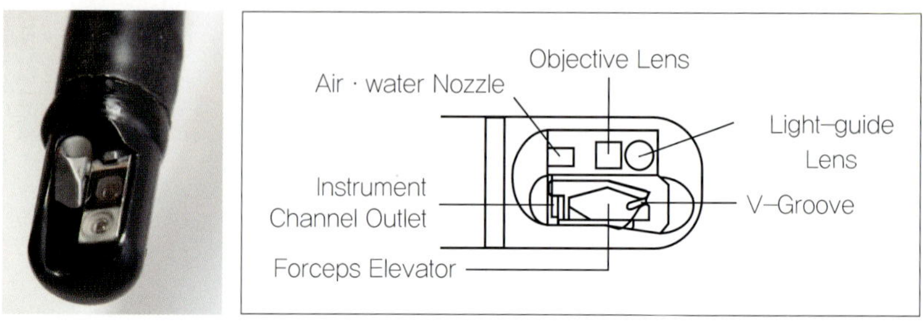

일반적인 소화관 내시경과 마찬가지로 대물렌즈, Light-guide lens, Air·water nozzle이 기본적으로 있지만 일렬로 배열되어 있으며, 겸자-흡인구 선단에 겸자올림장치(forceps elevator)가 위치하여 조절할 수 있게 되어 있다.

일부 모델은 선단부의 커버(cover)가 분리되어 세척이 용이하게 되어 있다.

선단부의 직경은 13.8 mm (TJF-260, 올림푸스사)로 일반적인 상부위장관 내시경보다 크므로 삽입이나 조작에 주의를 요한다.

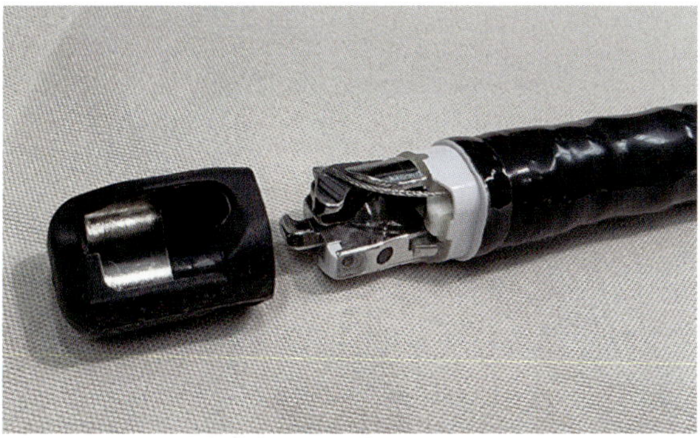

2) 조작부

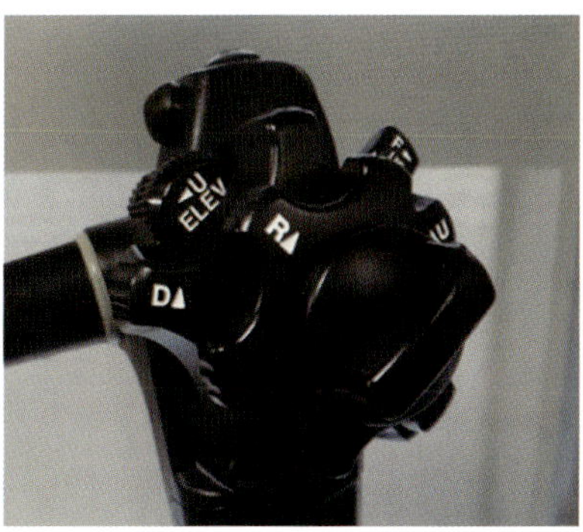

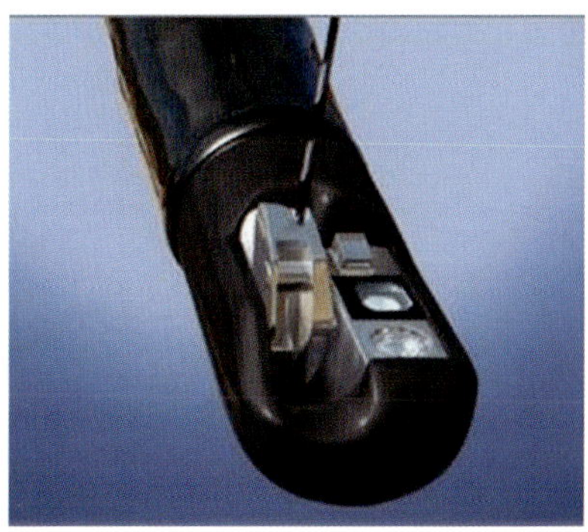

상하 앵글 노브 안쪽에 겸자올림장치 노브가 추가되어 있다. 다른 조작부는 일반 상부소화관 내시경과 동일하다.

3) 연결부

프로세서, 광원장치, 흡인튜브, 송수탱크 등이 접속하는 부분으로 기본적으로 일반 소화관 내시경과 동일하다.

담도내시경

담도내시경(Cholangioscopy)은 접근 방식에 따라 경피경간 담도내시경(Percutaneous transhepatic cholangioscopy, PTCS)과 경구 담도내시경(Peroral cholangioscopy, POC)으로 나뉜다. 초기의 경구 담도내시경은 모자내시경(mother-baby endoscopy)을 사용하였으나 두 명의 시술자가 필요하고 자(baby) 내시경이 쉽게 파손된다는 단점으로 현재는 사용되지 않고 있고, Spyglass DS 시스템과 극세경 내시경을 통한 직접 경구 담도내시경(direct POC)이 개발되어 사용되고 있다. 본 장에서는 PTCS용 담도내시경과 Spyglass DS의 구조에 대해 알아보도록 하겠다.

1. PTCS용 담도내시경의 구조

담도내시경(CHF-V, 올림푸스사)

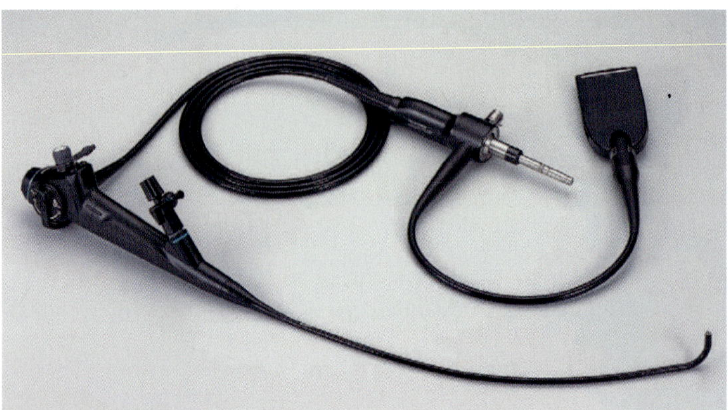

1) 선단부

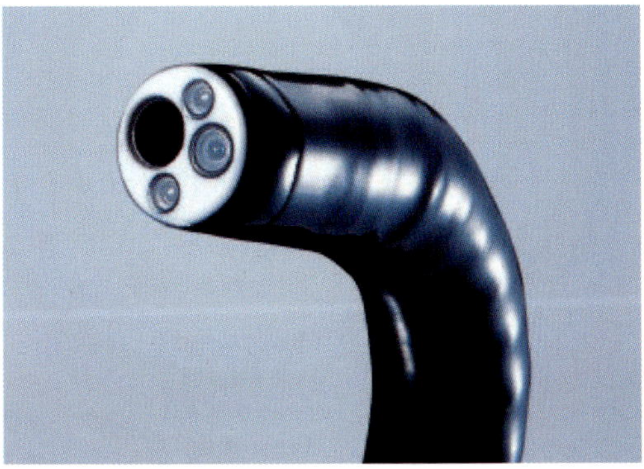

1개의 대물렌즈와 2개의 광원렌즈, 그리고 흡인과 처치 도구를 위한 겸자구로 구성되어 있으며 다른 소화기내시경과 달리 Air·water nozzle이 없는 것이 특징이다. 선단부 직경은 4.9 mm이며, 처치공의 직경은 2.0 mm로 전용 기구(생검겸자, 바스켓, 전기수압쇄석술 카테터 등) 외 일반적인 스텐트 등의 기구는 삽입이 불가능하다.

2) 조작부

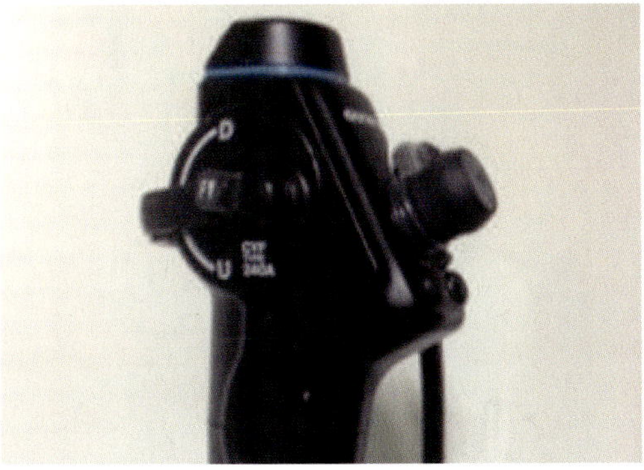

상하 앵글 조작부만 존재하며 좌우 노브는 없다. 기본적으로 다른 소화기내시경과 마찬가지로 협대역(NBI) 영상, 정지화면 스위치 등이 위치하며, 송수/송기 버튼은 없고 흡인 버튼만 존재한다. 흡입 버튼은 여러 파트로 나누어져 있어 무균 처치가 필요한 경피경간 담도경 시술의 특성상 시술 전 조립이 필요하며, 버튼의 돌출부에 흡인(suction) 튜브를 연결하여 시술 중 흡인이 가능하나 일반적으로 잘 사용하지는 않는다.

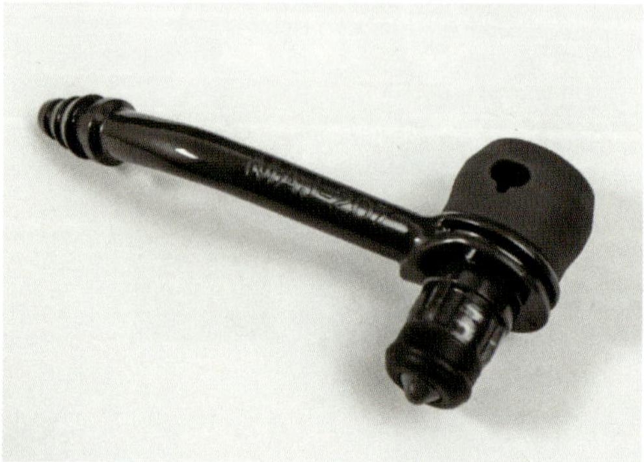

경피경간 담도경 시에는 주로 생리식염수를 사용하여 담도 관강을 채우므로 겸자공에 연결하는 체크 밸브 형태의 부품이 있으며, 이를 통해 식염수를 공급하게 된다. 겸자공으로 기구를 삽입하기 위해서는 위쪽 덮개부를 열어야 삽입이 가능하도록 되어 있어, 필요시 조이거나 풀어서 조정할 수 있도록 되어 있다.

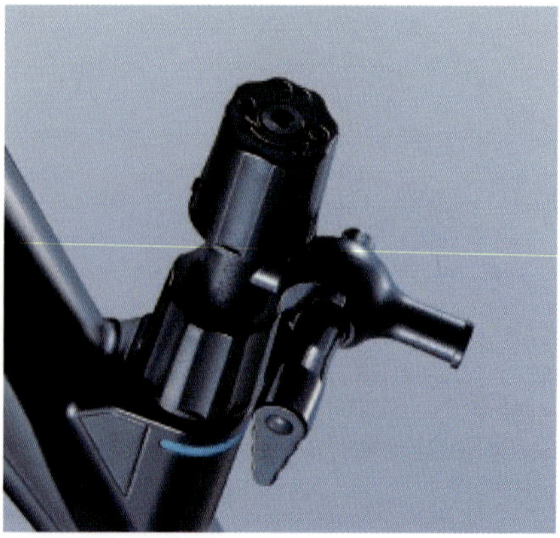

2. 단일 시술자 담도내시경(Spyglass DS)의 구조

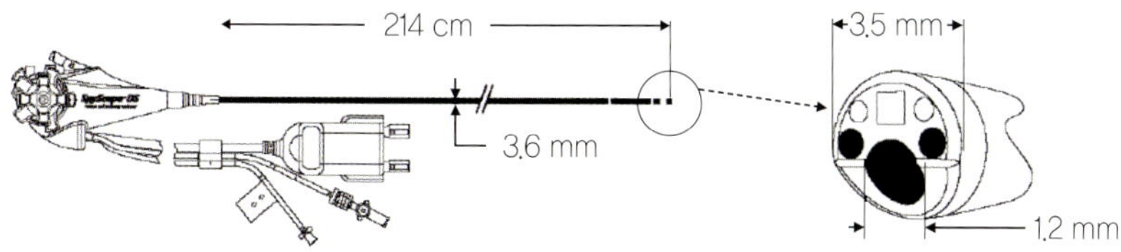

Spyglass 시스템의 내시경은 Spyscope라고 하며, 직경이 약 3.5 mm로 얇기 때문에 십이지장 내시경의 부속기구 채널을 통해 담관 내부로 직접 진입할 수 있다. 직경 1.2 mm의 전용 액세서리 채널 및 흡입 채널이 있어서, 전기수압 쇄석술(Electrohydraulic lithotripsy, EHL) 또는 레이저 쇄석술(Laser lithotripsy, LL)용 탐촉자(probe)를 삽입하여 쇄석술을 시행할 수 있다.

자세한 내용은 뒷장에 소개되는 단일 시술자 담도내시경 편에서 다루도록 하겠다.

내시경초음파

내시경초음파는 앞서 소개한 바대로, 내시경 선단에 장착된 고주파 초음파를 이용하여 위장관 내 병변이나 위장관 밖에 있는 고형 장기를 관찰하기 위한 장비이다. 크게 방사형과 선형으로 나뉘며, 일반 내시경 겸자공을 통해 삽입할 수 있는 mini-probe형 내시경초음파도 있다. Mini-probe형은 앞 장에서 다루었으므로 본 장에서는 방사형과 선형 내시경초음파에 대해 알아보겠다.

1. 내시경초음파의 구조

1) 선단부

방사형 내시경초음파는 초음파 탐촉자에서 360도 방사형으로 초음파가 방출되어 내시경의 수직 방향의 전방위 영상을 얻을 수 있어 진단 목적으로 사용된다. 선형 내시경초음파는 내시경과 평행한 방향의 180도 영상을 얻을 수 있어 내시경에서 나오는 기구의 진행 방향을 관찰할 수 있으므로 세침흡인검사나 내시경 초음파 유도하 중재술에 사용된다.

탐촉자 접촉 시 나은 영상을 얻기 위해 방사형, 선형 내시경초음파 모두 선단부에 풍선을 장착하여 물을 넣어 팽창시킬 수 있도록 되어 있다. 장착 방법은 앞 장을 참조하기를 바란다.

내시경초음파 스코프 종류

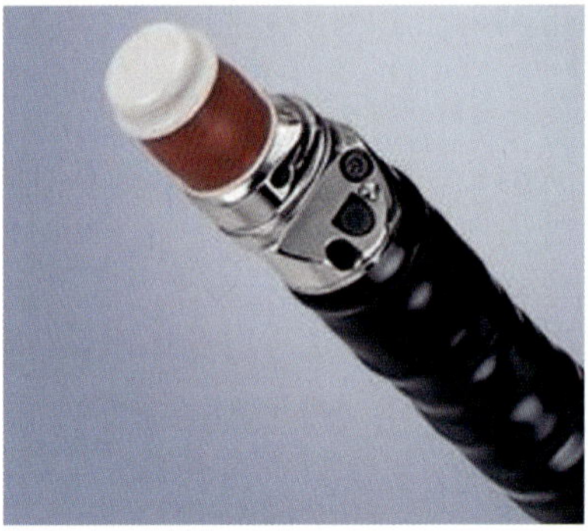

방사형(radial)

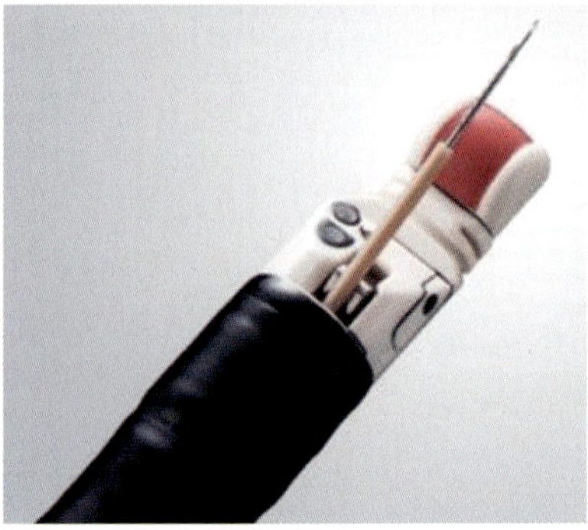

선형(linear)

2) 조작부

일반적인 소화관내시경에서 사용하는 송기/송수 버튼과 흡인 버튼을 선단부 풍선 조작에도 사용하기 때문에 내시경초음파 전용 버튼을 사용한다. 일반 내시경에서 대물렌즈 청소용 송수 버튼을 깊게 누르면 풍선이 부풀어지며, 반만 누르면 관강 내 송기가 된다. 흡인 버튼을 깊게 누르면 풍선이 흡수되며, 반만 누르면 관강 내 흡인이 된다.

	송기/송수 버튼	흡인 버튼
깊게	풍선 확장	풍선 흡인
얕게	관강 내 공기 주입	관강 내 흡인

선형 내시경초음파에는 십이지장경과 마찬가지로 기구의 거상을 위한 겸자올림장치가 상하 노브 안쪽에 추가로 존재한다.

부속기구

ERCP와 EUS는 다양한 진단과 치료 목적으로 시행되는 시술이므로 관련된 보조기구가 매우 많으며 매번 새로운 기구가 다수의 업체에서 생산되고 있다. 모든 기구를 내시경실에 구비할 수는 없으므로 주로 사용하는 기구의 현황을 잘 파악하고, 특성과 사용방법을 숙지해야 원활한 시술을 진행할 수 있다.

삽입도관

담관과 췌관의 삽관에 사용되는 도관으로 직경은 통상 4-5 Fr이며 내강은 0.025 또는 0.035 inch 유도선을 삽입할 수 있게 만들어져 있다. 내강은 대개 유도철사와 조영제가 같은 내강을 사용하는 단일 내강(single lumen)인 제품이 많으며, 각각 분리되어 유도철사가 삽입된 상태에서 조영제를 투입할 수 있는 이중 내강(double lumen)으로 구성된 제품도 있다. 하지만 단일 내강 도관도 유도철사 삽입구와 조영제 투입구는 분리된 형태가 많으므로 0.025 inch 유도철사를 사용하는 경우에는 유도철사가 삽입된 상태에서 조영제를 사용할 수 있다.

일반적인 삽입도관의 구조

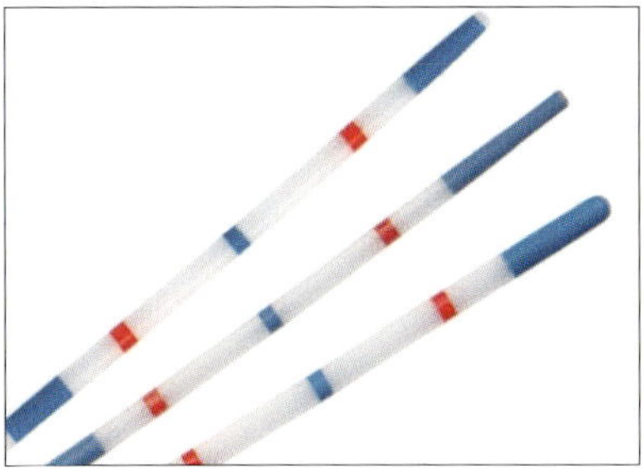

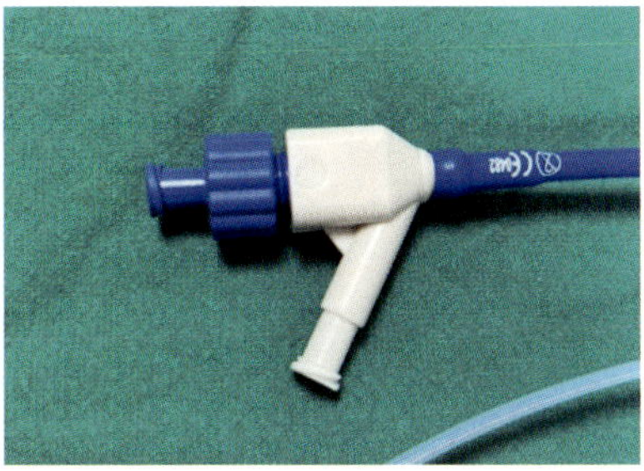

카테터의 선단은 삽관을 쉽게 하기 위해 다양한 모양의 제품이 출시되고 있으며 제조회사마다 각자의 장점이 있지만, 일반적으로 선단이 무딘 형태의 표준삽입도관(standard tip cannula)보다는 끝부분이 가늘어지는 형태의 삽입도관(tapered tip cannula)을 많이 사용한다.

삽입도관 선단부의 다양한 형태

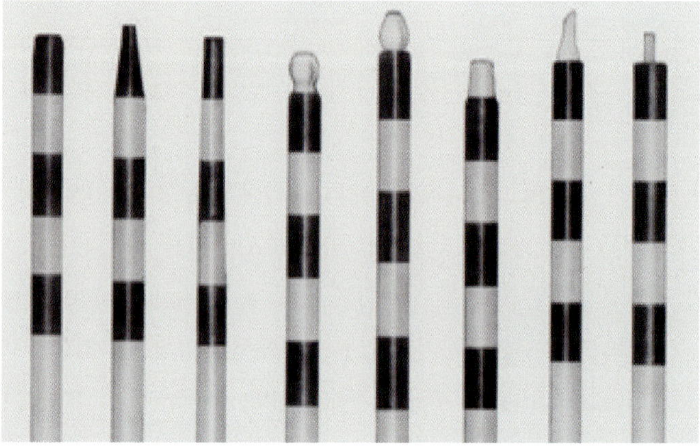

선단부의 형태 차이 외에도 곧게(straight)되어 있거나 구부러져(curved) 있는 등의 차이도 있으나, 통상 손으로 구부리면 어느 정도 모양을 잡을 수 있으므로 유두부의 형태에 따라 변형시켜 사용하면 된다.

유도철사

ERCP나 EUS 중재 시술 시 사용되는 유도철사는 유두부 삽관 시 자극을 줄일 수 있게 부드러우면서도, 담관 또는 췌관 내에서 기구 삽입 시 버텨주거나 협착부를 통과할 수 있는 뻣뻣함을 동시에 충족시켜야 한다. 이를 위해 보통 선단부는 친수성 코팅이 되어 부드럽고, 나머지 부분은 니티놀(Nitinol) 강선에 테프론(Teflon) 등을 코팅한 형태의 제품이 많다. 직경은 0.018, 0.025, 0.035 inch의 3가지로 제작되고 있으며, 이전까지는 0.035 inch 제품이 가장 많이 사용되었으나 최근에는 0.025 inch 제품[VisiGlide 2(올림푸스사); Jagwire(Boston

Scientific; Acrobat II (Cook medical]도 0.035 inch 제품의 경직도와 유사하게 제작되어 널리 사용되고 있다. 길이는 260, 400, 450, 460, 480 cm 등으로 다양하나 일반적으로는 450 cm 이상의 제품이 많이 사용된다.

일반적인 유도철사의 구조(VisiGlide 2, 올림푸스사)

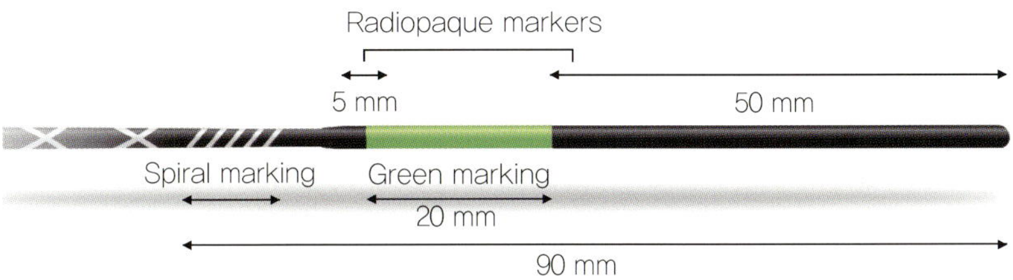

유도철사의 선단은 곧은 형태(straight)와 굽은 형태(angled)가 있으며, 굽은 형태가 토크 조작을 통해 원하는 방향으로의 삽관을 용이하게 하므로 자주 사용된다. 유도철사에 토크 조작용 기구가 같이 포함되어 있으나 임상에서는 잘 사용하지는 않고, 보조자가 손으로 조작하여 시술하는 경우가 많다.

유도철사의 선단 형태와 토크 조작용 기구

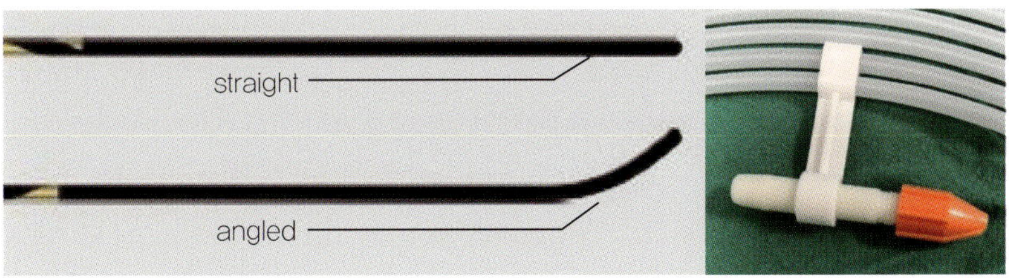

괄약근 절개도

삽관 전후 유두부절개를 위해 사용되는 괄약근 절개도는 당김형(pull type), 침형(needle type), 미는형(push type)이 있으며 일반적인 ERCP에서는 당김형 절개도가 가장 많이 사용된다.

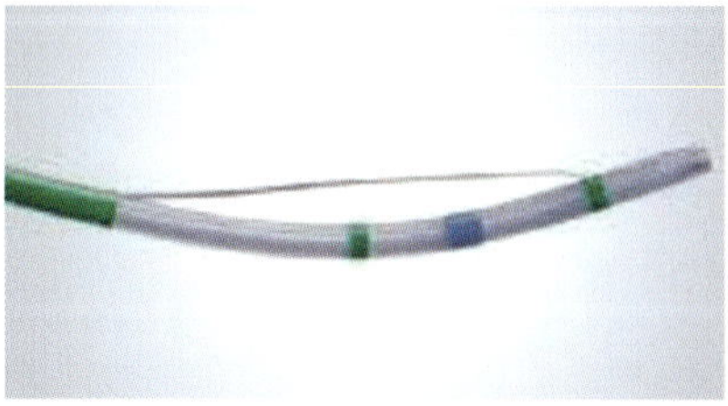

당김형 절개도

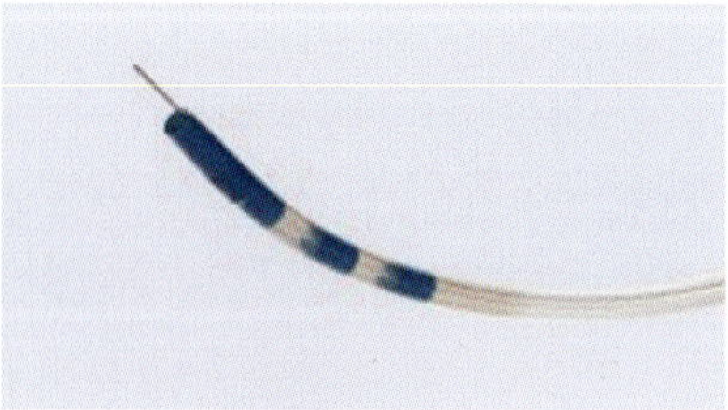

침형 절개도

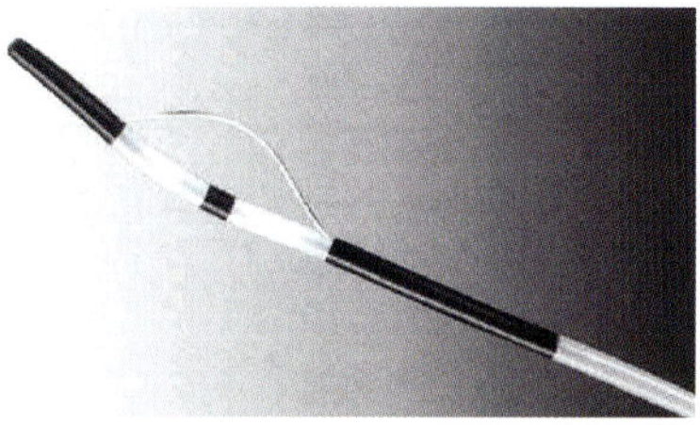

미는형 절개도

절개도의 손잡이 부분에는 유도철사 삽입부와 조영제 주입구, 그리고 절개 철선 조절 손잡이와 통전기기와 연결하는 소켓이 위치한다. 당김형 절개도는 손잡이의 당김 조작에 의해 절개 철선의 길이나 방향을 조절할 수 있다. 손잡이를 많이 당기면 절개 철선은 내시경 화면상 3시 방향으로 당겨지며, 풀어주면 11시 방향으로 움직이므로 절개를 시행할 방향에 맞춰 적절히 조절할 수 있다. 최근 발매되는 제품들은 절개 철선은 일부만 노출되고 나머지 부분은 절연되어 있어 내시경 기기나 주변 조직에 손상이 최소화되도록 제작되어 있다.

당김형 절개도의 손잡이와 조작 모습(CleverCut3V, 올림푸스사)

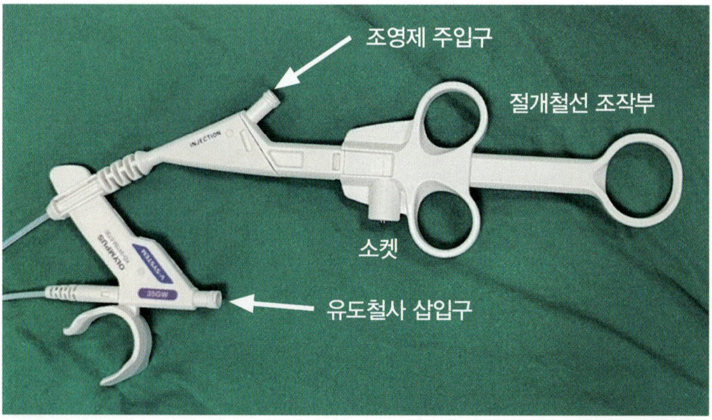

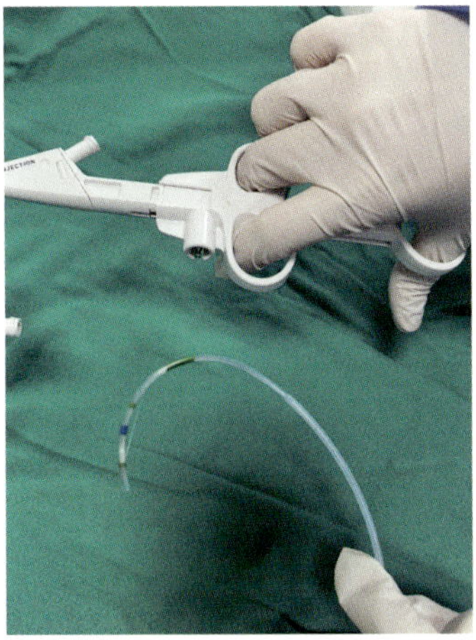

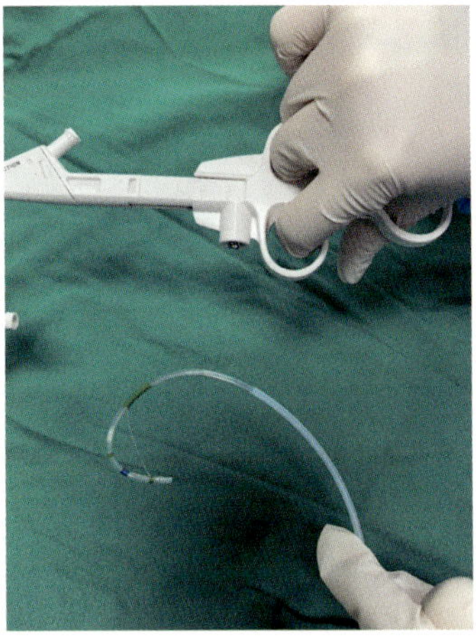

바스켓

바스켓은 담석의 제거에 사용되며 4선으로 이루어진 도르미아형(Dormia type) 바스켓이 기본형이나 담석 포획이 잘되도록 여러 변형된 형태의 바스켓이 많은 제조회사에서 생산되고 있다. 통상 작은 크기의 담석 포획을 위해서는 여러 가닥의 철선으로 되어 있는 바스켓, 원위 담도에 박힌 담석의 제거를 위해서는 유두부를 잘 벌려주는 구형(Spherical)의 바스켓이 유용하다. 바스켓의 삽관을 쉽게 하기 위해 유도철사를 따라 삽입이 가능한 형태의 바스켓도 사용된다.

다양한 형태의 바스켓

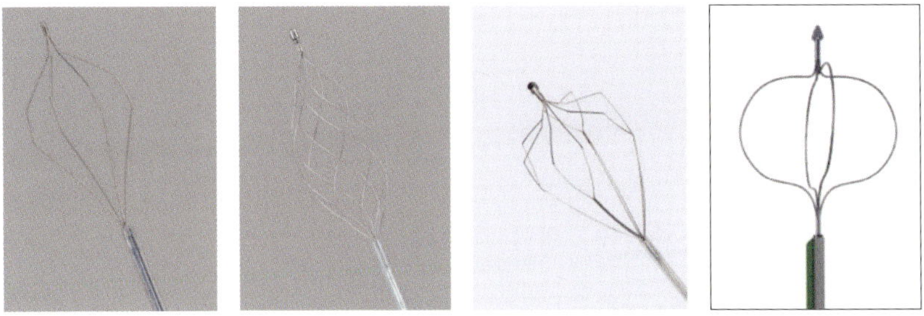

크거나 단단한 담석을 파쇄하여 제거하기 위한 쇄석용 바스켓도 많이 사용된다. 일반적인 바스켓보다 강한 강선으로 제작되며, 이전에는 담석 포획 후 바스켓의 비닐 외피를 제거하고 금속 외피로 교체하여 쇄석기 핸들에 연결하는 방식으로 쇄석을 시행하였으나, 최근에는 금속 외피로 제작된 일체형 쇄석 바스켓[Trapezoid (Boston scientific), LithoCrush (올림푸스사), RotaCrush (Medwork)]도 자주 사용된다.

일체형 쇄석 바스켓

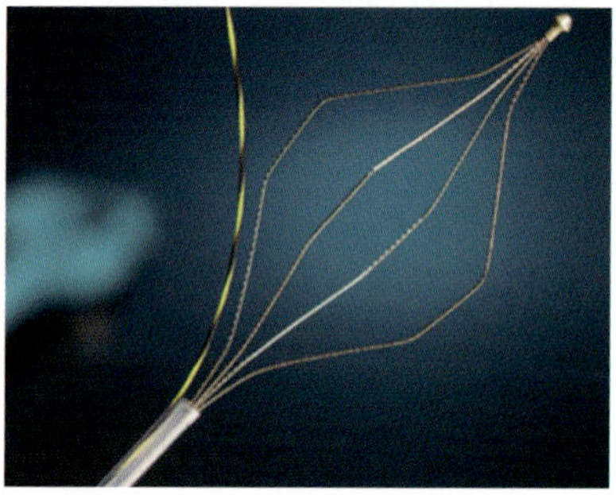
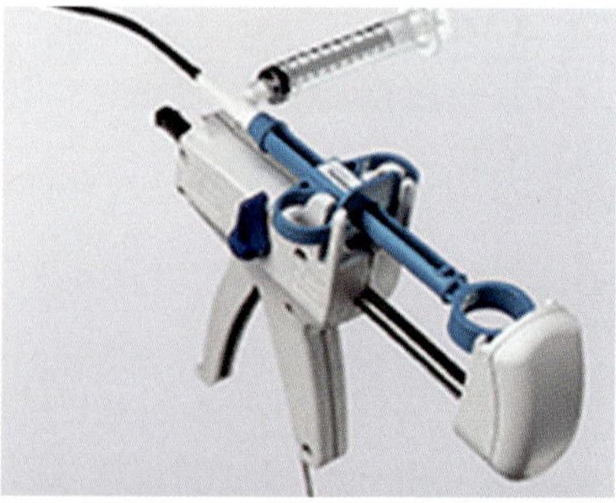
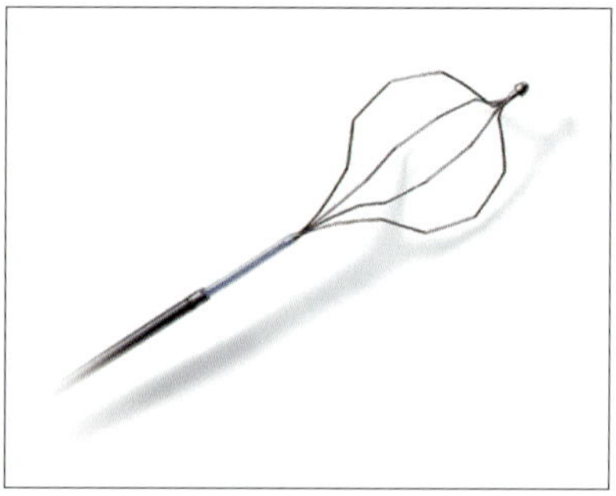
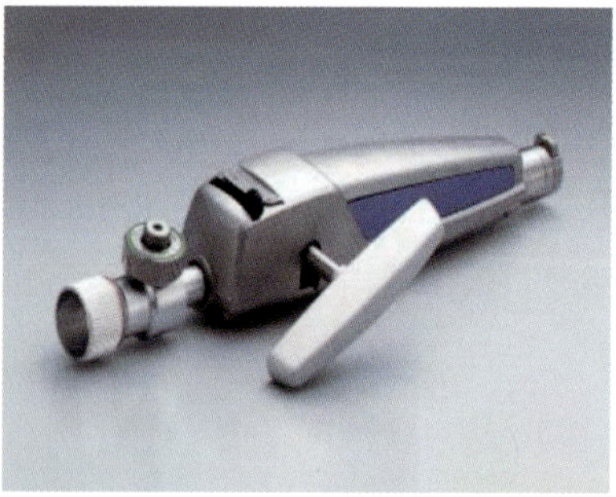

풍선도관

담석 제거용 풍선도관은 유도철사 삽입구와 조영제 주입구, 그리고 풍선 확장을 위한 공기주입구로 구성되어 있는 삼중 내강(triple lumen) 도관이 가장 널리 쓰이며, 유도철선 삽입구와 조영제 주입구가 하나로 합쳐져 있는 이중 내강(dual lumen) 도관도 생산되고 있다. 선단부 풍선의 최대 직경은 정해져 있으며 8.5-18 mm로 다양하다. 8.5-12-15 mm 등 단계적으로 정해진 크기만큼 풍선을 조절할 수 있는 제품도 있으나, 일반 풍선도관으로도 공기 주입용 주사기를 조절하며 풍선 크기를 줄인 상태로 유지할 수 있으므로 시술 시에는 필요한 최대 직경의 풍선도관을 선택하면 된다.

일반적인 풍선도관의 구조(Sweeper, Micro-tech endoscopy)

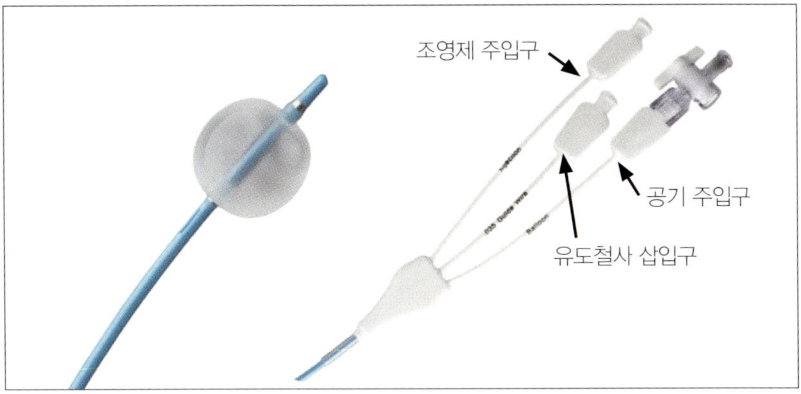

협착부 확장용 풍선

협착부 확장용 풍선은 담석 제거용 풍선도관과는 달리 풍선이 길쭉한 형태로 되어 있으며, 확장용 풍선 속으로 조영제를 주입하면서 일정한 굵기로 확장을 할 수 있도록 제작되어 있다. 조영제 주입 압력에 따라 단계별로 정해진 굵기만큼 확장할 수 있는 CRE balloon (Boston Scientific)은 주로 유두부 확장술(EPBD or EPLBD)에 사용되고, 4, 6, 8, 10 mm의 고정된 굵기로만 확장이 가능한 Hurricaine RX dilatation balloon (Boston Scientific)이나 REN balloon (Kaneka)은 선단이 CRE balloon보다 얇게 제작되어 있어 협착부 통과가 수월하므로 담도나 췌관의 확장, 그리고 내시경초음파 배액술 시 관로 확장용으로 많이 사용된다.

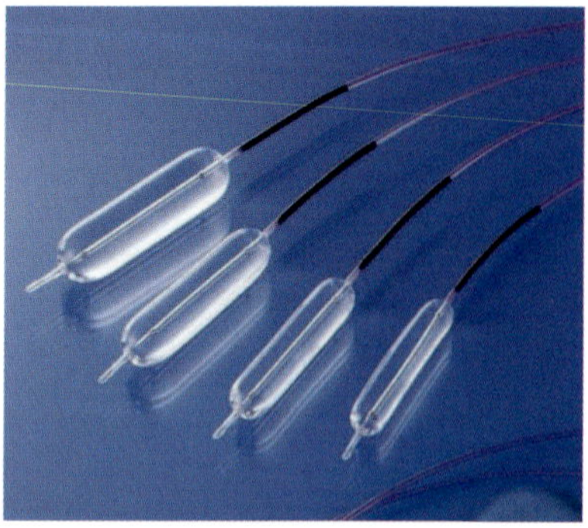
CRE balloon dilator(Boston Scientific)

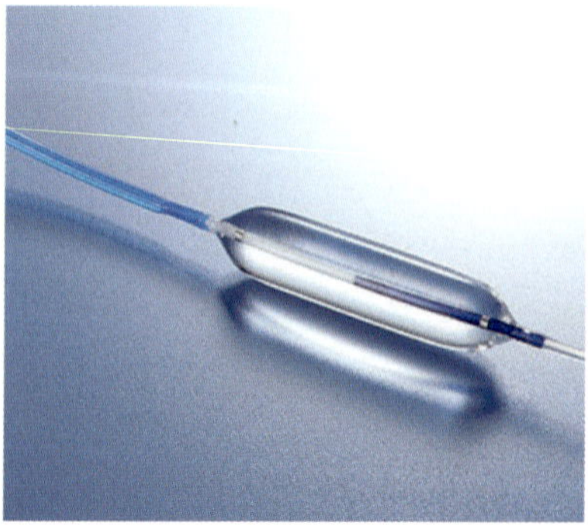
REN balloon dilator(Kaneka)

경비 담관 배액관 및 췌관배액관

경비 담관 배액관은 선단부를 담관 혹은 췌관에 거치하여 담즙 및 췌장액을 코를 통해 배액하기 위해 사용하며 크기는 5-8.5 Fr, 길이는 250 cm이다. 선단부는 담관 배액관의 경우 통상 돼지꼬리형(pigtail type)을 많이 사용하고, 췌관배액관은 췌관이 가늘게 이어져 있으므로 미늘형(barb type)을 사용한다.

경비 담관 배액관과 경비 췌관 배액관의 선단부

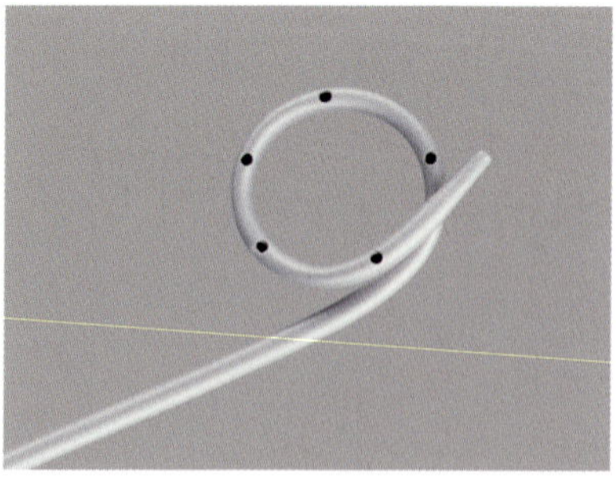
돼지꼬리형

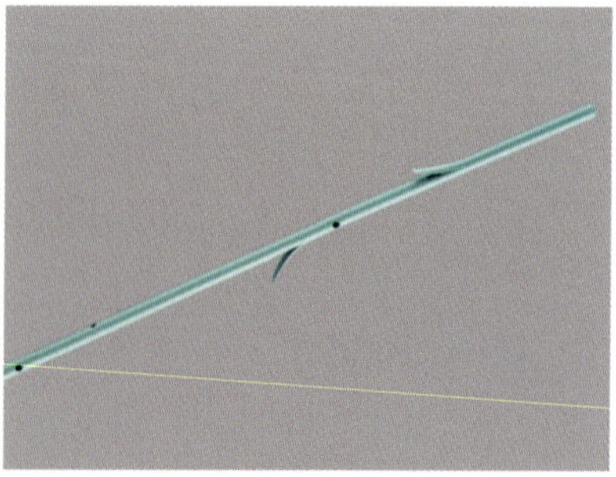
미늘형

경비 담관 배액관은 전체 모양이 각각 담관과 췌관에서 십이지장을 지나 코까지 연결되는 해부학적 주행에 맞게 만들어져 있어 배액관이 잘 유지될 수 있도록 제작되어 있다.

경비 담관 배액관의 구조

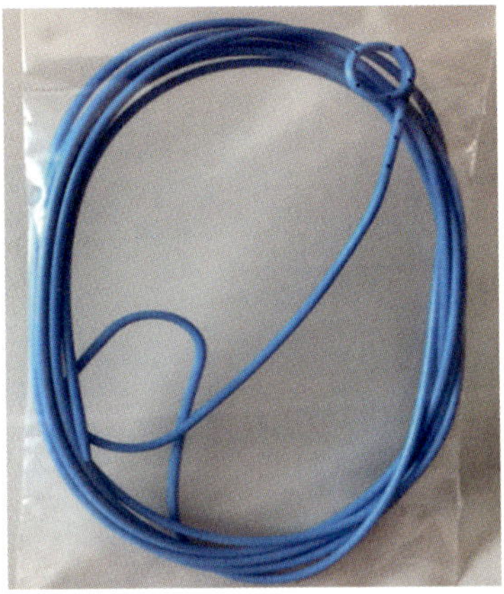

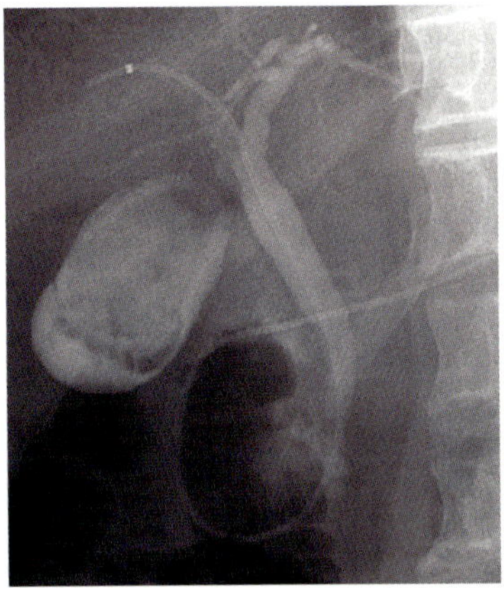

플라스틱 스텐트

플라스틱 스텐트는 담관 및 췌관의 배액에 사용되며, 사용하는 부위에 따라 구분되어 있다.

담관용 플라스틱 스텐트는 모양에 따라 일직선형(straight type), 양측 돼지꼬리형(double pigtail type) 및 단측 돼지꼬리형(single pigtail type)으로 분류된다. 일직선형과 단측 돼지꼬리형은 자연 이탈을 방지하기 위해 선단부에 날개(flap)가 있으며, 양측 돼지꼬리형에는 말려진 부위에 여러 개의 측공(side hole)이 있다. 일반적으로 7 Fr 및 10 Fr 스텐트가 주로 사용되고, 다양한 길이의 제품이 출시되어 있다. 10 Fr 플라스틱 스텐트는 스텐트가 굵어 삽입 시 협착부에서 꺾이거나 제대로 통과가 되지 않을 수 있으므로 별도의 스텐트 전달 시스템을 사용하여 삽입해야 한다.

다양한 담관용 플라스틱 스텐트

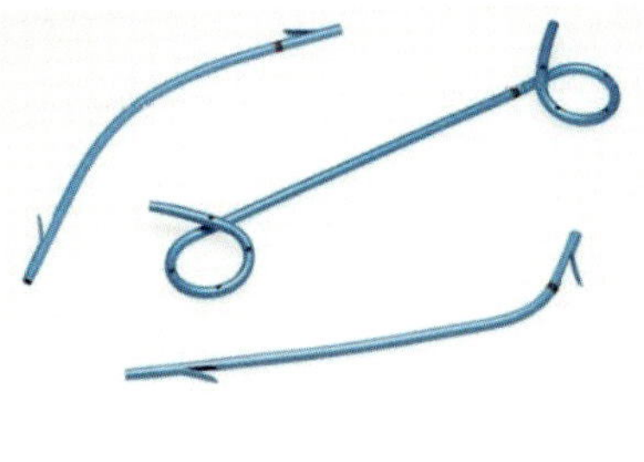

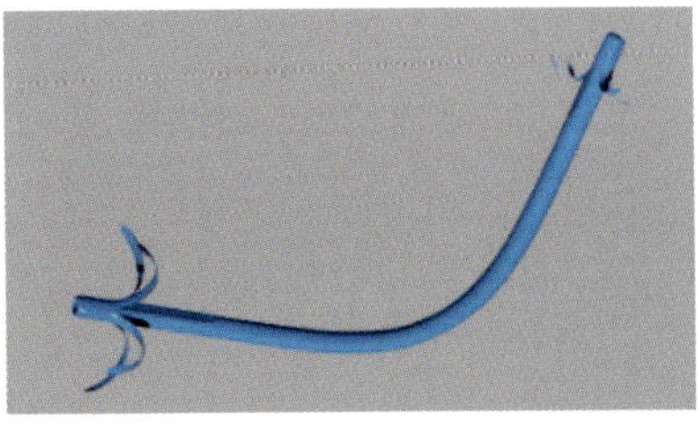

췌관용 플라스틱 스텐트는 췌관이 가늘기 때문에 양측 돼지꼬리형은 사용되지 않고 일직선형과 단측 돼지꼬리형만 사용된다. 담관용 스텐트와는 달리 주 췌관의 분지에서 분비되는 췌장액도 배액을 해야 하므로 스텐트 전장에 걸쳐 측공이 만들어져 있다. 5 Fr 및 7 Fr 스텐트만 생산되며, 그 이상 굵기의 삽입이 필요하면 여러 개의 스텐트를 삽입해야 한다. 담관용 스텐트와 마찬가지로 선단부에 날개가 있어 이탈을 방지해주는 역할을 하지만, ERCP 후 췌장염 방지용으로 삽입했을 때 자연 이탈이 될 수 있도록 날개가 없는 제품도 생산되고 있다.

다양한 췌관용 플라스틱 스텐트

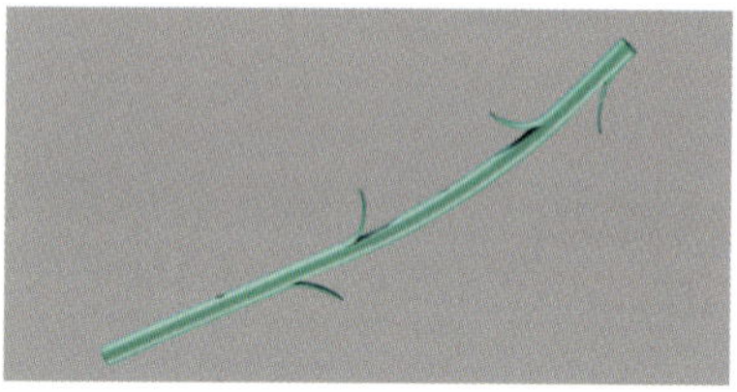

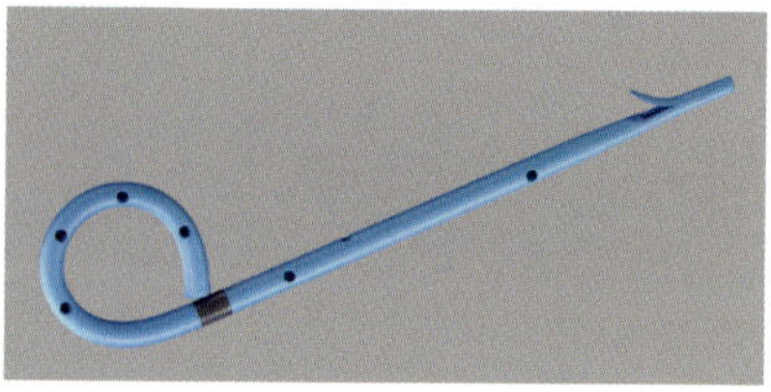

금속 스텐트

금속 스텐트는 작은 직경의 스텐트 전달시스템에 장착되어 담관 또는 췌관에 삽입된 후 전개되면 원래의 모양으로 팽창하는 기구로 자가팽창형 금속 스텐트(Self-expandable metal stent, SEMS)라 불린다.

사용 목적에 따라 매우 다양한 제품이 생산되고 있으며, 여러 임상적 상황에 따라 쓰임새도 다르다. 가장 일반적인 분류는 SEMS의 피복 유무에 따라 구분하는 것으로, 비피막형(uncovered SEMS)과 전체피막형(fully-covered SEMS), 부분피막형(partially covered SEMS)으로 나뉜다. 피막형의 경우 스텐트 내로의 종양의 침범을 막아주는 효과가 있으나, 표면이 매끄러워 자연 이탈의 위험성이 있으므로 이를 방지하기 위해 날개(flap)를 설치하거나 요철(bumpy type)을 주어 협착부에 고정되도록 해주는 제품도 생산되고 있다.

다양한 자가팽창형 금속 스텐트

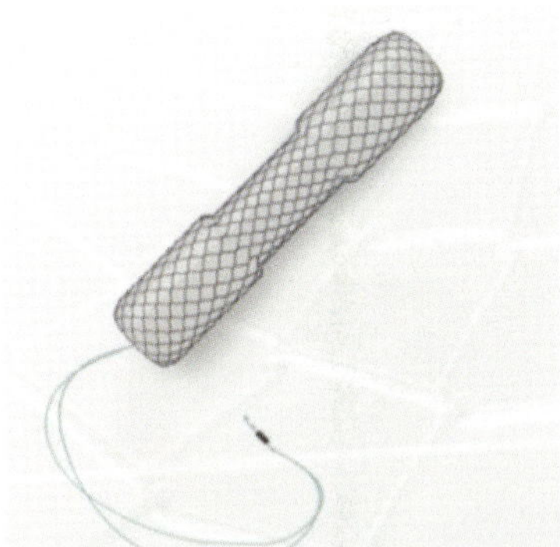

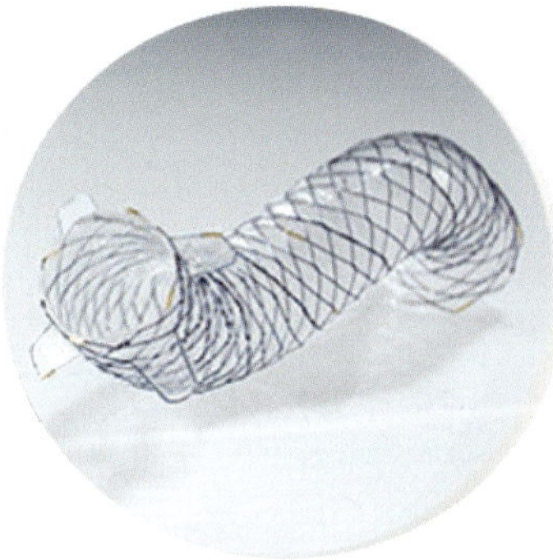

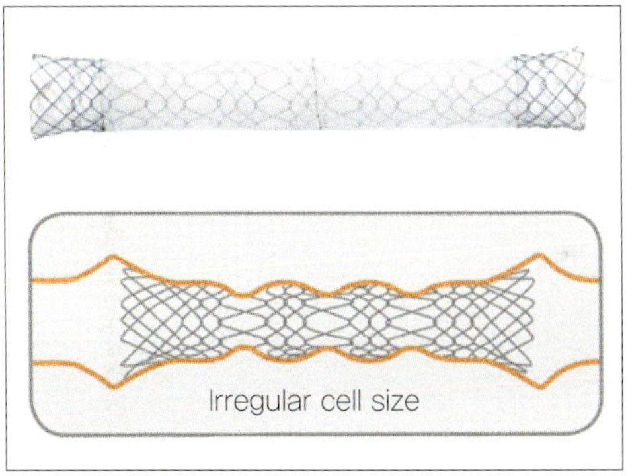

금속 스텐트를 펼치기 위해서는 스텐트를 싸고 있는 sheath를 후퇴시키면 된다. 제조 회사마다 모양은 다르지만 스텐트 시작점, 기준선, 전개 완료선이 표시되어 있으므로 보조자는 시술자에게 각각의 기준점을 지나기 전 보고하여 잘못된 위치에서 스텐트가 펴지는 일이 없도록 해야 한다.

금속 스텐트 전달시스템 손잡이 구조

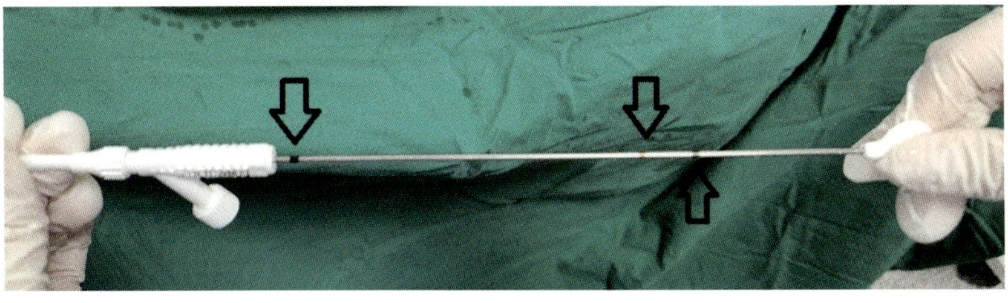

조직 채취를 위한 부속기구(세포검사솔, 생검 겸자)

담관 또는 췌관의 종괴나 협착의 진단을 위해 ERCP를 통한 생검이나 솔세포진(brush cytology) 검사가 필요한 경우가 많으며, 이를 위해 다양한 제품이 판매되고 있다.

솔세포진 검사는 협착부를 지나 삽입한 유도철사를 따라 도관을 삽입한 후 협착부위를 솔로 긁어 세포를 채취하는 방식으로, 아주 심한 협착부나 생검 겸자가 닿지 않는 부위까지 검사가 가능하다는 장점이 있으나 생검이 아닌 세포진 검사이므로 조직의 구조를 알기 어렵다는 단점이 있다.

세포검사솔

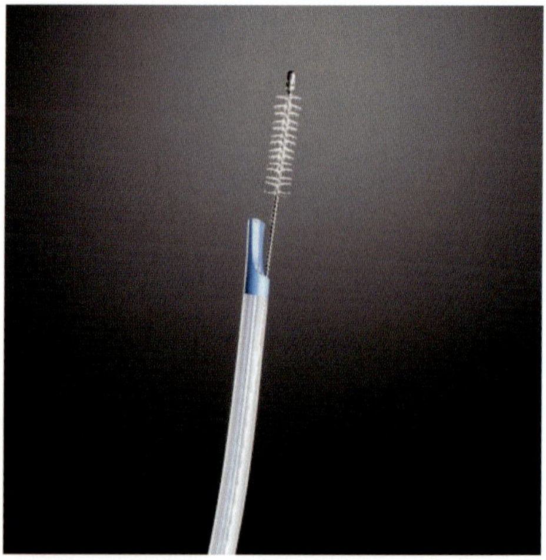

생검 겸자는 많은 조직을 얻을 수 있는 장점이 있지만, 유도철사를 이용하지 못해 겸자가 닿지 않는 부위가 많아 검사 범위가 제한적일 수 있다. 일반 내시경 검사에서 사용되는 생검 겸자와 혼용되어 쓰이는 경우가 많으나, 담관벽에서 조직을 얻어야 하므로 한쪽만 열리거나(one-side opening type), 겸자 컵의 각도를 움직일 수 있는 형태(swing jaw type) 등 ERCP에 특화된 제품도 생산되고 있다.

생검 겸자

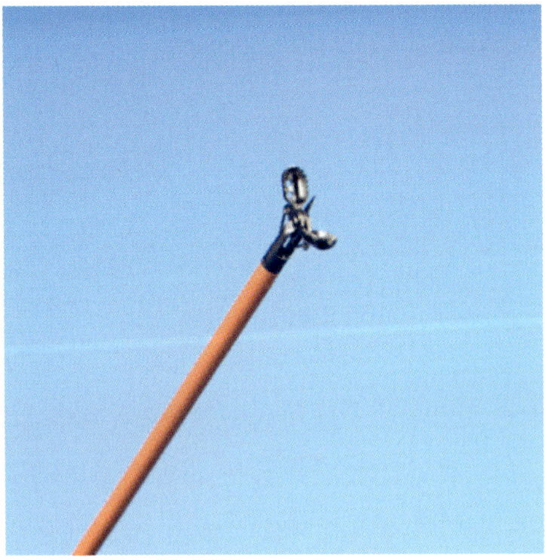

내시경초음파 천자 바늘

내시경초음파 유도하 세침 흡인술(EUS-FNA)은 췌담도 영역의 진단 측면에서 매우 중요한 술기이며, 최근 내시경초음파를 통한 췌장 가성낭종, 담관, 담낭 배액술이 널리 사용되면서 치료 영역에서도 유용하게 사용되고 있다.

내시경초음파 천자 바늘은 내시경초음파의 겸자공에 장착하여 사용하게 만들어져 있으며, 손잡이 부분은 두 부분의 시건 장치(stopper)가 되어 있다. Sheath stopper는 천자 바늘을 감싸고 있는 sheath를 내시경 선단에서 얼마나 내보낼지를 조절하는 부분이며, needle stopper는 sheath 안에 들어있는 바늘이 sheath의 끝에서 어느 정도 나올지를 조절하는 장치이다. 일반적으로 sheath stopper를 2 cm로 맞추면 내시경초음파 화면에서 sheath를 관찰할 수 있다. 이후에는 천자 바늘이 들어갈 깊이를 측정하여 needle stopper를 조절한다.

일반적인 내시경초음파 천자 바늘의 구조(Acquire needle, Boston Scientific)

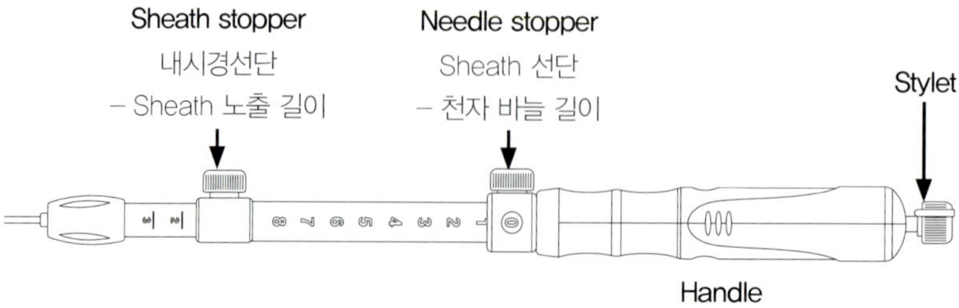

초기의 천자 바늘은 일반적인 주사 바늘과 동일하게 되어 있어 조직을 흡인하여 세포진 검사만을 할 수 있었다. 간혹 굵은 구경(19 G)의 바늘을 사용할 때 천자 바늘 내로 조직이 들어와 생검 검사를 시행할 수 있는 경우도 있었지만 제한적이었다. 최근 천자 바늘 끝부분에 조직을 자를 수 있도록 처리된 새로운 천자 바늘이 대거 출시되면서, 세침 흡인술(fine needle aspiration)이 아닌 세침 생검술(fine needle biopsy)이 가능하게 되어 진단율이 향상되게 되었다. Cook Medical사의 Procore needle(reverse bevel)이 최초로 출시된 생검 천자 바늘로, 이후 발전된 형태(Franseen needle, Fork-tip needle)의 여러 제품이 출시되고 있다.

다양한 천자 바늘의 형태

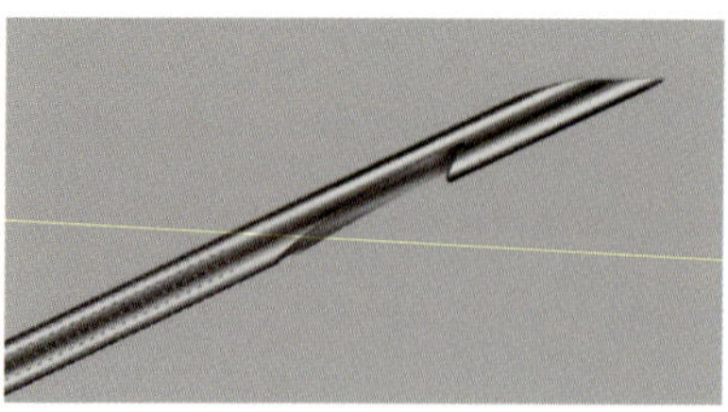
Procore™(reverse)

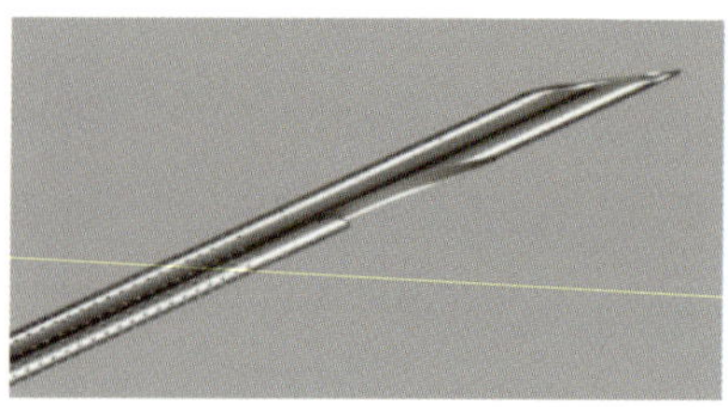
Procore™(forward)

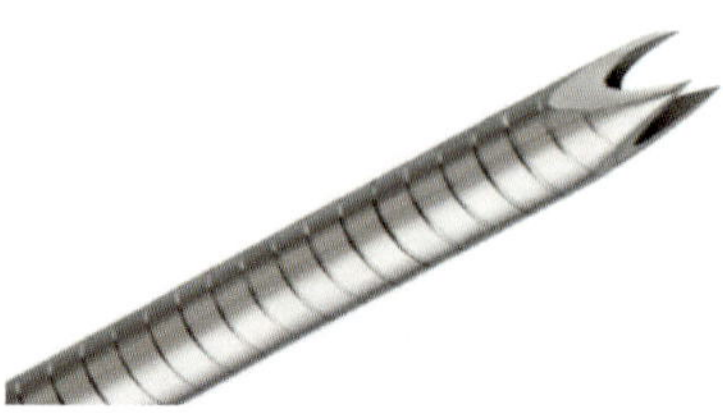
Acquire™

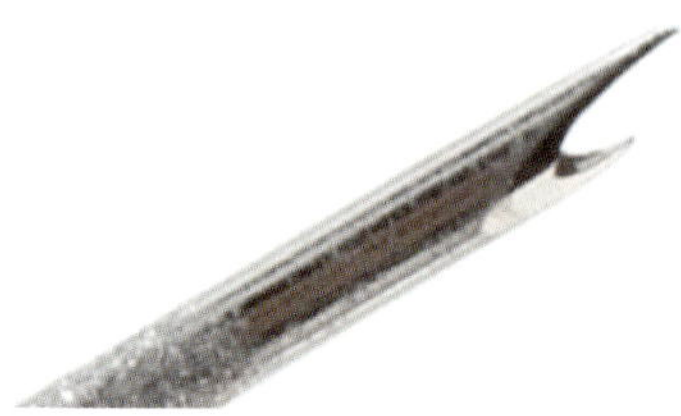
SharkCore™

천자 바늘의 구경은 19 G, 20 G, 22 G, 25 G가 생산되고 있으며, 일반적인 생검 시에는 22 G를 주로 사용하고 췌장의 구상돌기(uncinate process)에서 조직을 얻어야 할 때는 내시경이 많이 굴곡되어 천자 바늘이 잘 삽입되지 않으므로 25 G를 사용해야 할 수 있다. 내시경초음파 유도하 중재 시술 시에는 천자 바늘 내로 유도철사가 삽입되어야 하므로, 통상 19 G 일반 천자 바늘을 사용한다. 최근 22 G 천자 바늘에 0.018 inch 유도철사를 사용하여 성공적으로 중재 시술을 시행했다는 보고가 있기는 하나 일반적으로는 19 G를 사용하도록 한다.

내시경적 역행성 담췌관 조영술(Endoscopic retrograde cholangiopancreatography, ERCP)

내시경적 역행성 담췌관 조영술(ERCP)의 준비

ERCP는 췌담도계 질환의 진단과 치료에 있어 가장 기본이 되는 술기이나 합병증이 발생할 경우 환자에게 치명적일 수 있으며, 방사선을 사용하므로 시술자와 보조자도 방사선 피폭 위험에 노출될 수 있으므로 사전에 철저한 준비가 필요하다.

1. ERCP를 위한 사전 준비

1) ERCP의 적응증 및 금기증

담관이나 췌관의 형태학적 이상을 초래하는 모든 질환은 ERCP의 적응증이 될 수 있으나, 최근에는 내시경초음파나 MRI의 발달로 진단 목적만의 ERCP는 잘 시행하지 않고 있다. ERCP 후 발생하는 합병증은 때로는 치명적인 결과를 초래할 수 있으므로 대상 환자에게 시술이 필요한지 판단하는 것은 매우 중요하다. 기본적인 ERCP의 적응증과 금기증은 다음과 같다.

ERCP의 적응증
담관 폐쇄가 의심되는 황달을 동반한 환자
황달은 동반하지 않으나 췌관 또는 담관 질환을 시사하는 임상, 생화학 또는 영상진단검사 소견을 보이는 환자
영상진단검사(내시경초음파, 복부초음파, CT, MRI) 결과가 애매하거나, 정상이지만 췌장 악성종양을 시사하는 증상 또는 징후가 있는 경우의 평가
원인이 불분명한 췌장염의 평가
만성췌장염 또는 췌장가성낭종 환자의 수술 전 평가
압력 측정법에 의한 Oddi 괄약근의 평가(III형 Oddi 괄약근 기능이상이 의심되는 환자에서는 ERCP가 권고되지 않는다)

내시경 유두부괄약근 절개술 1. 총담관담석 2. 유두부협착 또는 오디괄약근 기능 이상 3. 담도스텐트 삽입 또는 담도 협착의 확장을 용이하게 하기 위해 4. Sump 증후군 5. 주유두를 침범하는 총담관류 6. 수술 대상이 아닌 십이지장 유두부암 환자 7. 췌관으로의 접근을 용이하게 하기 위해
양성 또는 악성 협착의 스텐트 삽입, 샛길, 수술 후 담즙 누출, 또는 제거가 불가능한 큰 총담관담석을 가지고 있는 고위험 환자
담관, 췌관 협착의 확장
주유두의 풍선 확장
경비담관배액관 삽입
적절한 증례에서 췌장가성낭종 배액
췌관 또는 담관에서 조직검사
주유두의 선종성 종양의 유두부절제술
담관과 췌관 질환의 치료
담도경 또는 췌관경 검사를 용이하게 하기 위해

(출처: 대한췌담도학회, ERCP, 2nd edition, 2022, 군자출판사)

ERCP의 금기증

일반적으로 내시경이 금기인 경우 1. 환자의 건강이나 생명에 미치는 위험이 시술에 따르는 최상의 이득보다도 큰 것으로 판단되는 경우 2. 적절한 환자의 협조나 동의를 얻을 수 없는 경우 3. 장관의 천공이 확인되거나 의심되는 경우
일반적으로 ERCP의 적응증이 되지 않는 경우 1. 담관이나 췌장 질환을 시사하는 객관적인 소견이 없는 불분명한 원인의 복통 평가 2. 담관 질환의 증거 없이 담낭 질환이 의심되는 경우의 평가 3. 입증된 췌장악성종양에서 치료의 변경을 가져오지 않을 추가적인 평가
일반적으로 ERCP가 금기인 경우 1. 시술에 대한 동의를 거절한 환자 2. 내시경의사가 ERCP에 수련이 되어 있지 않거나 부적절하게 수련된 경우 3. 필요한 장비나 부속기구가 구비되지 않은 경우

(출처: 대한췌담도학회, ERCP, 2nd edition, 2022, 군자출판사)

2) 환자준비

대상 환자가 ERCP의 적응증이나 금기증에 해당되는지 면밀한 검토 후 시술 여부를 결정한다. 일반적으로 다음과 같은 순서로 시술 전 평가를 시행한다.

(1) 병력 청취와 신체 검사

ERCP의 적응증에 해당하더라도 이전 수술력이나 복용 중인 약물에 따라 시술 진행 여부가 결정될 수 있으므로 사전에 꼼꼼히 확인한다. 심박동기를 삽입한 환자의 경우 유두부절개술 시행 시 심박동기 모드 조절이 필요할 수 있으므로 미리 심장내과에 확인하도록 한다.

(2) 시술 전 검사

시술 전 진단을 위해 시행한 다양한 영상 검사(복부초음파, CT, MRI)와 혈액 검사를 면밀히 검토하여 ERCP가 반드시 필요한 질환인지 판단한다. 또한 ERCP를 시행하기로 결정했을 경우 영상 검사 리뷰를 통해 대상 환자의 해부학적 구조를 파악하고 시술 계획을 세운다.

(3) 항혈전제 관리

2020년 대한소화기학회에서 발간한 내시경 시술 전후 항혈전제 사용 임상진료지침에 따르면, ERCP는 기본적으로 고위험군 시술(high-risk procedure)로 분류되어 있어 주의를 요한다. 췌담도계 시술 중 1) 세침흡인검사를 시행하지 않는 내시경초음파, 2) ERCP 중 스텐트만 삽입하는 경우, 3) 유두부 풍선확장술(endoscopic papillary balloon dilatation, EPBD)을 시행하는 경우는 저위험군 시술(low-risk procedure)로 분류되어 있으므로 이 세 가지 시술을 제외한 ERCP 시술은 고위험군 시술로 간주하여 적절하게 약물을 중단한다. ERCP를 포함한 고위험군 시술 관련 임상지침은 다음과 같다.

ERCP와 연관된 내시경 시술 전후 항혈전제 사용 임상진료지침

아스피린을 단독 복용하고 있는 환자에서 고위험 내시경 시술을 시행하는 경우 아스피린을 중단하지 않는 것을 권고한다. (권고 등급: 강함, 근거수준: 중등도)
P2Y12 수용체 억제제(clopidogrel, ticlopidine, prasugrel, ticagrelor)를 단독 복용하고 있는 환자에서 고위험 내시경 시술을 시행하는 경우 시술 5-7일 전 P2Y12 수용체 억제제를 중단할 것을 권고한다. (권고 등급: 강함, 근거 수준: 중등도)
내시경 시술 전 P2Y12 수용체 억제제를 중단한 환자에서 시술 후 출혈의 증거가 없으면 P2Y12 수용체 억제제 복용을 가능한 한 빨리 재개하는 것을 권고한다. (권고 등급: 약함, 근거 수준: 낮음)
이중 항혈소판 치료를 받는 환자에서 고위험 내시경 시술을 시행하는 경우 P2Y12 수용체 억제제를 시술 5-7일 전 중단할 것을 권고한다. (권고 등급: 강함, 근거 수준: 중등도)
이중 항혈소판 치료를 받는 환자에서 내시경 시술전 P2Y12 수용체 억제제를 중단한 경우 시술 후 출혈의 증거가 없으면 P2Y12 수용체 억제제 복용을 가능한 한 빨리 재개하는 것을 권고한다. (권고 등급: 약함, 근거 수준: 낮음)
와파린을 복용하는 환자에서 고위험 내시경 시술을 시행하는 경우 시술 3-5일 전 와파린을 중단할 것을 권고한다. 고위험 내시경 시술 전 와파린을 중단하였을 때 혈전색전증 발생의 위험이 높을 것으로 예상되는 환자의 일부에서 헤파린 가교 요법(heparin bridging therapy)을 권고한다. (권고 등급: 약함, 근거 수준: 낮음)
내시경 시술 전 와파린을 중단한 환자에서 시술 후 출혈의 증거가 없으면 와파린 복용을 가능한 한 빨리 재개하는 것을 권고한다. (권고 등급: 약함, 근거 수준: 낮음)
NOAC을 복용하고 있는 환자에서 고위험 내시경 시술을 시행하는 경우 시술 전 48시간 이상 NOAC을 중단할 것을 권고한다. (권고 등급: 강함, 근거수준: 낮음)
내시경 시술 전 NOAC을 중단한 환자에서 시술 후 출혈의 증거가 없으면 NOAC 복용을 가능한 한 빨리 재개하는 것을 권고한다. (권고 등급: 약함, 근거 수준: 낮음)

2020, 대한소화기학회

(4) 정맥로 확보와 점검

ERCP 시 환자의 자세는 복와위(prone position)이므로 시술 중에는 환자의 오른쪽에서 접근하게 된다. 그러므로 정맥로는 오른손이나 오른팔에 확보하는 것이 유리하며, 응급상황에서의 수액 투여를 고려하여 가능하면 20 G 이상의 카테터를 사용하는 것이 좋다.

(5) 진정방법의 선택

ERCP는 시술이 복잡하고 오래 걸리는 경우가 있기 때문에 중등도 진정

(moderate sedation) 이상의 깊은 진정(deep sedation)이 필요하거나, 의도치 않게 깊은 진정으로 진행하는 위험한 상황이 발생할 수 있으므로 대상 환자의 상태를 파악하고 주의 깊은 모니터링이 필요하다.

3) 동의서

ERCP는 합병증의 발생 위험성이 높은 침습적인 시술이므로 사전에 충분한 설명에 기반한 동의 과정이 매우 중요하다. 의료법 제24조의2(의료행위에 관한 설명)에 의하면 사람의 생명 또는 신체에 중대한 위해를 발생하게 할 우려가 있는 수술, 수혈, 전신마취를 하는 경우 환자에게 설명하고 동의를 받아야 하는 사항을 1) 환자에게 발생하거나 발생 가능한 증상의 진단명, 2) 수술 등의 필요성, 방법 및 내용, 3) 환자에게 설명을 하는 의사, 치과의사 또는 한의사 및 수술 등에 참여하는 주된 의사, 치과의사 또는 한의사의 성명, 4) 수술 등에 따라 전형적으로 발생이 예상되는 후유증 또는 부작용, 5) 수술 등 전후 환자가 준수하여야 할 사항 등 총 5가지로 규정하고 있다.

ERCP도 수술과 마찬가지로 합병증을 유발할 수 있는 침습적인 시술이므로, 동의서의 내용에는 ERCP 후 췌장염, 출혈, 감염, 심폐 관련 합병증, 알레르기 반응, 천공 등에 대한 내용이 반드시 포함되어야 한다. 또한 ERCP가 반드시 성공한다는 보장은 없으므로 시술 실패 시의 계획이나 추가 시술의 가능성에 대해서도 동의서에 설명이 되어야 한다.

2. 효율적인 ERCP 시술실 꾸미기

1) ERCP 시술실 꾸미기

ERCP 시술실은 내시경검사를 위한 내시경 유닛 외에도 X-ray 투시 장비가 설치되어야 하므로 일반적인 내시경 검사실보다 넓은 공간을 필요로 한다. 또한 다른 내시경 검사나 시술보다 다양한 기구를 사용하게 되므로 큰 시술 테이블을 필요로 한다. 최근에는 내시경초음파를 통한 시술을 진행하는 경우도 많으므로 내시경초음파 장비를 위한 공간도 필요하여 일반적으로 시술실의 가로×세로 길이가 6-7×5-6 m 정도 크기의 공간이 권고된다.

ERCP 방의 기본 구성

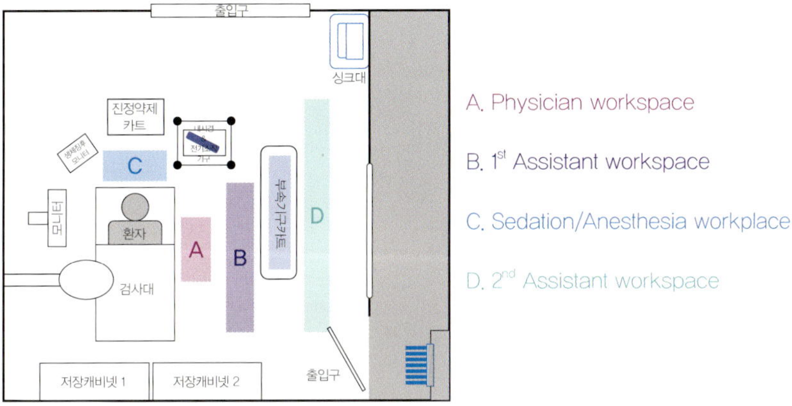

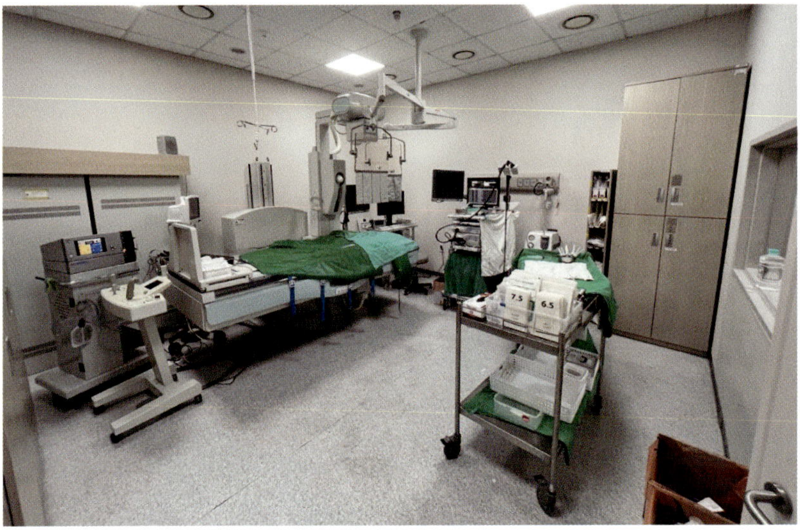

2) ERCP 팀의 구성

ERCP는 시술자뿐만 아니라 보조자의 역할이 매우 중요하며, 필요한 기구를 빨리 공급해 주는 두 번째 보조자도 필요하다. 또한 합병증의 발생 가능성이 높은 고위험 시술이므로 환자의 머리맡에서 모니터링을 담당하는 보조자도 있어야 하며, 투시 장비를 조작하는 방사선사도 있어야 한다. 기본적인 구성으로 5명(시술자, 제1보조자, 제2보조자, 진정담당 보조자, 방사선사)이 필요하며, 추가적인 인원이 참여할 수 있다면 더욱 안전한 시술을 진행할 수 있다.

ERCP 팀의 기본적인 구성

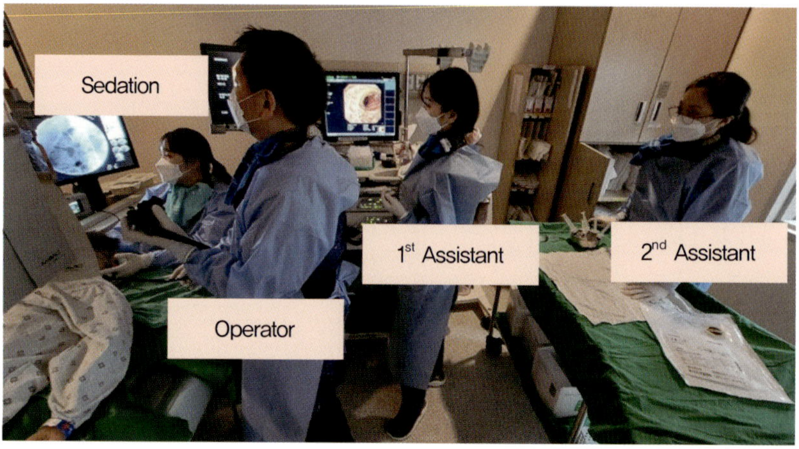

3) 방사선 방호

ERCP는 투시장비를 사용하여 시행하는 시술이므로 환자와 의료진이 방사선에 노출된다. 특히 많은 시술을 시행해야 하는 의료진에 대한 적절한 방사선 방호는 ERCP 시술에 있어 매우 중요한 요소이다.

(1) 투시장비 형태에 따른 방사선 노출

ERCP에 사용되는 투시장비는 방사선 발생장치가 환자 위쪽에 위치한 over tube type과 보통 C-arm이라 불리는 환자 아래쪽에서 방사선을 투시하는 under tube type 방식이 있다.

투시장비 형태에 따른 분류(Over-tube vs. under-tube)

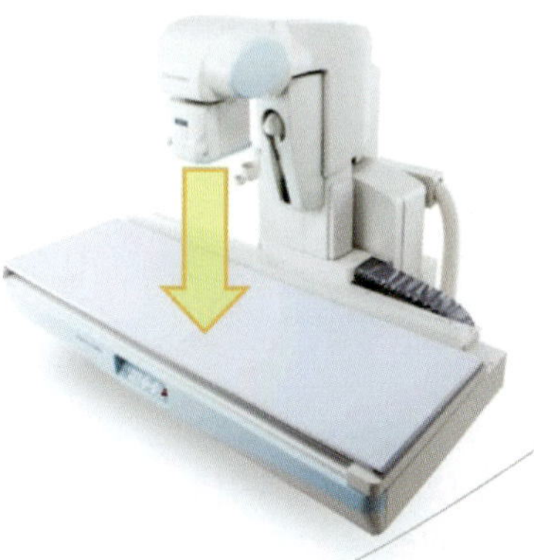

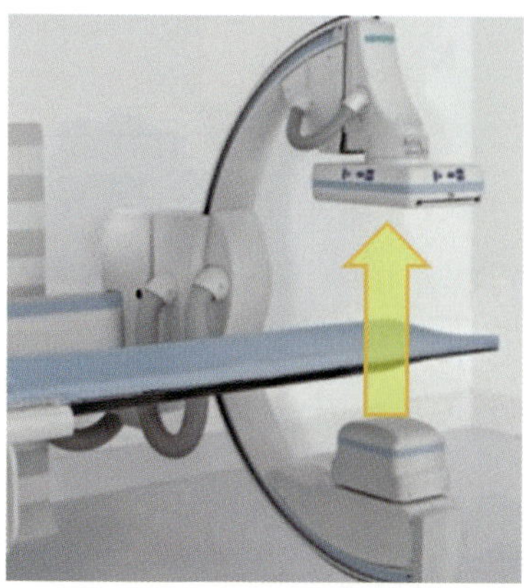

Over-tube 형태의 투시장비는 under-tube 장비에 비해 환자 테이블이 넓고 조정이 용이하다는 장점이 있으나 방사선 노출이 많다는 단점이 있으므로, over-tube 장비를 이용하는 검사실에서는 특이 방사선 방호에 유의해야 한다.

투시장비 형태에 따른 방사선 노출 정도

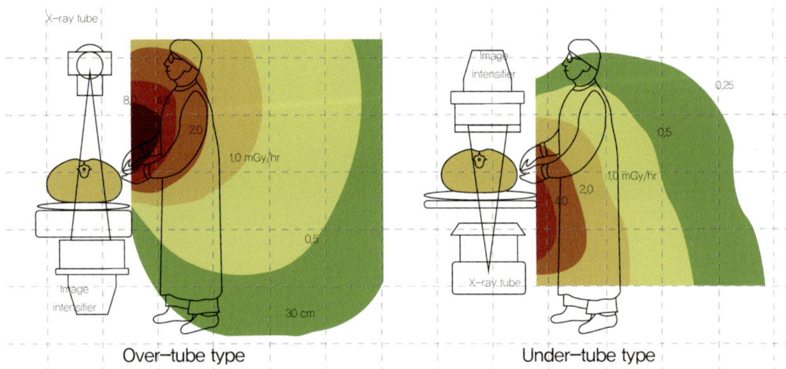

(2) 방사선 방호 장비

방사선 방호를 위한 장치는 개인보호구(apron, thyroid protector, goggle)와 차폐 설비(shield protector)가 있으며 적절히 구비되어야 한다. 특히 개인보호구는 옷걸이가 부착된 선반에 구겨지지 않도록 보관되어야 하고, 정기적으로 방사선 투시검사를 시행해서 손상 여부를 확인해야 한다.

개인보호구

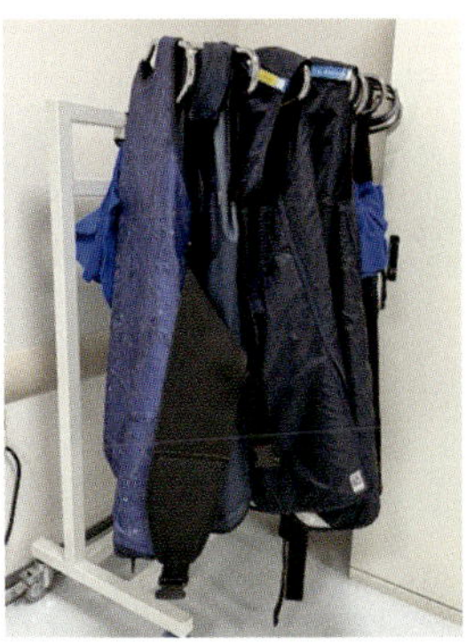

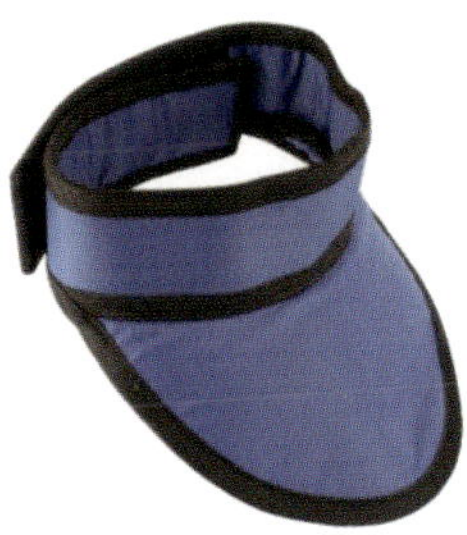

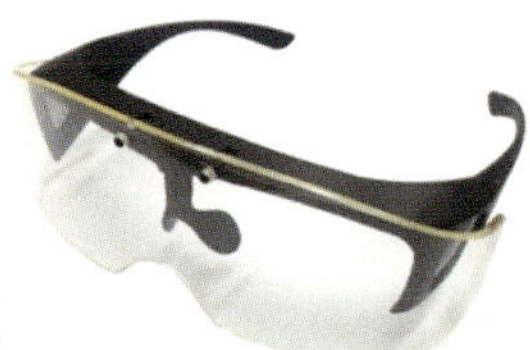

차폐 설비

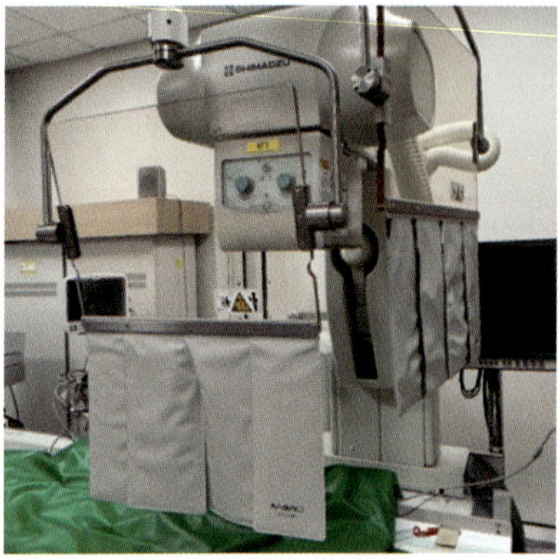

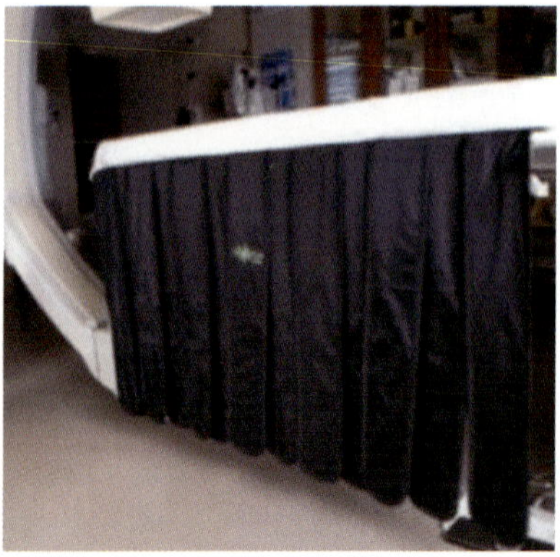

또한 ERCP 시술에 참여하는 의료진은 방사선 작업종사자로, 피폭선량을 측정하기 위해 반드시 개인선량계(Thermoluminescence dosimeter, TLD)를 착용하고 법적 기준에 맞춰 적절하게 관리를 받아야 한다.

내시경적 역행성 담췌관 조영술(ERCP)의 진행

ERCP를 시행하기 위해서는 먼저 환자의 자세를 적절하게 취하고, 십이지장경을 삽입한 후 선택적 삽관을 시행하는 일련의 과정이 순조롭게 진행되어야 한다. 십이지장경은 내시경 시야가 확보되지 않는 상황에서 삽입이 이루어지는 맹목삽입법으로 진행되므로 점막 손상이나 천공이 발생하지 않도록 주의를 기울여야 하며, 선택적 삽관을 위해서는 안정적인 내시경 위치와 카테터 진행 축을 유지하는 데 초점을 맞춰야 한다.

1. ERCP를 위한 환자 자세

ERCP는 투시장비를 통해 관찰하며 시술을 진행해야 하므로 기본적으로 복와위(prone position) 또는 복와위에서 약간 좌측측와위(modified left lateral decubitus) 자세를 취하고 얼굴만 시술자 쪽 우측으로 돌린 자세를 취하게 된다. 경우에 따라 복와위 유지가 되지 않을 경우에는 앙와위 (supine position)에서 시행하기도 하나, 십이지장에 액체가 고이고 시술자가 자세를 우측으로 많이 틀어야 삽관 축을 확보할 수 있어 시술 난이도가 올라가므로 선호되지는 않는다.

ERCP를 위한 환자 자세

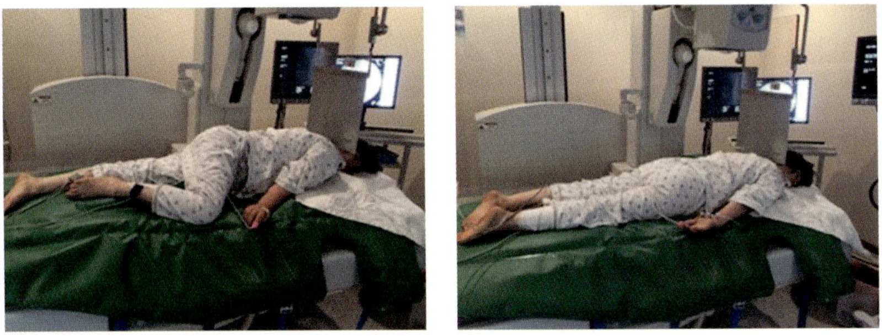

2. 십이지장경 삽입법

십이지장경은 인두부 통과 시 시야확보가 되지 않으므로 초심자에게는 매우 어렵게 느껴질 수 있으나 기본적인 원칙만 지킨다면 금방 익숙해질 수 있다.

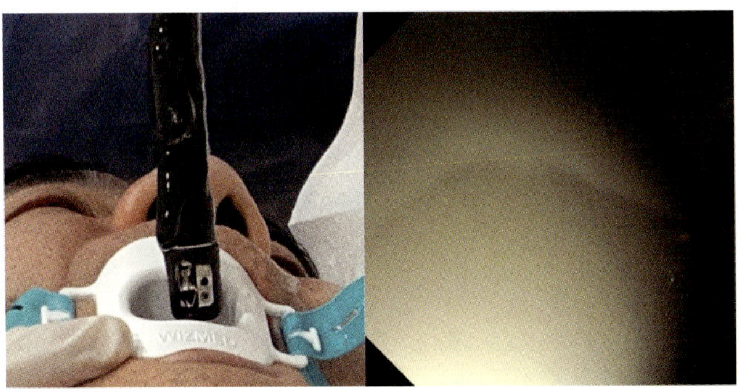

① 내시경 선단에 충분히 젤리를 바른 후, 내시경의 렌즈가 마우스피스의 tongue pressor를 향하도록 내시경을 삽입한다. 초심자는 내시경이 들어갈 때 제대로 방향을 잡지 못하면 목에서 넘어가지 못하는 경우도 있으므로 내시경 삽입 방향에 집중한다(내시경 삽입 전 elevator가 풀려 있는지 반드시 확인한다).

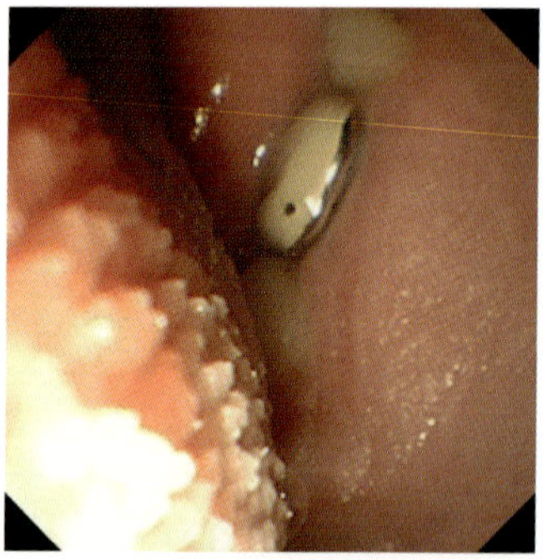

② 1번 단계에서 내시경을 조금 더 진행시키면 내시경 화면 좌측에 혀가 관찰된다. 이 상태에서 업앵글을 주면서 내시경을 더 진행시키면 구인두부로 진행할 수 있다.

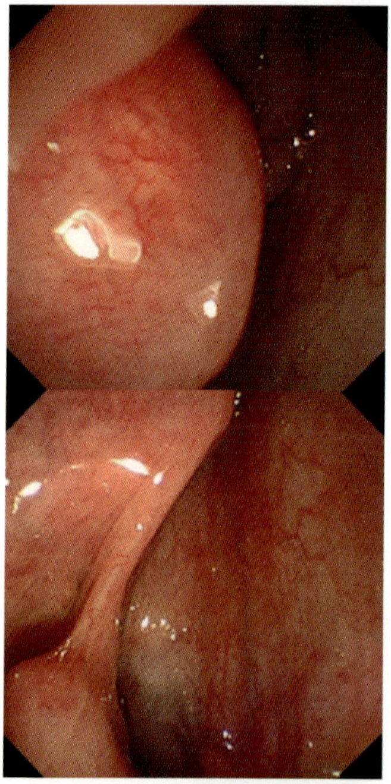

③ 내시경 선단이 구인두부로 진행되면 후두덮개(epiglottis)가 관찰된다. 내시경 화면 좌측에 epiglottis와 arytenoid가 관찰되면 서서히 업앵글을 풀어준다.

아래 그림과 같은 화면을 확인해야 식도로 내시경을 진행시킬 수 있으며, 1–3단계에서 업앵글 외에 내시경을 돌리는 조작을 하면 삽입에 실패할 수 있다.

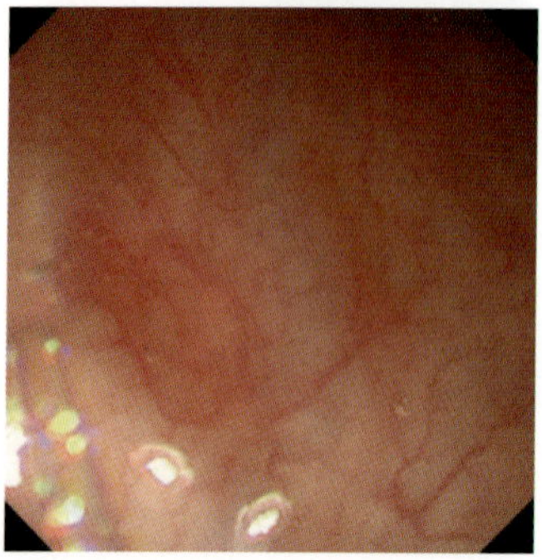

④ 업앵글을 약간 풀어준 상태에서 반시계 방향으로 내시경을 돌리면서 부드럽게 밀어주면 식도로 진입할 수 있다. 내시경 화면상에서 식도 점막을 확인할 수 있으며, 송기하면서 서서히 진행한다.

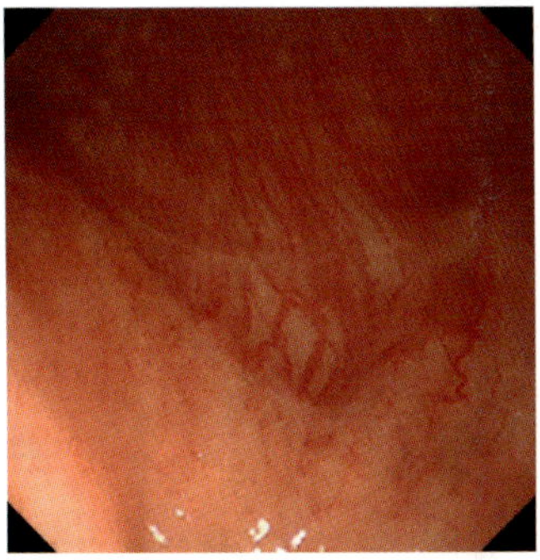

⑤ 내시경을 진행시키면 위식도 접합부를 확인할 수 있다. 접합부를 확인하면 내시경을 반시계 방향으로 돌리면서 부드럽게 밀어 위 강 내로 진입한다.

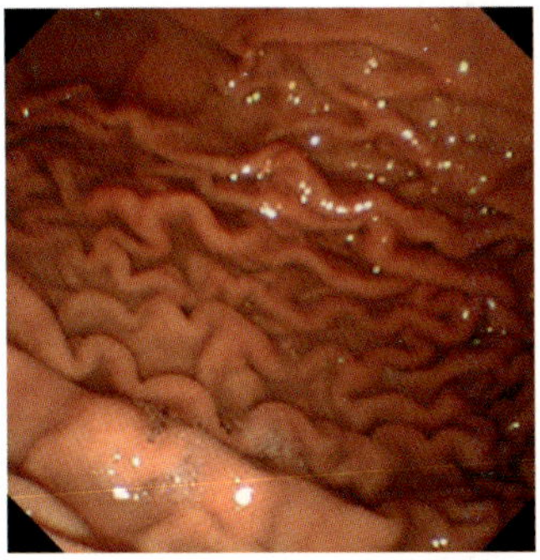

⑥ 위 강 내로 진입하면 일단 공기를 약간 송기하고 내시경을 반시계 방향으로 돌려 위의 대만을 확인한다. 정확한 위치를 확인하지 않고 내시경을 밀면 전정부로 진입하는 데 어려움을 겪을 수 있다.

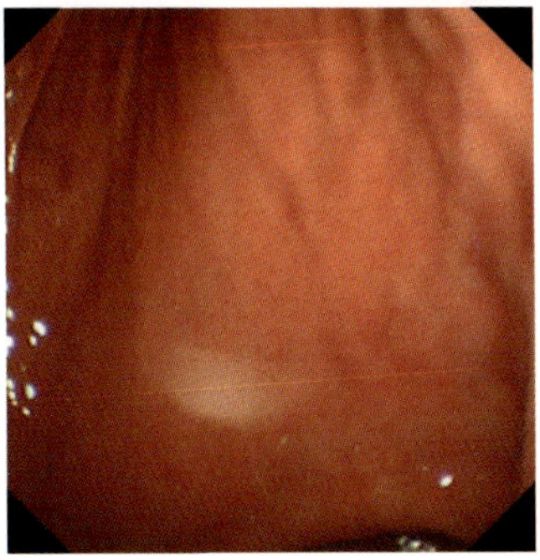

⑦ 대만을 확인했으면 내시경을 시계방향으로 돌리면서 전벽, 소만, 위각부의 순으로 확인하면서 내시경을 서서히 민다. 내시경 선단이 대만을 따라 진행하면서 자연스럽게 전정부로 진행하게 된다.

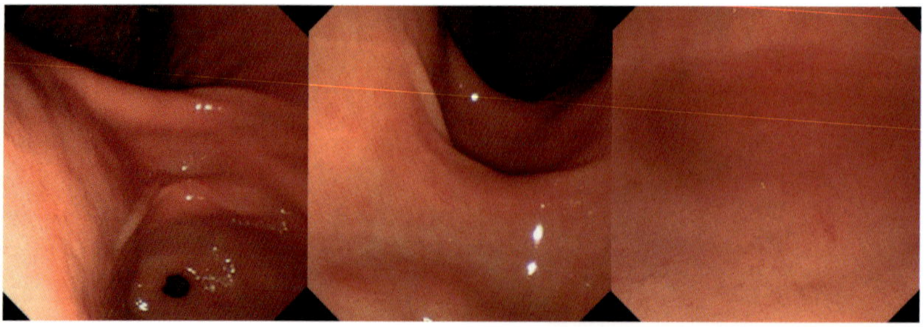

⑧ 전정부에서 유문을 확인 후 내시경을 밀면, 유문이 내시경 화면상 6시 방향으로 이동하게 되는데 이를 'sunset-maneuver'라 하며 십이지장으로 진입하기 위한 조작이다. 내시경 선단이 유문륜에 도달하면 업앵글이나 다운앵글을 걸어 유문륜을 통과할 수 있으며 십이지장 구부 점막을 확인할 수 있게 된다.

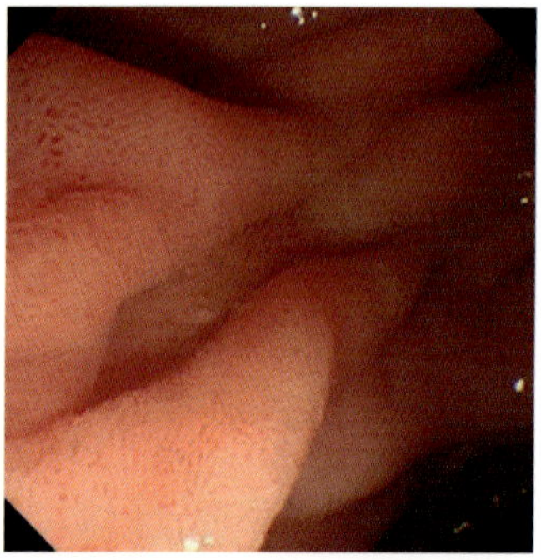

⑨ 유문륜 통과 후 내시경을 더 진행시키면 십이지장 제2부의 입구에 도착하게 된다. 내시경 화면상 십이지장 제2부가 관찰되면 좌우 노브를 우측으로 돌려 고정한 후 내시경을 시계 방향으로 돌리면서 단축 조작을 시행한다.

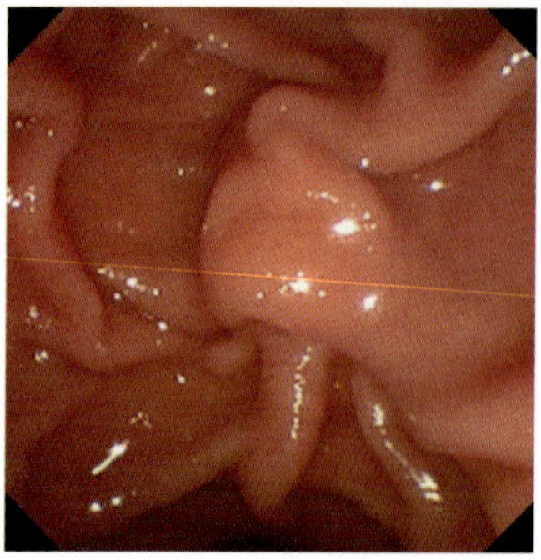

⑩ 내시경 단축 조작을 하게 되면 유두부를 정면상으로 관찰할 수 있게 된다. 경우에 따라 단축 조작이 안 될 수도 있으므로 무리하게 진행하지 않는다.

주의할 점

1. 무리한 조작은 합병증의 위험도를 높일 수 있으므로 내시경 삽입 시 저항이 느껴지면 밀지 않는다.
2. 내시경 단축 조작 시 십이지장 관강을 확인하면서 단축한다. 간혹 내시경이 펴지면서 십이지장 천공이 유발되는 경우가 있다.

3. 선택 삽관법

1) 개요

유두부 개구부에서 담관은 통상 11-12시 방향으로 십이지장 벽과 평행하게, 췌관은 1-2시 방향으로 주행하면서 담관보다 조금 더 수직에 가까운 방향으로 주행한다. 하지만 유두부주위 게실에 의해 유두부의 변형이 있는 경우 주행 방향이 달라질 수 있으므로 삽관하고자 하는 담췌관의 주행 방향을 잘 예상하여 도관을 삽입하는 것이 중요하다.

담췌관의 주행 방향

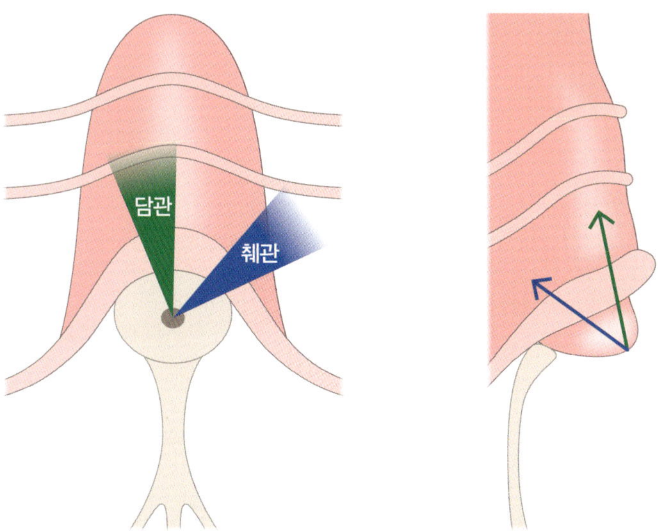

2) 시술 과정

선택 삽관은 ERCP의 성패를 가르는 중요한 단계이므로 삽관의 기본 개념을 숙지하고 있어야 한다. 여러 임상지침에서 ERCP의 질지표로 삽관 성공률을 지표로 삼고 있으며, 최소 90% 이상의 삽관 성공률을 달성할 수 있어야 한다.

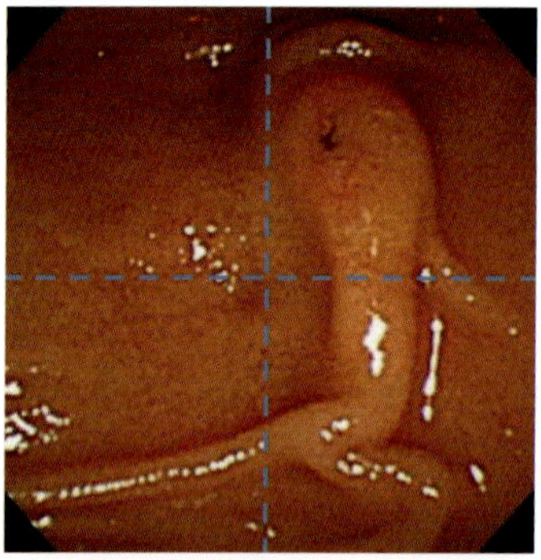

① 유두부 개구부를 내시경 화면상 중심에서 약간 우상방에 위치하도록 내시경을 조작한다. 담관 삽관을 위해서는 약간 아래에서 위로 올려다보는 각도가 좋다.

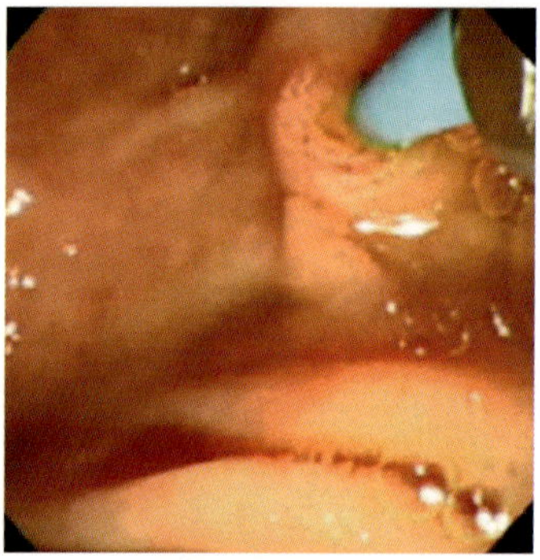

② Elevator를 올린 상태에서 카뉼라나 당김형 절개도를 겸자공을 통해 넣으면 선단 도달 시 저항을 느낄 수 있다. 이 상태에서 elevator를 약간 풀어주면서 카테터를 서서히 밀면 카테터 tip을 확인할 수 있다. Elevator를 조작하면서 카테터 tip을 개구부에 위치시킨다.

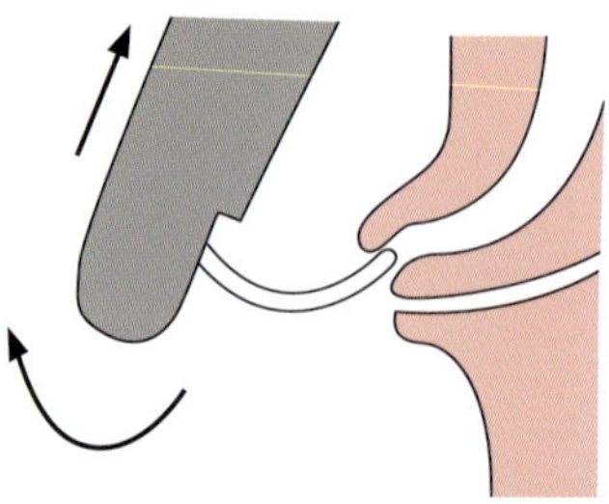

③ 유두부 개구부를 내시경 화면상 중심에서 약간 우상방에 위치하도록 내시경을 조작한다. 담관 삽관을 위해서는 약간 아래에서 위로 올려다보는 각도가 좋다.

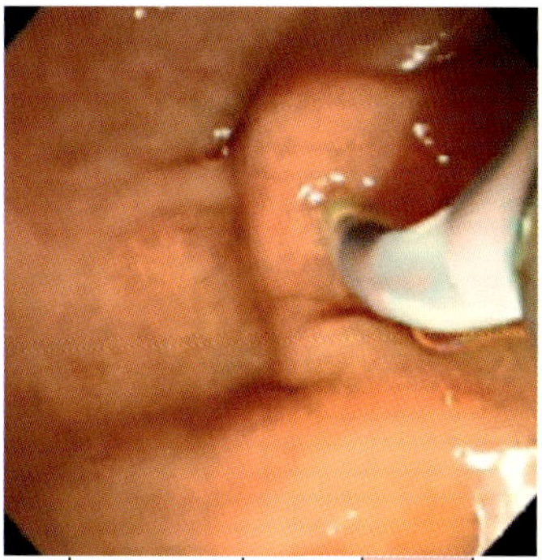

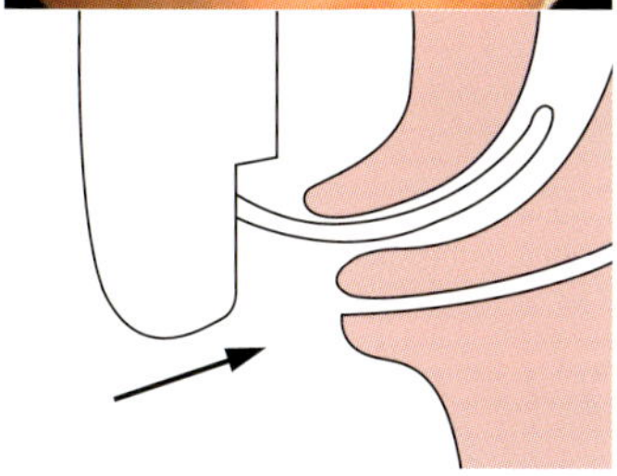

④ 카테터 tip을 개구부에 걸었으면 삽관하고자 하는 관으로 카테터가 진행할 수 있도록 축을 맞춰야 한다. 담췌관의 주행방향을 예상하여 내시경 업앵글을 걸어주며 카테터를 밀었을 때 원하는 방향으로 힘이 받을 수 있도록 축을 맞춘다.

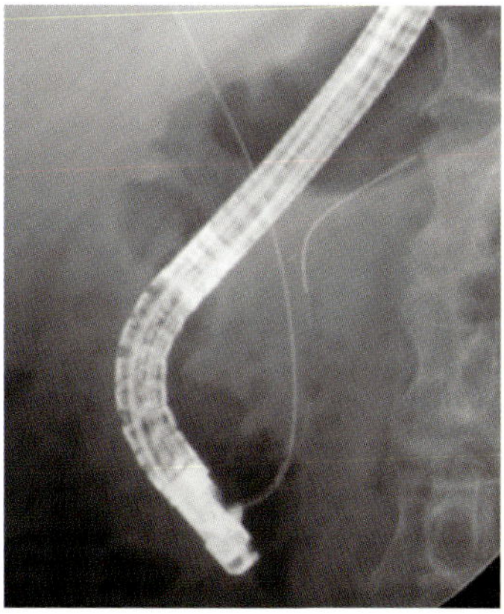

⑤ 카테터를 이용한 삽관이 여의치 않을 경우에는 유도철사나 조영제를 소량 주입하여 선택 삽관을 시도할 수 있다. 이 경우 유도철사를 사용한 삽관이 조영제를 먼저 주입하는 방식보다 합병증 발생률이 낮으므로 유도철사를 먼저 사용하는 것이 좋다.

주의할 점

1. 카테터 조작은 elevator, 삽관은 업앵글(up-angle)임을 잊지 말자.
2. 선택 삽관의 가장 중요한 포인트는 담췌관의 진행 방향과 카테터 진행 방향의 축을 맞추는 것이다.
3. 삽관이 여의치 않을 경우 절대 무리한 시도를 하지 않는다.

내시경 유두절개술(Endoscopic sphincterotomy, EST)

> 내시경 유두절개술(EST)은 당김형 절개도(pull-type papillotome)를 사용하여 주로 시행되며, 선택 삽관이 여의치 않을 경우에는 침형 절개도(needle knife)를 사용하여 시행하기도 한다. 출혈과 천공의 위험이 있으므로 유두부의 모양과 시술의 종류에 따라 적절한 방향과 크기로 천천히 절개를 시행해야 한다.

1. 개요

최근의 ERCP는 대부분 치료적 목적으로 시행되고 있으므로 유두부 확장을 위한 내시경 유두절개술(EST)은 성공적인 ERCP를 위해 반드시 필요한 시술이다. 담관 또는 췌관의 주행 방향을 따라 당김형이나 침형 절개도를 사용하여 절개를 시행하며, 개구부로부터 첫 매듭주름까지의 절개를 소절개, 구측 융기 상측 경계부까지 최대치로 절개하는 것을 대절개, 그 사이까지 시행하는 것을 중절개라 한다. 절개 범위는 시술의 목적에 따라 정해야 하며, 무조건적인 대절개가 좋은 것이 아니다.

절개 범위에 따른 분류

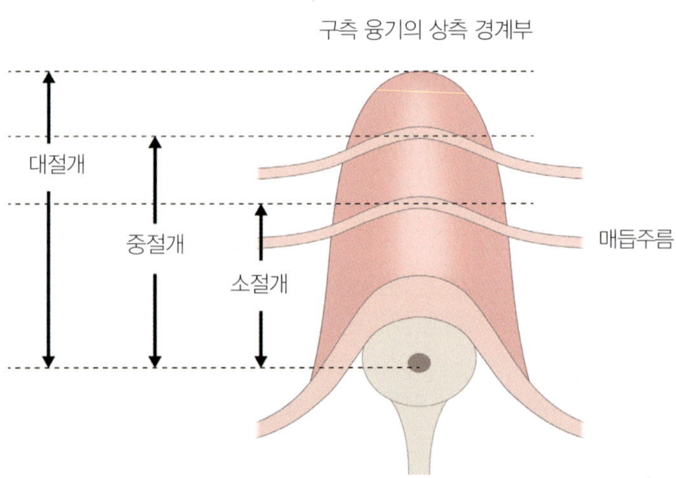

2. 시술 순서

1) 당김형 절개도

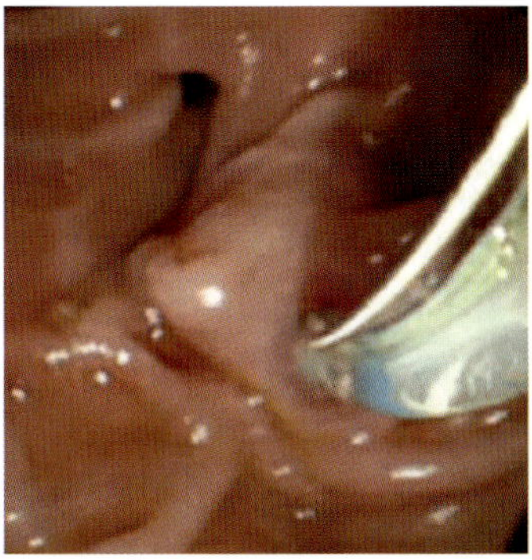

① 담관 내 유도철사를 거치한 상태로 당김형 절개도를 삽입한다. 보조자에게 절개도를 당기거나 놓으라고 하여 원하는 방향으로 절개도가 진행할 수 있도록 방향을 맞춘다.

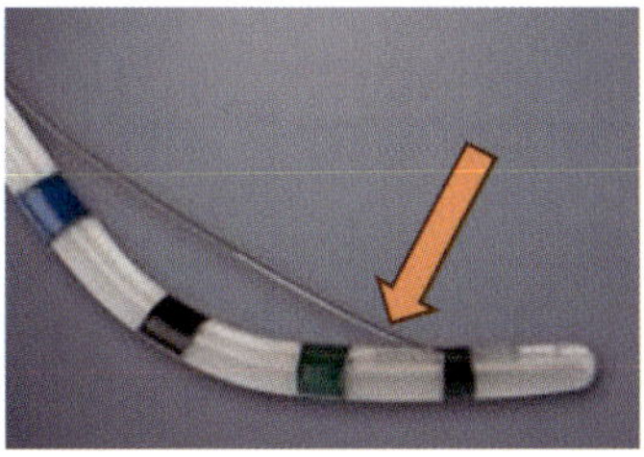

② 개구부의 좁은 구멍에 절개도가 너무 많이 들어가 있는 상태에서 첫 절개가 시행되면 장력으로 인해 'Zipper cut'이 발생할 수 있으므로, 처음 시작 시에는 절개도를 조금만 집어넣어 칼집을 내듯이 조금만 절개한다.

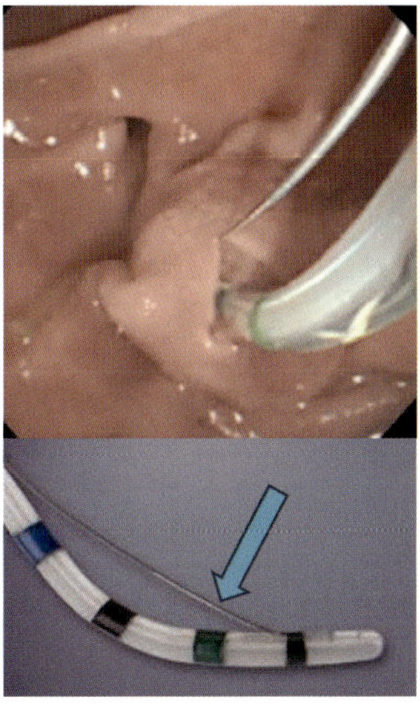

③ 초기 절개 시 어느 정도 구멍의 여유가 확보되었으면, 절개 철사의 1/3–1/2를 절개하고자 하는 부위에 위치하고 절개를 시작한다. 통상 1초에 1–3 mm 정도의 속도로 조심스럽게 진행한다. 원하는 방향으로 진행할 수 있도록 짧게 끊어 절개하며, 필요시 위치를 조정한다.

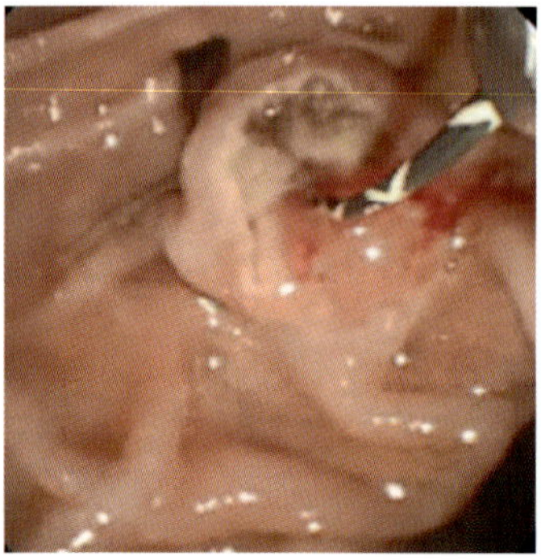

④ 원하는 범위까지 절개가 완료되었으면 출혈이나 천공이 발생하지 않았는지 면밀히 확인하고 EST 술기를 종료한다.

주의할 점

1. 절개 전 담췌관 진행방향에 따라 절개도가 원하는 대로 움직이는지 미리 연습해 본다.
2. 절개 시에는 elevator를 사용하지 않고 내시경을 조금씩 움직이면서 절개한다.
3. ERBE endocut mode를 사용하면 'Zipper cut' 발생을 줄일 수 있다.
4. 반드시 천천히 진행한다.

2) 침형 절개도

통상적인 방법으로 담도 삽관에 실패할 경우 담도가 주행하고 있을 가능성이 높은 부위로 직접 절개를 시도해야 하는 경우가 있다. 보통 침형 절개도(needle knife)를 사용하여 절개를 시행하며, 시행 방식에 따라 개구부에서 시작하여 담도 진행 방향으로 절개를 시작하는 예비절개술(precut papillotomy)과 개구부 상방 3-5 mm의 누두부(infundibulum)에서부터 아래쪽으로 절개를 시행하는 누두절개술(infundibulotomy)로 나뉜다. 예비절개술은 보다 쉽게 개구부를 노출시킬 수 있다는 장점이 있으나 췌관 손상으로 인한 췌장염 발생 가능성이 높고, 누두절개술은 췌관 입구를 건드리지 않으므로 췌장염 발생 가능성이 낮지만 누두가 작은 경우에는 시행이 불가능하고 천공의 위험성이 높다는 단점이 있다.

예비절개술과 누두절개술

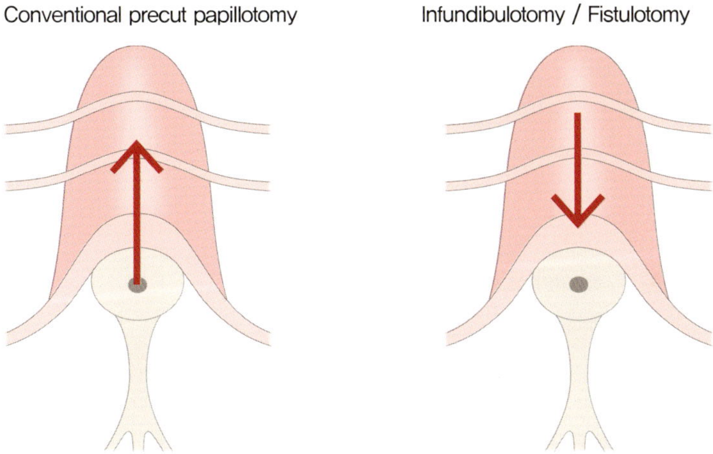

(1) 예비절개술

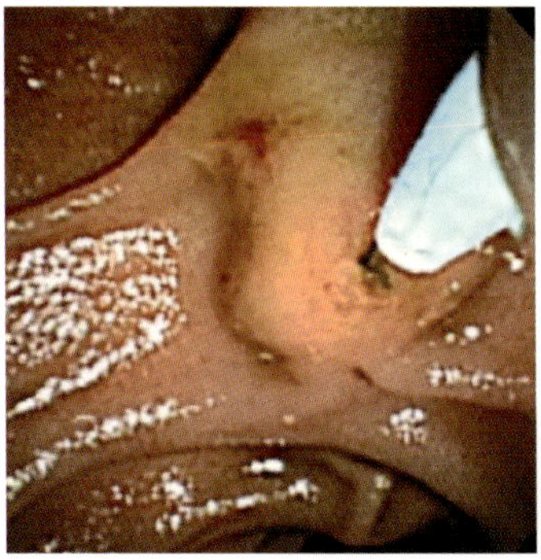

① 개구부에 침형 절개도를 대고 상방으로 절제를 시작한다. 이때 침형 절개도의 절개 철사가 너무 많이 노출되면 췌관 손상으로 인한 췌장염 발생 가능성이 높아지므로 최소한만 노출시키도록 주의한다.

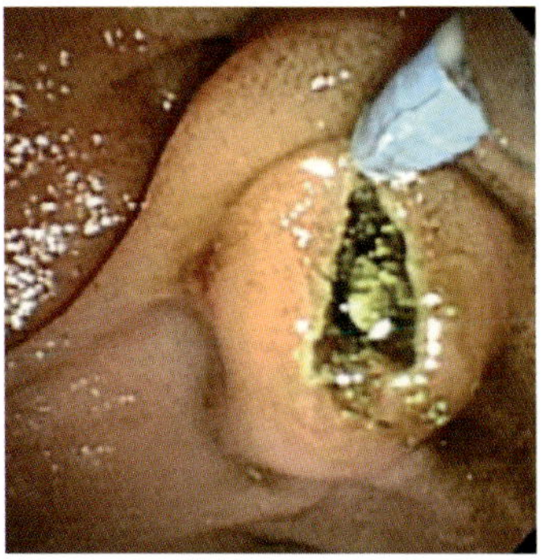

② 담도의 주행방향을 따라 절개한다.

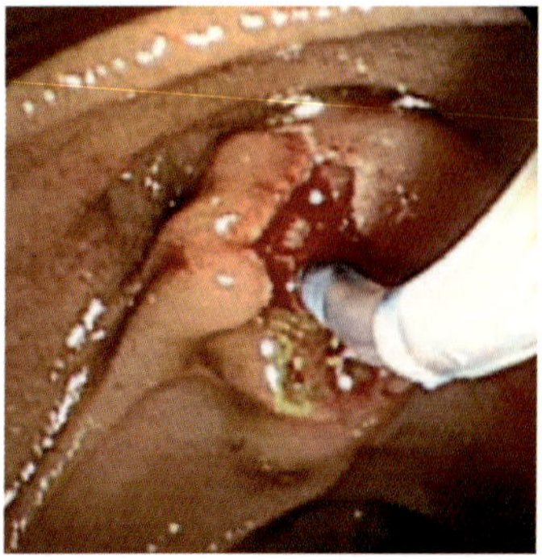

③ 충분히 절개가 완료되면 카테터를 사용하여 삽관을 시행하고 필요시 당김형 절개도를 사용하여 추가적인 EST를 시행한다.

(2) 누두절개술

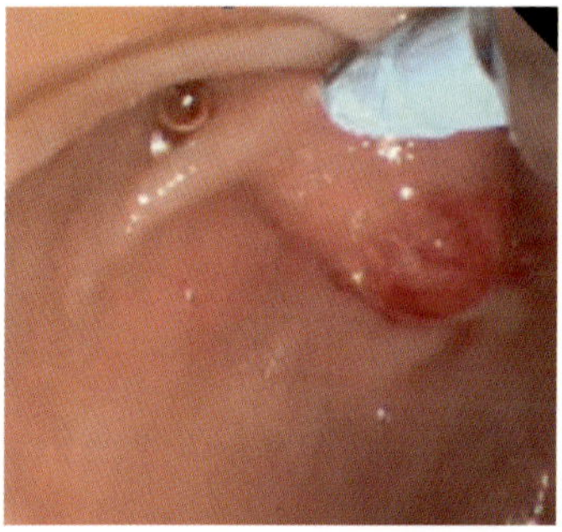

① 개구부 상방 3–5 mm 지점의 누두가 돌출된 부분에서 절개를 시작한다. 이때 침형 절개도의 절개 철사가 너무 많이 노출되면 천공의 위험이 있으므로 적절히 조절한다.

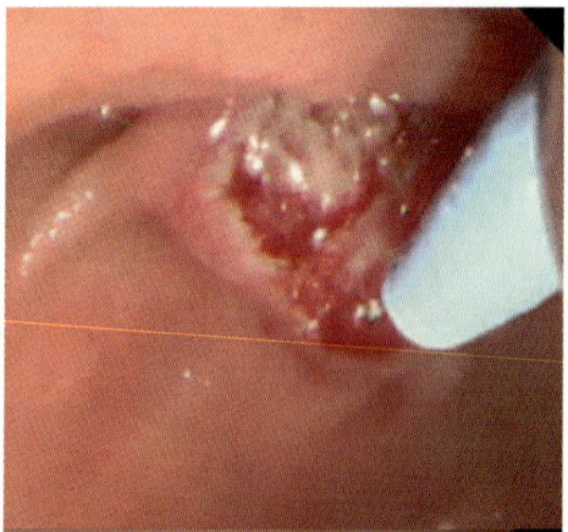

② 한 번에 깊게 시행하지 말고 한 꺼풀씩 벗기듯이 조금씩 절개해 나가면, 담즙이나 담관의 분홍 점막 또는 오디괄약근의 백색 융기가 노출된다.

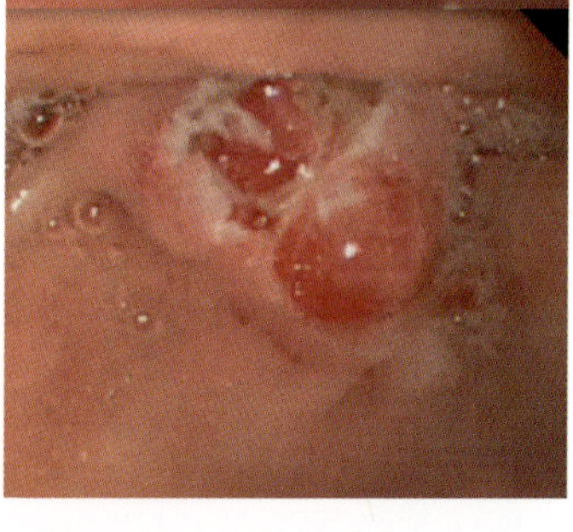

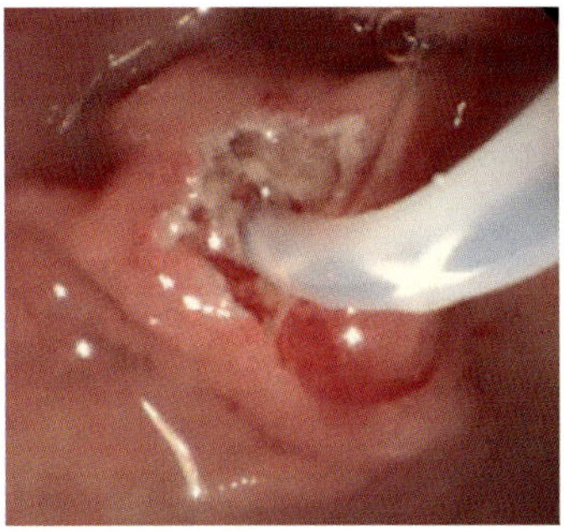

③ 카테터를 사용하여 삽관을 시행하고 필요시 당김형 절개도를 사용하여 추가적인 EST를 시행한다.

주의할 점

1. 절개 전 담췌관 진행방향에 따라 절개도가 원하는 대로 움직이는지 미리 연습해 본다.
2. 절개 철사가 너무 많이 나오지는 않았는지 수시로 체크한다.
3. 한 번에 성공하지 못했을 경우에 무리하게 시도하지 말고 2–3일 후 재시도하면 부종과 출혈이 가라앉아 성공 확률이 높아질 수 있다. 조급해하지 말자.

내시경 유두부 풍선확장술 (Endoscopic papillary balloon dilatation, EPBD)

> 내시경 유두부 풍선확장술(EPBD)은 담도 삽관 후 절개를 하지 않고 확장용 풍선도관을 사용하여 바터팽대부를 확장하는 시술이다. 내시경적 유두절개술(EST)에 비해 쉽게 시술이 가능하나 ERCP 후 췌장염 빈도가 높다.

1. 개요

내시경 유두부 풍선확장술(EPBD)은 확장용 풍선도관을 사용하여 바터팽대부를 확장하는 시술로, 오디괄약근의 기능을 어느 정도 보존하여 장기 합병증 발생을 줄이고 응고장애가 있는 환자에서 보다 안전하게 사용할 수 있다는 장점이 있다. 내시경 유두부 큰풍선 확장술(EPLBD)은 EPBD와는 시술 목적이 다른데, 직경 12 mm 이상의 큰 확장형 풍선도관을 사용하는 시술로 큰 담관 결석을 치료하기 위한 목적으로 시행된다. EST에 비해 시술이 간단하다는 장점이 있으나 ERCP 후 췌장염 발생 빈도가 높으므로 선택적으로 사용하는 것이 좋다.

확장용 풍선도관(CRE balloon™, Boston scientific)

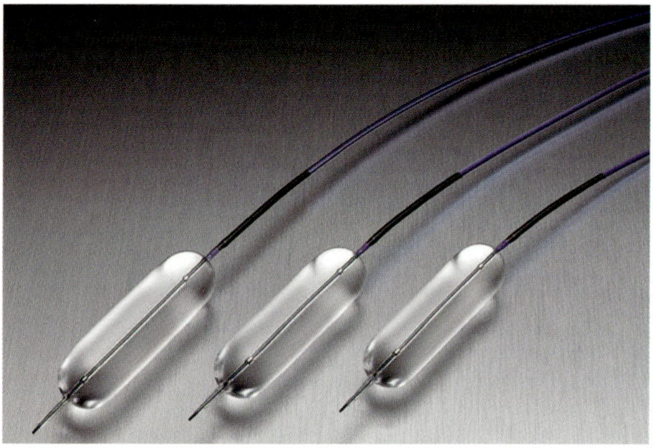

2. 시술 방법

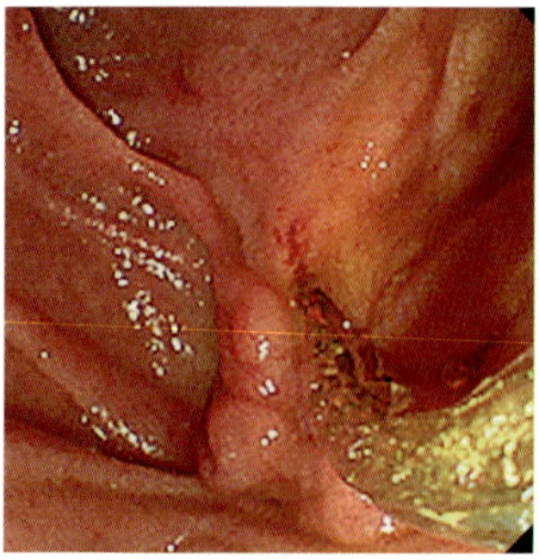

① 담도 삽관 후 유도철사를 따라 확장용 풍선도관을 삽입한다. 담도의 직경보다 넓은 풍선도관은 사용하면 안 된다.

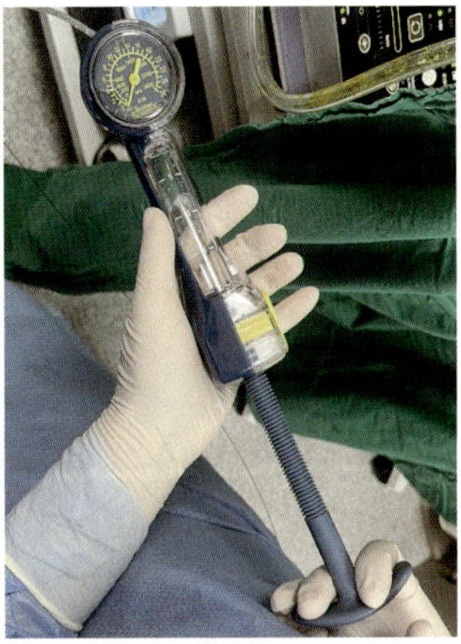

② 풍선도관에 조영제를 주입하기 전에 inflator를 당겨 풍선 내 공기를 모두 제거하여 조영제가 풍선을 바로 채울 수 있도록 한다(CRE balloon의 경우 담관 삽입 전에 풍선을 부풀리지 않도록 한다).

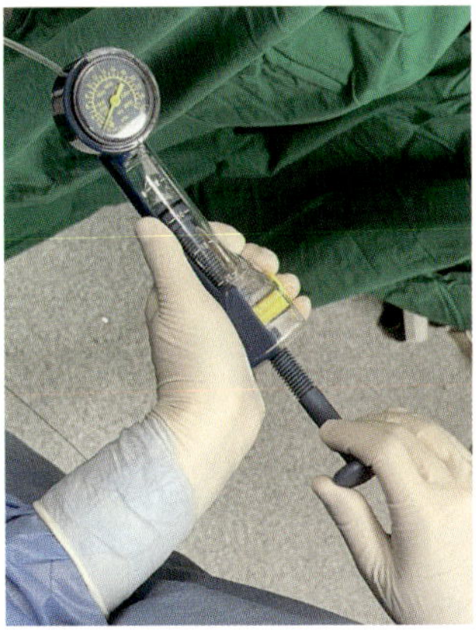

③ 이후 잠금장치를 걸고 압력을 서서히 올린다. 보조자는 시술자에게 현재 압력을 실시간으로 보고한다.

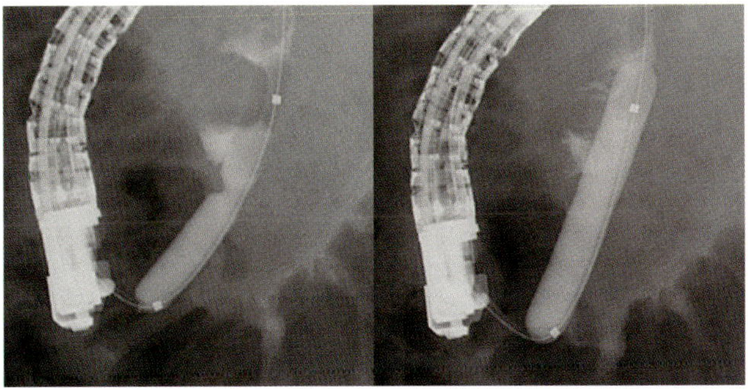

④ 반드시 천천히 풍선도관을 확장시켜야 하며, 원하는 정도까지 확장 완료했을 때 잘록한 부분(waist)이 빠른 시간 내 소실되어야 한다. 만약 waist가 소실되지 않을 경우 천공의 위험이 높아지므로 바로 압력을 빼준다.

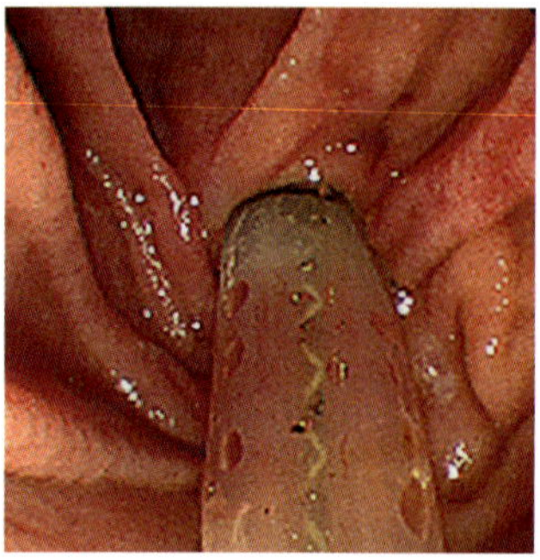

⑤ 확장 시간은 30초-3분 정도 지속할 수 있다. 만약 waist가 소실되지 않을 경우 천공의 위험이 높아지므로 바로 압력을 빼준다.

주의할 점

1. 확장하고자 하는 구경에 맞는 풍선도관을 선택하고, 절대 담관보다 큰 풍선을 선택하지 않도록 한다.
2. 풍선도관은 천천히 확장한다.
3. 풍선도관의 잘록한 부분(waist)이 소실되지 않으면 합병증 발생률이 증가한다.

내시경적 역행성 담췌관 조영술(ERCP)을 통한 담석 제거술(Endoscopic biliary stone removal)

담관 담석 제거에는 통상 풍선도관(retrieval balloon catheter)과 바스켓(basket)이 사용되며, 담석이 크거나 단단한 경우 기계적 쇄석술을 시행하여 담석을 분쇄한 후 제거하기도 한다. 간혹 담관 내 담석이 감돈되어 기구가 빠지지 않는 경우도 있으므로 반드시 응급쇄석기(emergency lithotripter)를 준비해야 한다.

1. 개요

담석 제거술은 ERCP를 시행하면서 가장 흔히 시행하는 시술로 ERCP를 시행하는 의사가 가장 기본적으로 익혀야 하는 술기이다. 숙련된 ERCP 시술자의 경우 담석 제거 성공률은 90% 이상으로 알려져 있으나, 간혹 한 번에 모두 제거가 불가능하거나 예상치 못한 잔존 담석으로 인해 담관염이 재발하는 경우도 있으므로 만일의 사태에 대비한 충분한 준비가 필요하다. 담석 제거의 기본 원칙은 다음과 같다.

- 시술 전 영상 검사를 통해 담관 담석의 위치와 크기, 개수를 확인하고, 경도를 예측한다. 담석이 단단할 것을 예상되는 경우에는 쇄석기를 준비하는 등 필요한 기구를 미리 준비한다.
- 말단 부위 담석부터 차례로 제거한다. 근위부 담관 담석부터 제거를 시도할 경우 원위부 담관에서 막혀버려 빠지지 않을 수 있다.
- 담관의 주행축에 따라 풍선도관 및 바스켓의 축을 맞춰 당기도록 한다. 일반적으로 내시경을 밀면 자연스럽게 주행축을 맞출 수 있다.
- 잔존 담석 여부를 반드시 확인한다. 애매할 경우에는 배액관을 적극적으로 사용한다.

2. 시술 준비

(1) 통상 담석 제거술에는 풍선도관과 바스켓을 동시에 사용하는 경우가 많으므로 두 가지 기구를 모두 준비한다.

(2) 바스켓은 ERCP 전 파악한 담석의 성상(위치, 크기, 개수, 경도)을 예측하여 준비한다. 감돈에 대비하여 응급쇄석기(Emergency lithotripter)도 반드시 준비한다.

3. 풍선도관을 사용한 담석 제거술

1) 시술 방법

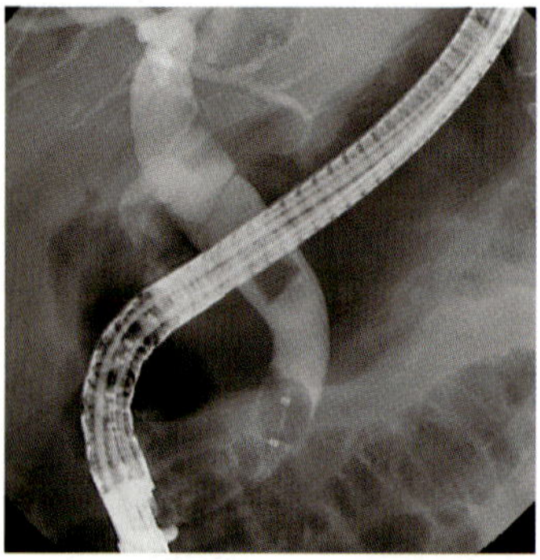

① 풍선도관을 담석의 상단에 위치시킨다. 한꺼번에 많은 담석이 잡히지 않도록 원위부 담석부터 차례로 제거한다.

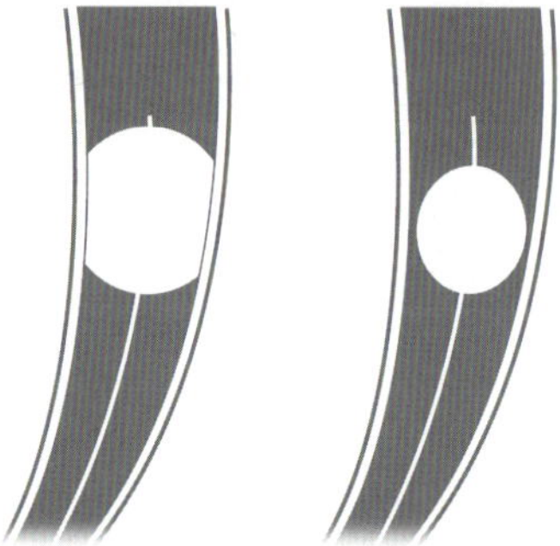

② 원위부 담관의 좁은 부위에 도달하면 담관의 직경에 맞게 풍선의 크기를 줄인다.

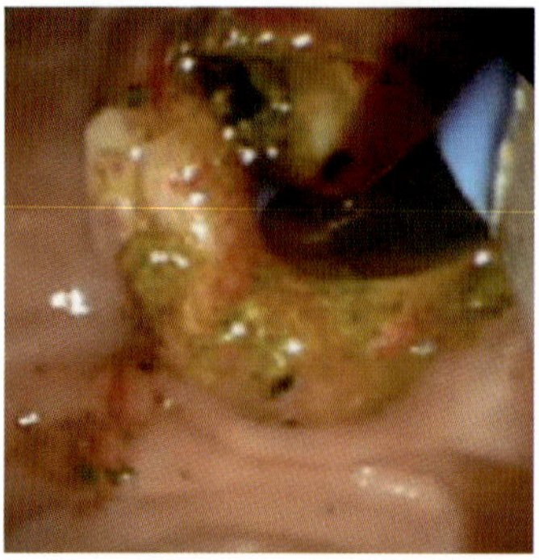

③ 풍선이 담관 끝에 도달하면 flip-down 기법을 사용하여 천천히 담석을 제거한다.

2) Flip-down 기법

원위부 담관과 유두부는 절개술을 시행했더라도 좁기 때문에 풍선도관이나 바스켓이 담관의 주행축과 일치하지 않으면 담관의 끝부분에 담석이 걸려 잘 빠지지 않는다. Flip-down 기법은 담관 주행축에 맞춰 최대한의 힘이 가해지도록 하는 기법이다.

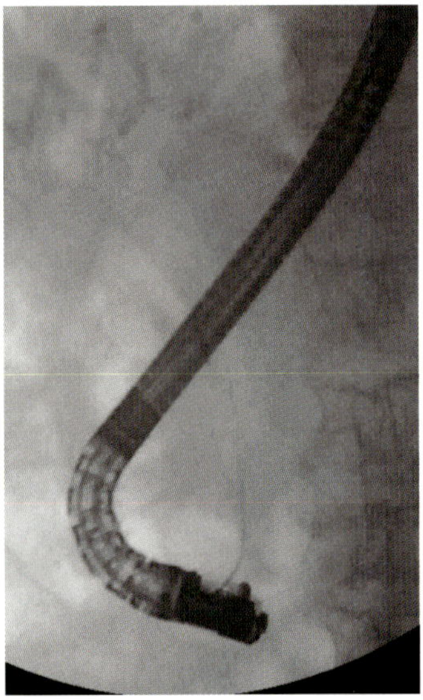

① 내시경을 밀어 내시경 선단과 담관 주행축이 수직이 되도록 한다.

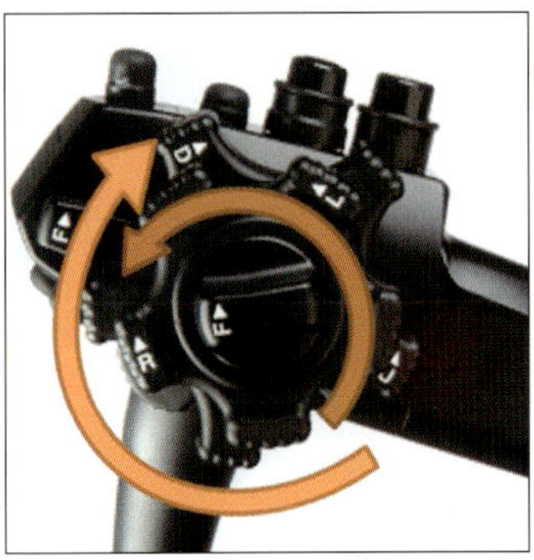

② 다운앵글 및 좌측앵글을 걸어 내시경 선단이 유두부에서 멀어지도록 한다.

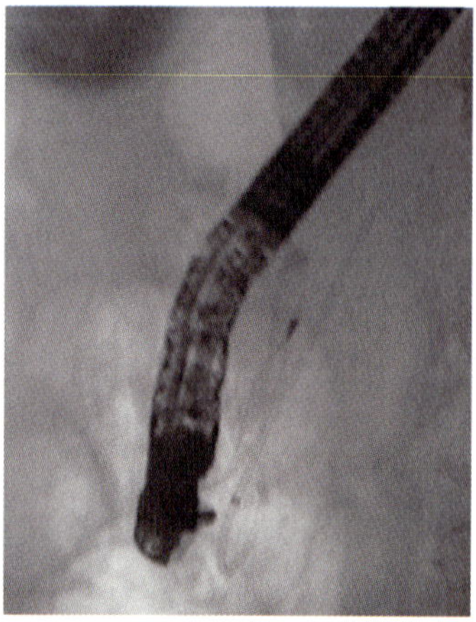

③ 몸을 오른쪽으로 돌리면 내시경축이 시계방향으로 회전하면서 풍선도관이나 바스켓을 감아 돌리게 된다. 이를 통해 담석을 제거할 수 있게 된다.

주의할 점

1. 풍선도관이나 바스켓을 잡아당긴다고 담석이 빠지지 않는다. Flip-down 기법을 숙지하자.
2. Flip-down 시 손으로 도관/바스켓을 잡고 있어야 한다.
3. 무리한 조작은 천공 위험도를 증가시키므로 주의하자.

4. 바스켓을 사용한 담석 제거술

1) 시술 방법

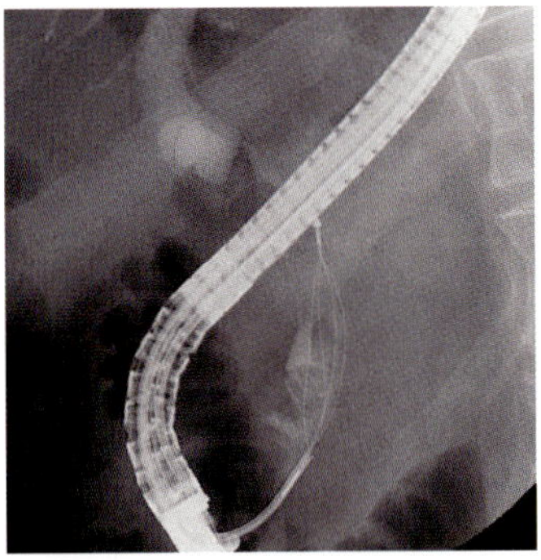

① 바스켓을 담석의 상단에 위치시킨다. 한꺼번에 많은 담석이 잡히지 않도록 원위부 담석부터 차례로 제거한다.

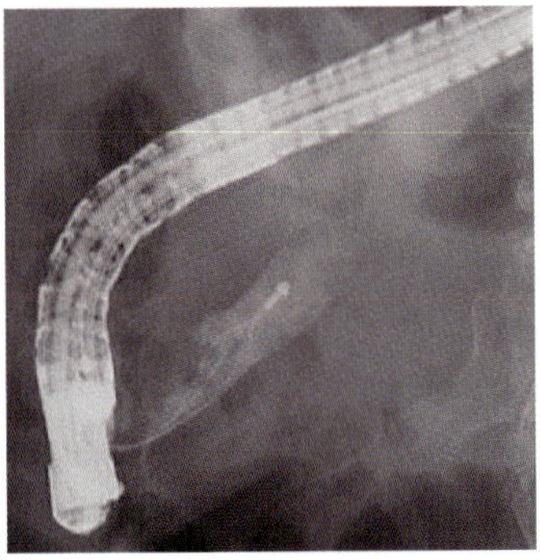

② 바스켓을 서서히 펼쳐 담석이 간내담관으로 밀려들어 가지 않도록 한다. 바스켓을 펼쳤으면 앞뒤로 빠르게 움직여 바스켓 내부로 담석이 들어오도록 한다.

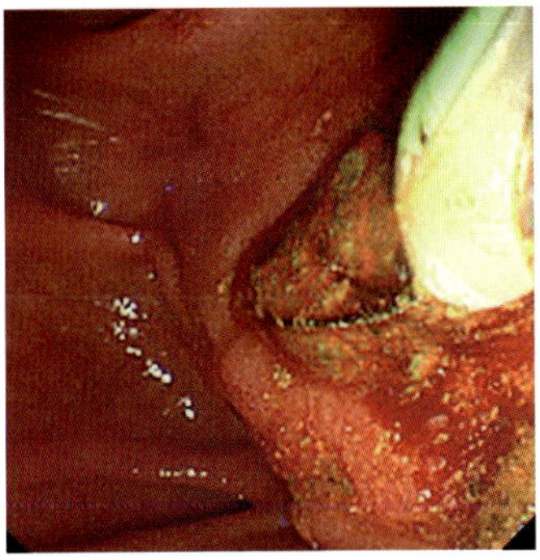

③ 바스켓이 담관 끝에 도달하면 flip-down 기법을 사용하여 천천히 담석을 제거한다.

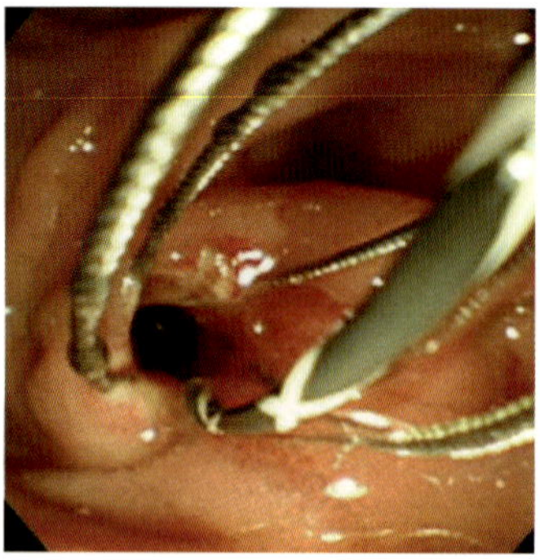

④ 구형(spherical) 타입의 바스켓을 사용한다면 유두부에 바스켓을 걸쳐 입구를 연 다음, 내시경으로 흡인하여 잔존 담석을 깨끗이 제거할 수 있다.

주의할 점

1. 한꺼번에 많은 담석을 포획하면 감돈의 위험이 있다. 한번 포획되면 풀기가 쉽지 않으므로 주의하자.
2. 감돈 위험성이 있다고 판단되면 미리 쇄석용 바스켓으로 시술을 진행하자.
3. 흡인 기법은 매우 유용하다. 적극 활용하자.

5. 기계적 쇄석술

1) 시술 방법

본 장에서는 일체형 바스켓을 사용하여 기계적 쇄석술을 시행하는 방법에 대해 알아본다.

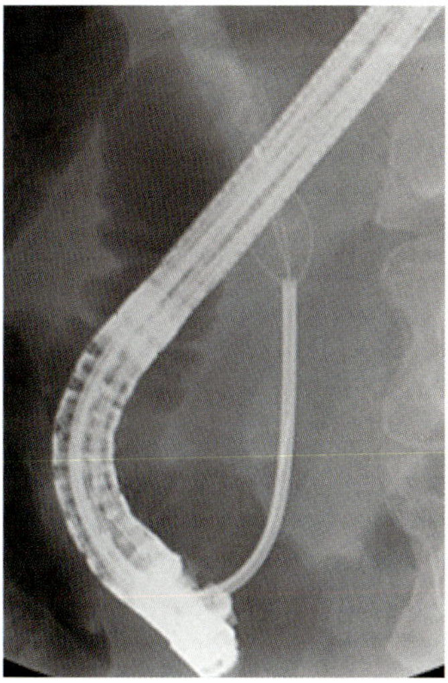

① 쇄석하고자 하는 담석을 포획한다.

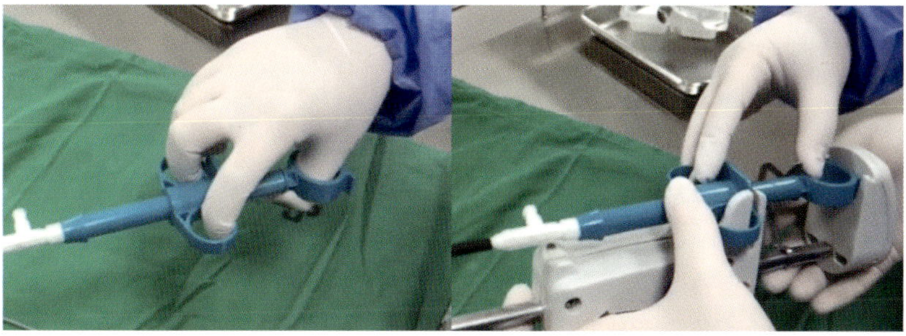

② 쇄석기에 바스켓을 체결하는 과정에서 담석이 빠지는 경우가 있으므로 바스켓에 지속적으로 긴장을 가하여 빠지지 않도록 유지한다.

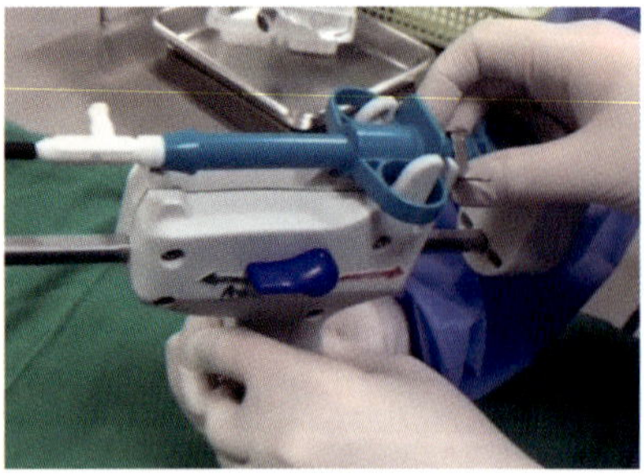

③ 쇄석기를 사용하여 담석을 파쇄한다.

주의할 점

1. 일체형 바스켓은 여러 번 쇄석을 할 수 있으나, 한번 쇄석을 하고 나면 변형이 오는 경우가 많으므로 필요시 꺼내어 모양을 바로잡고 다시 시술하도록 한다.
2. 쇄석 후 철제 도관 내 담석이 끼면 바스켓이 펼쳐지지 않으므로 자주 세척을 해주도록 한다.

내시경적 역행성 담췌관 조영술(ERCP)을 통한 조직 채취

ERCP를 통한 조직 채취에는 생검 겸자(forcep)와 솔(brush)을 사용한다. 두 가지 방법 모두 투시 영상을 통해 간접적으로 조직을 얻으므로 진단 민감도는 60% 이하로 낮은 편이나, ERCP 진행 과정에서 간단히 시행할 수 있는 검사이므로 널리 사용되고 있다.

1. 생검 겸자를 통한 조직 채취법

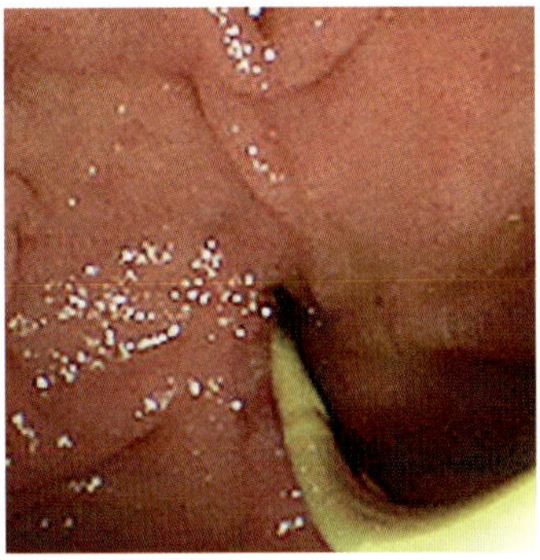

① 담관축을 맞춰 생검 겸자를 담관 내로 삽관한다. 겸자의 선단이 뻣뻣하여 삽관이 쉽지 않은 경우가 많으므로 축을 잘 맞추도록 한다.

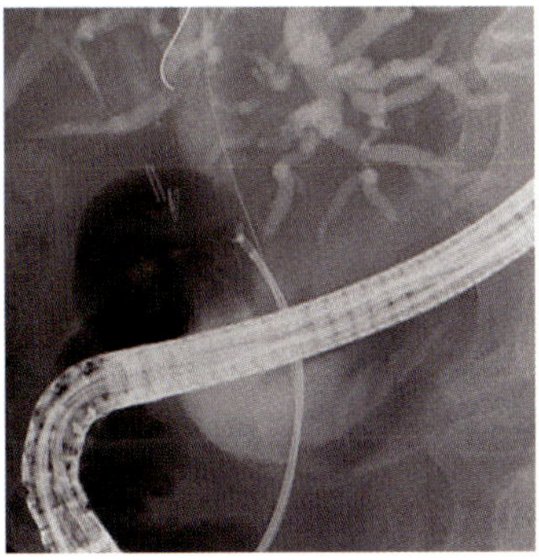

② 협착부에 도달하면 겸자를 열고 최대한 밀어 조직이 충분히 잡힐 수 있도록 한다.

2. 솔을 이용한 조직 채취법

(1) 협착부를 지나 유도철사를 위치시키고, 유도철사를 따라 세포검사솔을 협착부 입구까지 진행시킨다.

(2) 협착부에 도달하면 세포검사솔의 손잡이를 앞뒤로 움직여 솔(brush)이 협착부를 여러 번 지나게 한다. 최근 연구에 의하면 30회 정도 시행했을 때 검사 정확도가 상승한다고 한다.

(3) 조직 채취가 종료되면 솔을 도관 내에 집어넣고 조심해서 회수한다.

(4) 세포검사솔의 선단부를 커터로 잘라 검체통에 넣어 고정한다.

주의할 점

1. 생검 겸자나 솔세포진 검사 모두 진단 정확도가 높지 않으므로, 환자 및 보호자 설명 시 진단이 안 될 가능성에 대해 반드시 설명하자.
2. 조직학적 확진이 반드시 필요한 경우에 금속 스텐트를 거치하면 다음 계획에 차질이 생긴다. 충분히 검체를 얻었다고 하더라도 다음 치료 계획을 생각해서 배액관을 선택하자.

내시경적 경비 담관 배액관 배액술 (Endoscopic nasobiliary drainage, ENBD)

ENBD는 단기간의 담즙 배액을 목적으로 이용되며, 긴 도관을 담관에서부터 코를 통해 체외로 나오도록 유치한다. ENBD를 통해 다양한 검사와 세척을 할 수 있고 원할 때 제거할 수 있다는 장점이 있으나 환자의 불편감이 증가된다는 문제가 있다.

1. 개요

경비 담관 배액관 배액술은 여러 장점이 있으나 보통 5 Fr의 가는 도관을 사용하는 경우가 많아 비강을 통해 유치하는 과정에서 도관이 꼬이거나 빠져버리는 문제가 발생할 수 있으므로, 정확한 유치 방법을 숙지해야 한다.

ENBD를 삽입하기로 결정하면 담즙주머니 (bile bag), 비인두강관 (nasopharyngeal tube), 고정용 테이프를 미리 준비한다.

2. 시술 방법

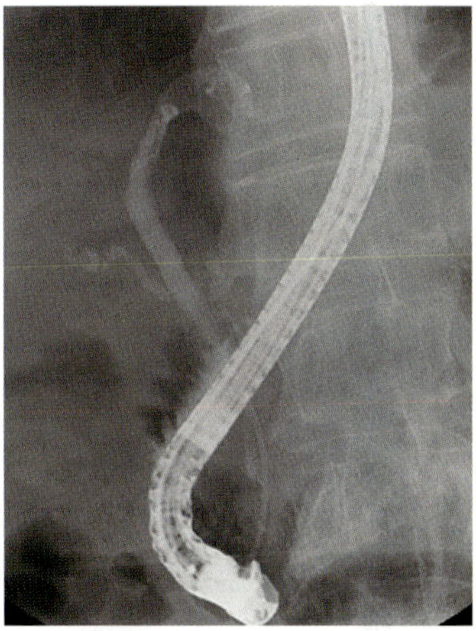

① ENBD의 선단을 원하는 간내담관에 위치시킨다.

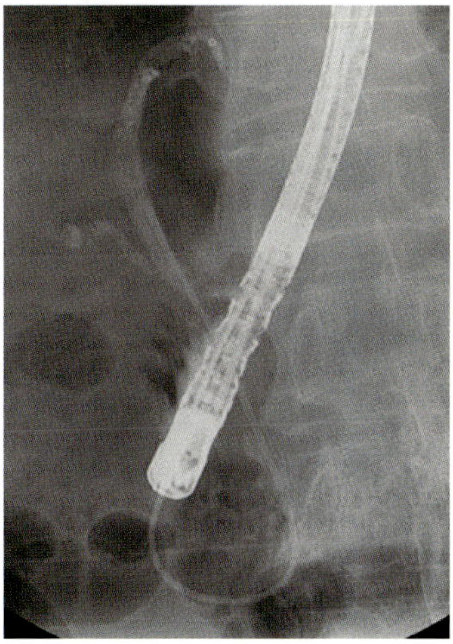

② 시술자와 보조자는 투시영상을 보면서 내시경을 회수하고, 동시에 ENBD를 밀어 넣어 도관이 원래 위치에서 빠지지 않도록 한다.

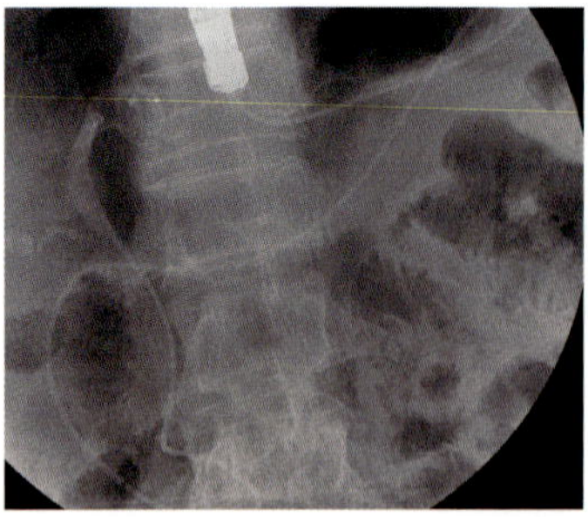

③ 위강 내 loop를 만들고 내시경을 회수하면 나중에 코를 통해 ENBD를 빼는 과정에서 도관이 꼬이더라도 복구할 수 있다.

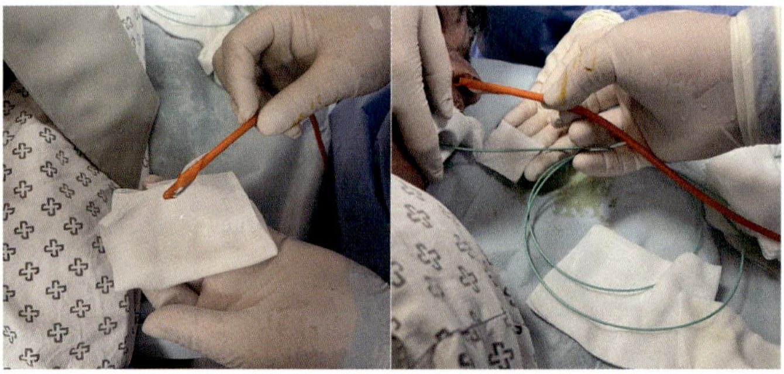

④ 비인두강관에 윤활제를 바르고 환자의 비강으로 삽입한다.

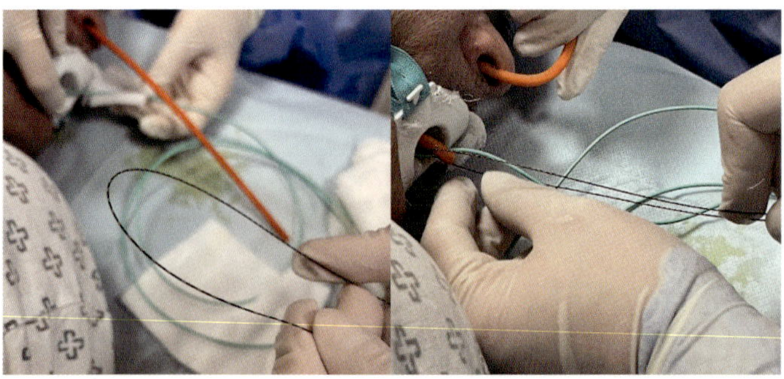

⑤ 유도철사로 올가미를 만들어 구강 내로 삽입한 후, 비인두강관을 밀어 넣어 포획할 수 있다. 잘 되지 않을 경우 겸자나 손가락을 사용하여 비인두강관을 입으로 꺼낸다.

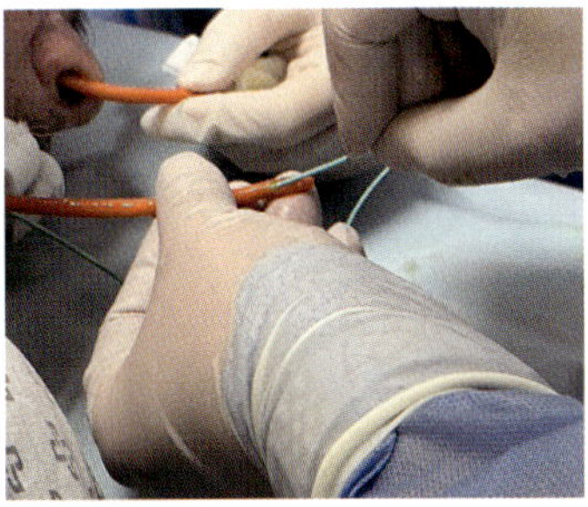

⑥ 비인두강관에 ENBD를 끼운다.

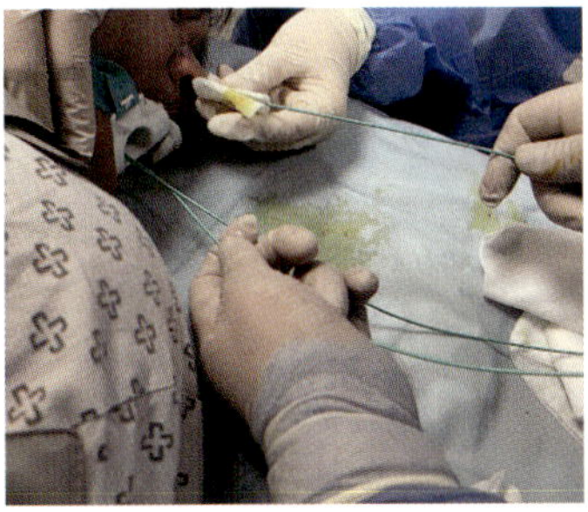

⑦ ENBD를 밀어 넣으면서 동시에 비인두강관을 잡아당겨 ENBD가 코로 나오도록 한다. 이때 구강 내에서 ENBD 꼬임이 자주 발생하므로 ENBD의 루프를 손가락으로 눌러가며 구강 내에서 제대로 펴지는지 확인한다.

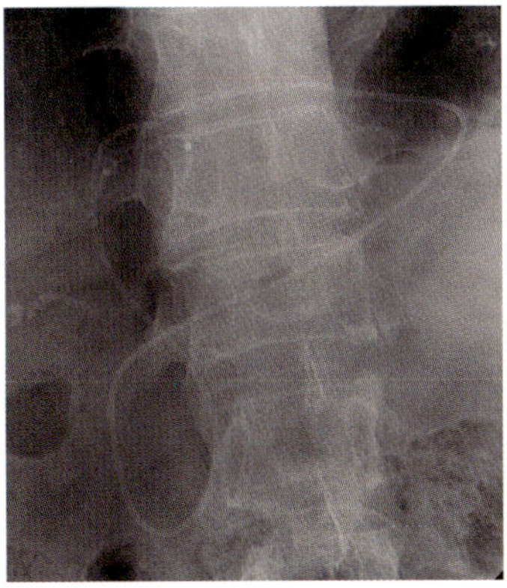

⑧ 투시영상을 보면서 ENBD를 충분히 당겨 불필요한 고리나 예각으로 굽어 있지 않도록 조정한다.

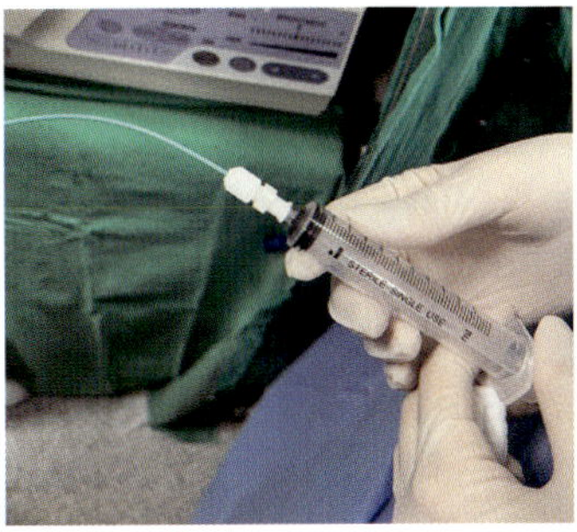

⑨ 거치가 끝났으면 주사기로 흡인하여 담즙이 원활히 배액되는지 확인한다.

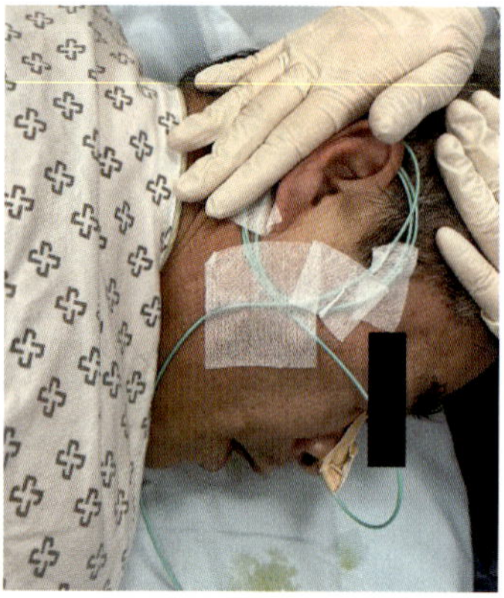

⑩ ENBD를 고정하고 시술을 종료한다.

주의할 점

1. ENBD가 꼬이는 부분은 대부분 비강이다. 내시경 회수 과정에서 위강 내 ENBD 루프를 만들어 충분한 여유를 두면 ENBD가 꼬이더라도 복구할 만큼의 충분한 길이가 남게 된다.
2. ENBD를 너무 당겨서 고정하면 위점막에 손상을 줄 수 있으므로 여유 있게 고정한다.

내시경적 역행성 담관 배액술 (Endoscopic retrograde biliary drainage, ERBD)

ERBD는 통상 담관 스텐트를 의미하는 용어로 사용 목적에 따라 다양한 종류가 있으며, 삽입 방법도 다르다. 스텐트별로 삽입 방법이 다르므로 기본적인 방법을 잘 알아야 적절한 시술을 할 수 있다.

1. 개요

효과적인 담관 배액을 위해서는 가능한 한 큰 구경의 스텐트를 삽입하는 것이 좋겠으나, 협착의 정도와 해부학적 구조에 따라 적절한 스텐트를 선택해야 한다.

또한 추후 치료 계획도 고려하여 종류를 결정해야 한다. 가령 담관 협착부에 대한 수술이 예정되어 있는 경우에 비피막형 금속 스텐트를 삽입하면 절제연 확보를 못 할 수 있으므로 주의가 필요하다.

2. 방법

플라스틱 스텐트 또는 금속 스텐트를 이용하여 담관협착부위에 배액이 가능하도록 삽입한다.

내시경 유두부 절제술(Endoscopic papillectomy)

> 십이지장 주유두는 담관과 췌관이 십이지장으로 개구하는 복잡한 구조로 되어 있고, 주유두에 발생하는 선종은 담관이나 췌관 내로 확산될 수 있으므로 내시경적으로는 불완전 절제가 될 가능성이 있다. 또한 시술 후 여러 합병증이 발생할 수 있으므로 반드시 숙련된 시술자가 진행해야 한다.

1. 개요

내시경 유두부 절제술은 1) 4 cm 이하의, 2) 담관 및 췌관 침범이 없는, 3) 주유두부 선종에 대해 시행하도록 하고 있으나 최근에는 국소암이나 담췌관 침범 증례에 대해서도 성공적인 치료 성과가 발표되고 있다.

2. 시술 전 검사

1) 십이지장경 검사

2) 가능하면 6조각 이상의 생검

3) MRCP 혹은 EUS – 담관 및 췌관 침범 여부 확인

3. 시술 방법

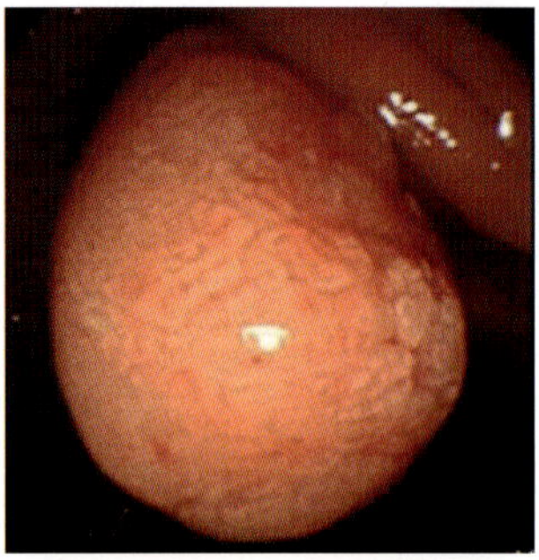

① 주유두부 종양의 모양을 파악하고 절제 계획을 세운다.

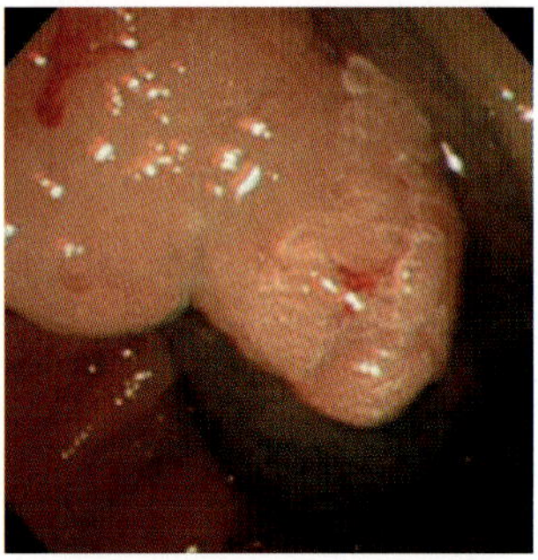

② 종양 하단부에 점막하주사를 시행한다. 경우에 따라서는 점막하주사를 시행하지 않는 것이 나을 수 있다.

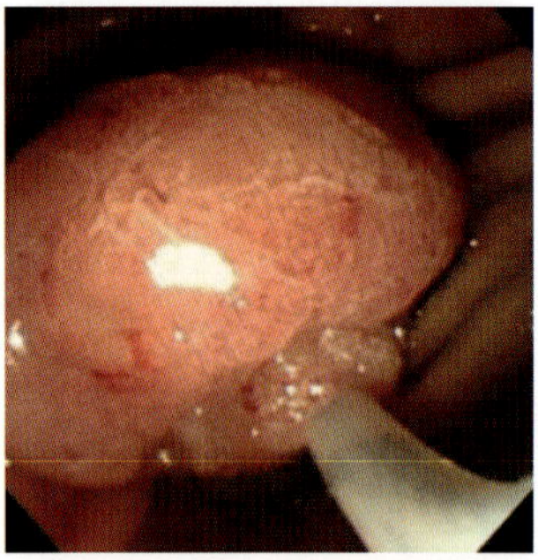

③ 올가미를 사용하여 충분히 포획한 후 절제하고, 네트(net)나 바스켓을 사용하여 조직을 회수한다.

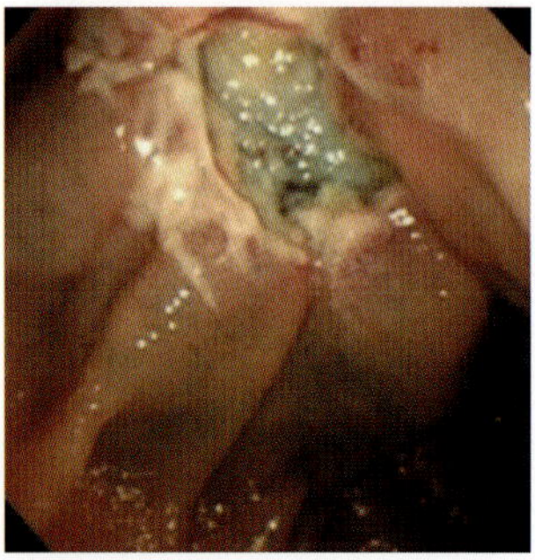

④ 절제연을 잘 관찰하여 남아 있는 선종이나 담췌관 내에서 종양이 나오지 않는지 확인한다.

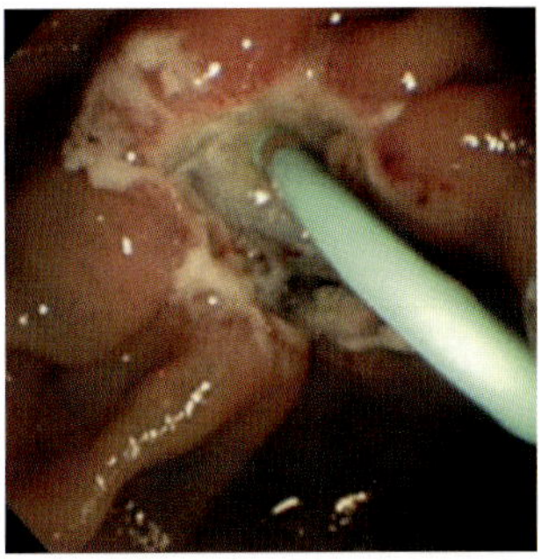

⑤ 췌관으로 삽관하여 ERPD를 삽입한다. 담관 삽관은 별로 필요가 없지만 가능하면 ERPD는 삽입할 수 있도록 노력한다. 단, 삽입이 어려울 경우 무리한 시도는 악영향을 미칠 수 있으므로 주의한다.

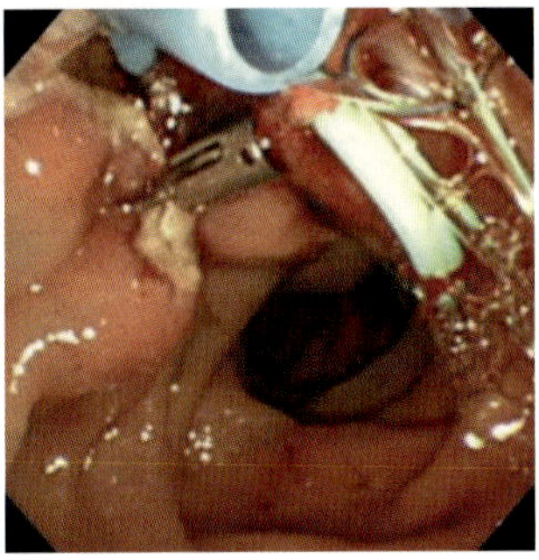

⑥ 필요시 지혈 클립이나 APC를 통해 추가적인 보조 치료를 시행한다.

4. 추적 검사

완전 절제는 보통 시술 후 3-6개월간 추적 시 잔류 종양이 없을 때로 정의된다. 시술후 2-3개월 차에 스텐트를 제거하면서 내시경 검사를 시행하고 이후 3-6개월 간격으로 추적 내시경 검사를 시행한다. 첫 1년간 재발이 없다면 적어도 5년 동안은 매년 추적 내시경을 시행하도록 한다.

주의할 점

1. 내시경 유두부 절제술은 난이도가 높은 시술이다. 가능하면 숙련된 시술자만 시행하도록 한다.

담도내시경

경피경간 담도경 검사 (Percutaneous transhepatic cholangioscopy, PTCS)

경피경간 담도경 검사는 경피경간 담도배액술(Percutaneous transhepatic biliary drainage, PTBD)을 통해 누공(fistula)을 만들어 이를 경유하여 내시경을 넣어 담관을 직접 들여다보는 검사이다. 내시경과 다른 액세서리를 이용하여 담관 내의 결석을 제거하거나 협착을 평가할 수 있다.

1. 개요

(1) 경피경간 담도경 검사를 위해서는 누공의 형성 및 확장이 필요하다. 검사 목적을 달성하기 위해 먼저 적절한 간내담도로 PTBD를 삽입하고 2-3일 후 누공의 확장을 하게 되는데, 한 번 혹은 두 번의 시술을 통해 최소 16 Fr까지 확장해야 담도경의 삽입이 가능하다.

(2) 확장된 누공을 배액관을 이용하여 10일 이상 유지하면 복벽, 간, 담관 간의 결합조직이 형성되어 누공이 견고해지고 안정된다. 처음 내시경 진입 시 누공의 경로가 견고하지 않거나 좋지 않을 경우 무리하게 진입하면 누공이 파괴될 수 있으므로, 유도철사를 삽입하여 경로를 확보 후 내시경을 진입하는 것이 필요하다.

(3) 검사 중에는 생리식염수를 지속적으로 주입하여 선명한 내시경 화면을 확보하고, 조영제와 투시를 보조삼아 검사를 진행한다.

2. 시술 준비

(1) 누공의 위치(좌우)에 따라 시술대 위에서 환자의 머리의 위치가 달라진다. 누공의 위치를 확인 후 환자를 시술대에 눕힌다.

(2) 검사의 목적에 맞게 내시경과 용품을 준비한다(시술의 필요와 병원 사정에 맞게 조절한다).

(3) 준비 물품: 시술의를 위한 멸균 글러브, 멸균 가운, 환부를 소독 후 노출시킬 멸균 방포, incision set - cotton ball + betadine, 10 cc syringe 2ea, basin 2ea (생리식염수/생리식염수 + 조영제), 생리식염수, 조영제를 섞은 생리식염수, 수액세트와 3-way stopcock, 멸균포 + tray (물이 많이 흘러내릴 수 있어 물 고임 받쳐주는 역할), 검사 후 튜브 고정을 위한 nylon 3-0, blade, gauze, irrigation용 생리식염수

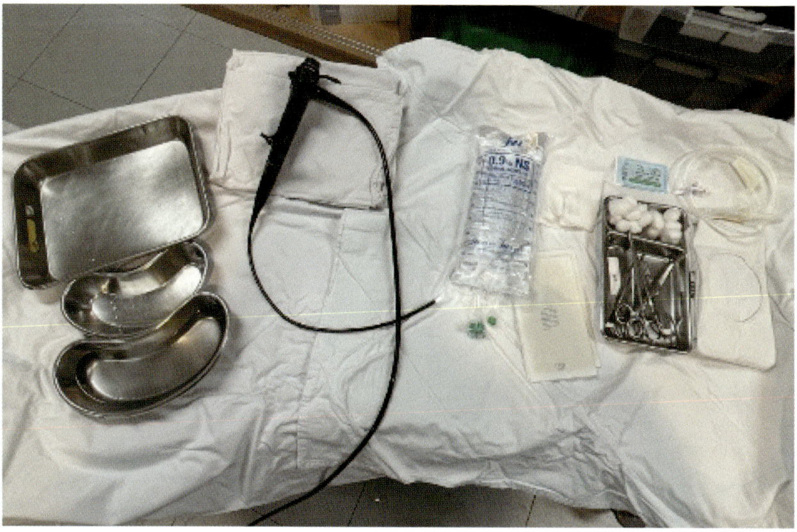

3. 시술 방법

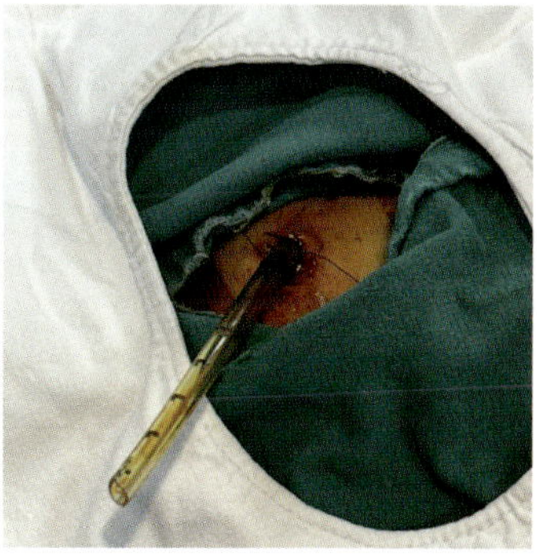

① 준비된 방포를 이용하여 무균술을 이용하여 시술을 준비한다.

② 삽입되어 있는 배액관을 절단한다.

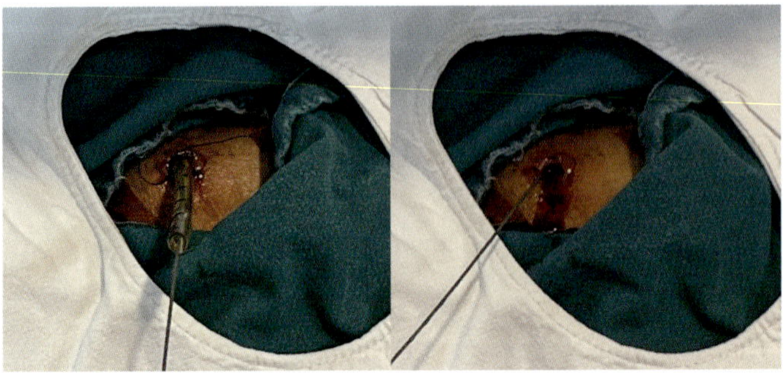

③ 배액관을 통해 유도철선을 삽입하여 누공 확보 후 배액관을 제거한다.

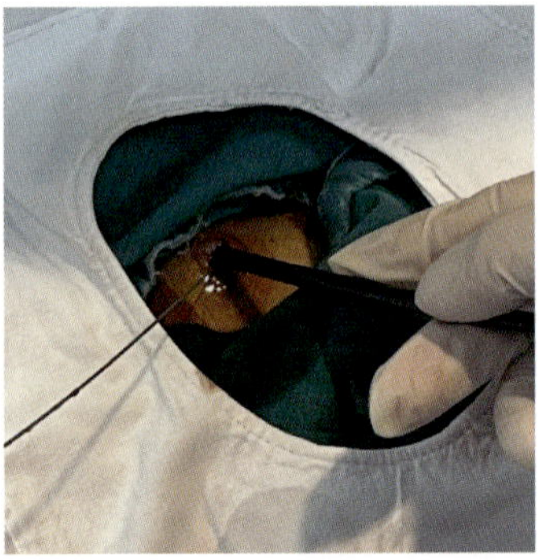

④ 유도철선 옆으로 내시경을 부드럽게 삽입한다. 이 경우에 누공이 파손될 수 있으므로 내시경을 적절히 조절하며 담관으로 진입한다.

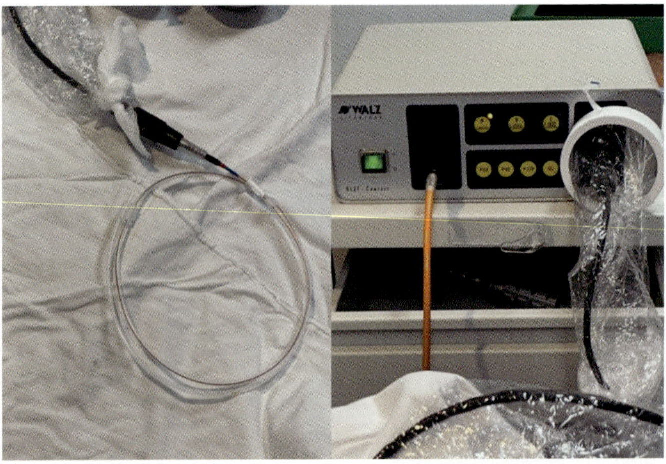

⑤ 거대담석을 파쇄할 경우, 전기수압 쇄석술(electrohydraulic lithotripsy) 혹은 레이저를 사용한다. 이들을 사용할 때도 가급적 무균술을 유지하기 위해 노력한다.

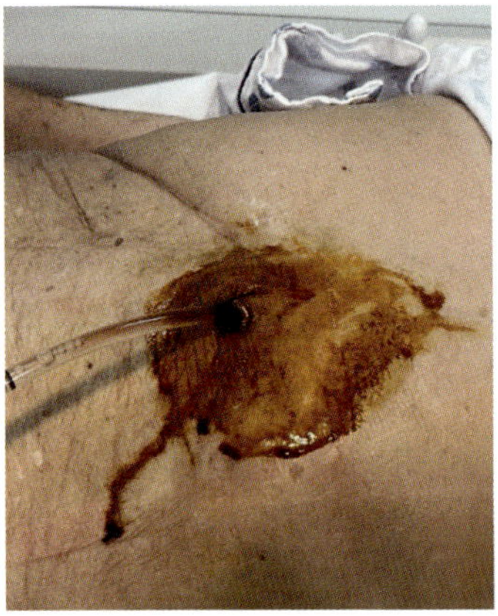

⑥ 시술이 끝나고, 배액관을 유지가 필요할 경우 16 Fr 또는 18 Fr PTCS 카테터를 유치한다. 더 이상 누공을 유지할 필요가 없을 경우 제거하거나 일시적으로 넬라톤 카테터를 유지할 수 있다.

주의할 점

1. 검사 중에도 무리하게 선단을 밀지 않도록 한다. 누공이 망가질 수 있다.
2. 지속적인 생리식염수 주입으로 인해 과도한 관내 압력이 올라갈 경우 합병증의 위험이 있다. 시술 중간중간에 선단을 빼서 관내 압력을 낮춰준다.
3. 시술이 모두 끝나고, 유치관이 필요 없을 경우, 배액관을 빼면 대부분 누공은 자연스럽게 닫히게 된다. 누공을 실이나 스테이플러로 봉합하지 않도록 한다.

단일 시술자 담도내시경(Single-operator cholangioscopy)

SpyglassTM DS 시스템은 Boston Scientific사에서 개발하여 2007년에 상용화한 담도내시경으로, 기본적으로 모자(mother–baby) 내시경과 유사하나 한 명의 시술자가 단독으로 시행할 수 있도록 개발된 단일 시술자 담도내시경(Single–operator cholangioscopy, SOC)이다. 최근 해상도가 향상된 디지털 방식의 DS Ⅱ 시스템이 출시되고, 보험 급여가 가능한 항목이 추가되어 국내에서도 점차 보급되고 있다.

1. 개요

Spyglass 시스템의 내시경은 Spyscope라고 하며, 직경이 약 3.5 mm로 얇기 때문에 십이지장 내시경의 부속기구 채널을 통해 담관 내부로 직접 진입할 수 있다. '플러그 앤 플레이' 방식으로 쉽고 빠르게 준비가 가능하며, 직경 1.2 mm의 전용 액세서리 채널 및 흡입 채널이 있어서, 전기수압쇄석술(Electrohydraulic lithotripsy, EHL) 또는 레이저 쇄석술(Laser lithotripsy, LL)용 탐촉자(probe)를 삽입하여 쇄석술을 시행할 수 있다.

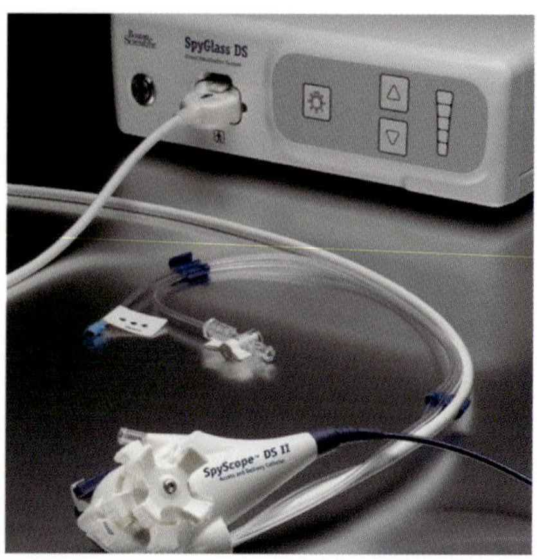

2. 시술 준비

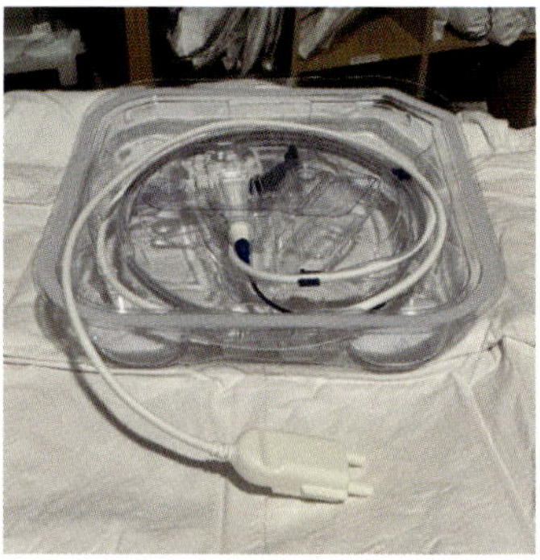

① Spyscope를 준비할 때 cable connector를 손으로 만지지 않도록 조심한다.

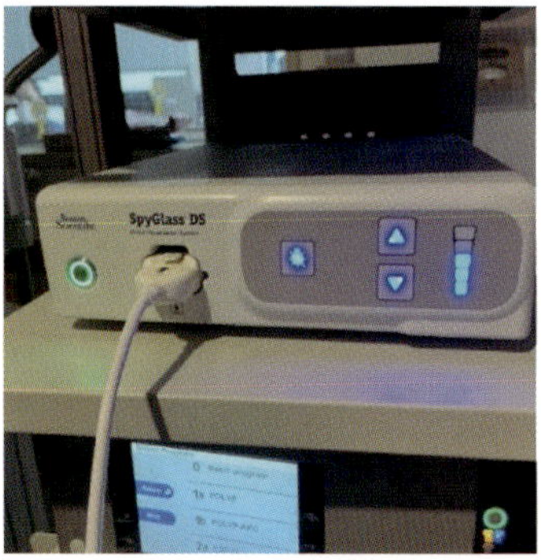

② Cable을 파란색 화살표가 위쪽을 향하도록 하여 본체와 '딸깍' 소리가 들릴 때까지 결합시킨다.

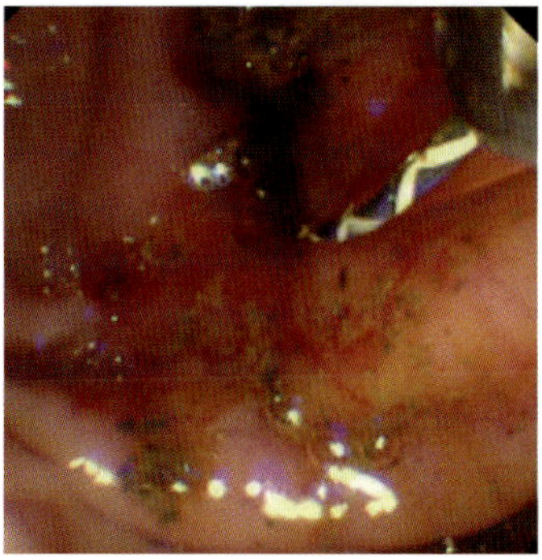

③ Spyscope의 진입을 위해서는 담관이나 췌관의 입구가 10 Fr 이상 확장되어 있어야 한다.

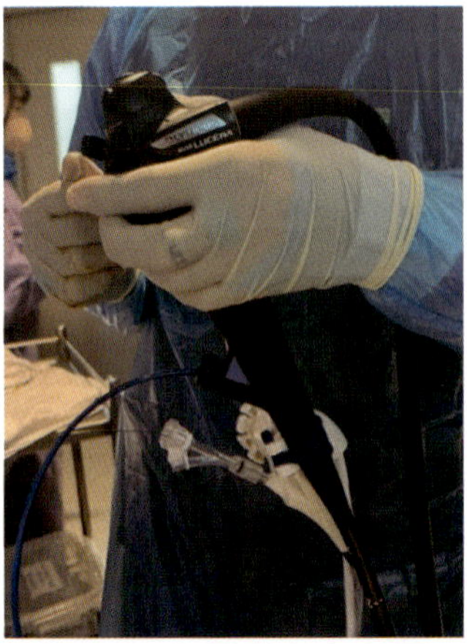

④ 십이지장경의 working channel 바로 아래 spyscope를 부착한다. 이때 카테터가 꼬이지 않도록 주의하고, spyscope의 조절 다이얼이 십이지장경 조절 다이얼과 같은 방향에 위치하도록 한다.

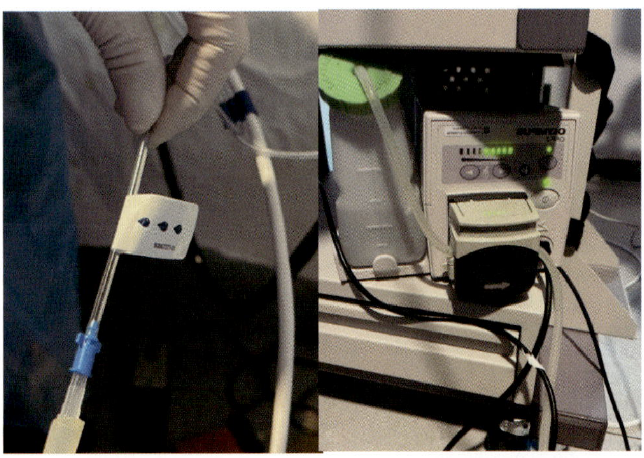

⑤ Irrigation tube를 spyscope와 연결하고, 내시경에 연결되어 있는 Wall suction tube를 spyscope의 locking valve tube에 연결한다. Water pump를 이용하면 편리하다.

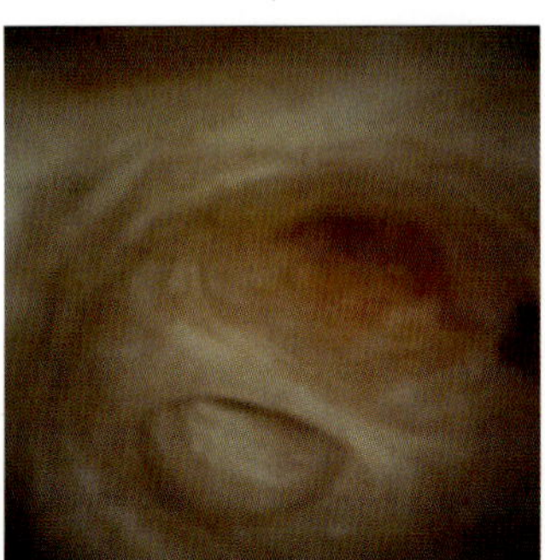

⑥ EST 후에 spyscope의 진입을 위해서는 유도철사를 사용할 수 있으며, 원활한 관찰을 위해 진입 후 유도철선을 제거하기도 한다.

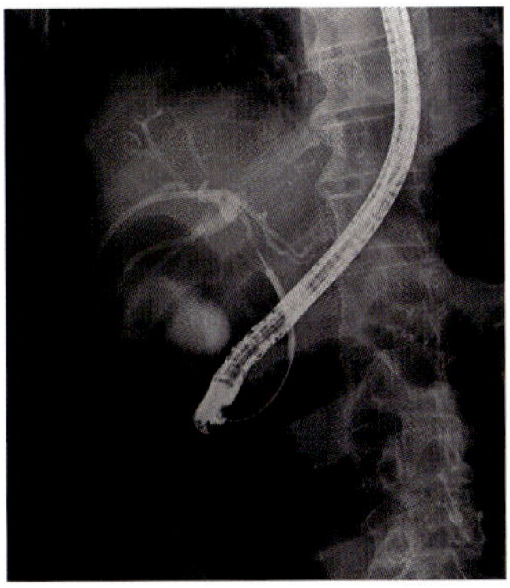

⑦ 깨끗한 화면을 위해 시술 중에 suction & irrigation을 적절히 시행한다. 목표한 병변을 평가하고 필요시 조직검사를 시행한다. 거대담석의 경우 EHL, LASER를 이용하여 파쇄를 시행한다. 파쇄된 결석은 내시경 시술자의 재량에 따라 바스켓 및 풍선 도관 등을 이용하여 제거한다. 한 번의 시술로 끝나지 않을 경우, 다음 시술 시행 전까지 플라스틱 스텐트나 경비담관 배액용 카테터를 삽입해 둔다.

주의할 점

1. 비용이 여전히 부담이므로 보험의 적응증을 잘 살피자.
2. 조작이 쉽지 않아 숙달되기까지 시간이 걸린다. 조급해하지 말고 상급자의 도움을 받자.
3. Working channel이 좁아서 담도나 췌관 안에서는 생검 겸자, EHL probe 등의 액세서리의 진입이 잘되지 않는다. 스파이 선단을 십이지장 내로 회수하여 직선화시킨 후 액세서리를 끝까지 진입시키고 나서 다시 진입해야 한다.

췌담도계 내시경초음파

1. 개요

내시경초음파(EUS)는 내시경 말단에 고주파 초음파가 부착되어 있어 장관 내로 삽입 후 소화기 벽에 근접시켜 장관 내 공기, 복벽 지방 및 뼈 등에 영향을 받지 않고 고해상도 영상을 얻을 수 있는 검사법이다. 최근 내시경초음파검사의 발달로 췌담도질환 영역에서 새로운 진단적, 치료적 접근이 가능하게 되었다. 췌담도계 진단과 치료를 위한 내시경초음파는 초음파 주사 방식에 따라 방사형 내시경초음파(Radial EUS)와 선형 내시경초음파(Linear EUS)를 주로 사용하고, 미니 프로브(mini-probe)를 사용하여 관강 내 초음파검사(intraductal US)를 시행하기도 한다.

2. 방사형 내시경초음파(Radial EUS)

방사형 내시경초음파는 초음파 진동자가 내시경축에 수직으로 배열되어 있어 내시경 축에 수직인 동심원 모양의 평면을 그려낼 수 있다. 탐촉자 끝에 장착된 풍선에 물을 채워서 관찰하게 되면 인공 음영을 줄이고 화질을 향상시킬 수 있게 된다. 방사형 내시경초음파의 장점은 췌장담관을 장축을 따라 길게 그려내기 쉽고 유두부 관찰도 용이하다는 점이다. 하지만 관측 범위에서 내시경 겸자 채널을 통해 삽입된 천자 바늘의 깊이와 위치를 파악하지 못하기 때문에 세침흡인검사나 중재 시술에는 적합하지 않다. 내시경의 관찰은 대각선 앞을 볼 수 있는 전방사시경 유형과 정면을 볼 수 있는 직시경 유형이 있으며 주로 사시경 형태가 많이 쓰인다.

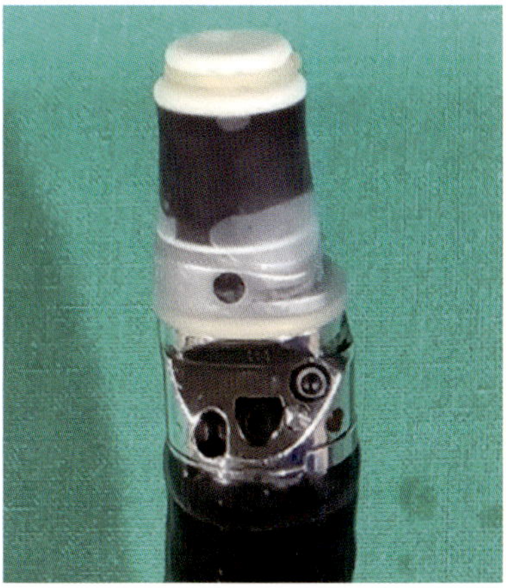

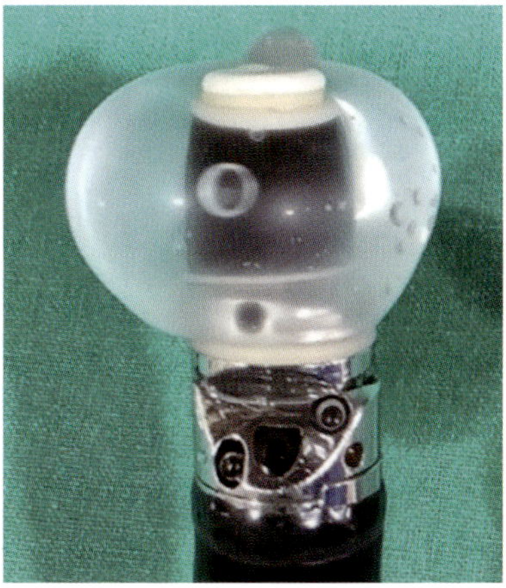

3. 선형 내시경초음파(Linear EUS)

선형 내시경초음파는 내시경 축에 평행한 부채꼴 평면을 그려낼 수 있게 선단에 반달 모양의 초음파 단자가 부착되어 있다. 따라서 방사형 내시경초음파 영상에 비교하여 해부학적 구조를 파악하는 데 익숙해지는 과정이 필요하다. 겸자 채널을 통해 삽입된 천자 바늘의 관찰이 가능하므로 병변의 관찰뿐만 아니라 세침흡입검사나 중재 시술도 시행할 수 있다. 내시경의 관찰은 전방 사시경 유형이 일반적이다.

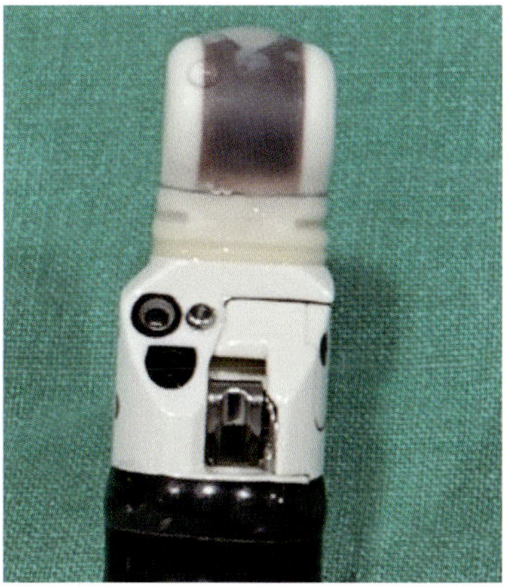

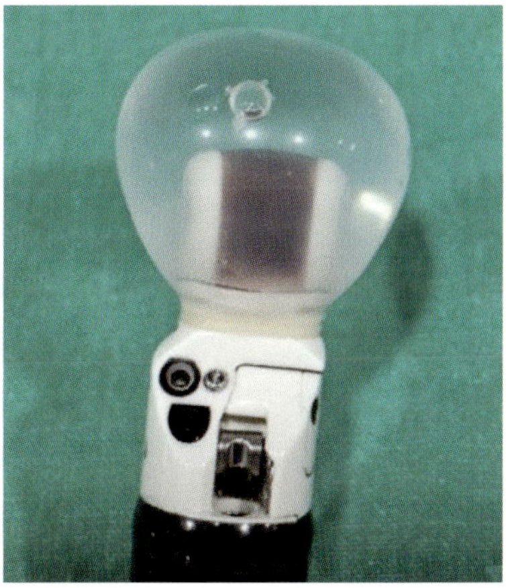

주의할 점

1. 전방 사시경 유형의 내시경초음파를 이용하는 경우, 내시경 선단부에 의한 인두후두 손상이 발생할 수 있어 삽입 시 저항이 느껴지면 밀지 않는다.
2. 십이지장 구부 진입 시에도 무리한 힘을 가할 경우 십이지장 천공이 발생할 수 있다. 따라서 주행방향을 미리 확인하고 내시경 시야각이 사선을 향하고 있음을 감안하여 부드럽게 진입하는 것이 중요하다.

4. 키보드 조작법

내시경초음파 본체에 있는 조작부 패널은 기종에 따라 다양한 기능을 제공한다. 조작법은 상이하지만 기본적인 기능은 거의 동일하므로 본 장에서는 올림푸스사의 EU-ME2 기기를 기준으로 각 부의 조작법과 기능 변경 시의 변화에 대해 간략히 설명하였다.

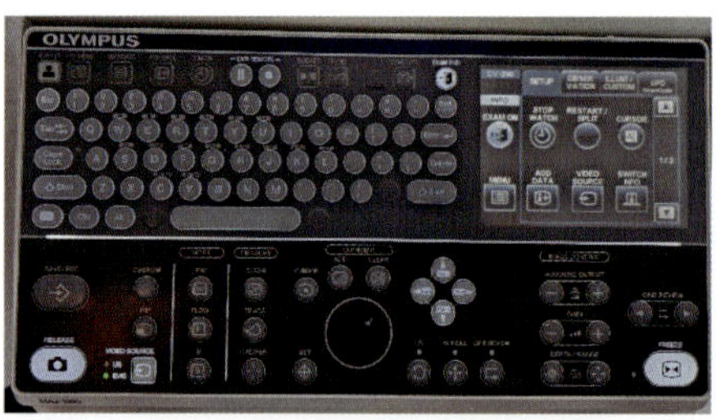

① 키보드를 이용해 각종 조작을 실시한다.

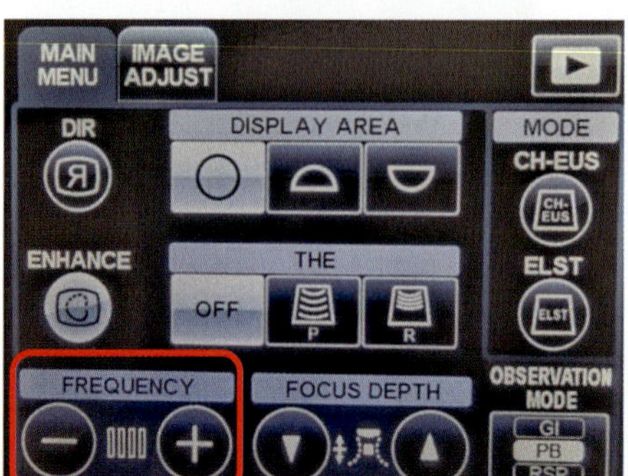

② Frequency: Frequency가 높을수록 해상도는 증가되나 투과도는 감소된다.

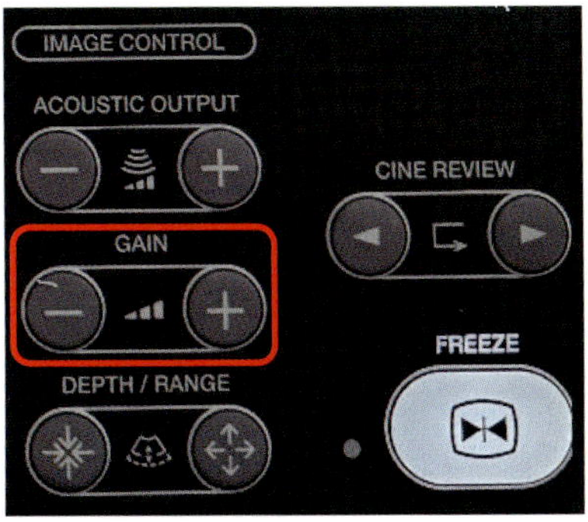

③ Gain: Gain을 높이면 영상은 밝아지나 noise가 증가하고 선명도가 감소된다. Gain을 낮추면 noise는 감소되나 영상이 어두워진다.

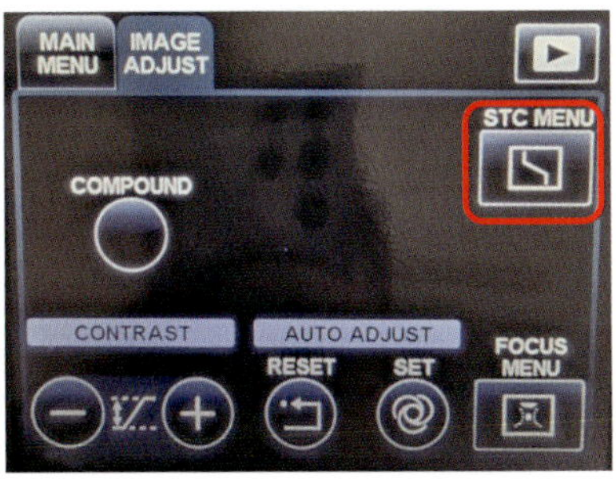

④ Time gain compensation: 초음파는 조직을 통과하면서 점차 약화되므로 이를 보상하기 위해 심부에서의 감쇠를 보정하여 같은 밝기로 보이도록 조정한다.

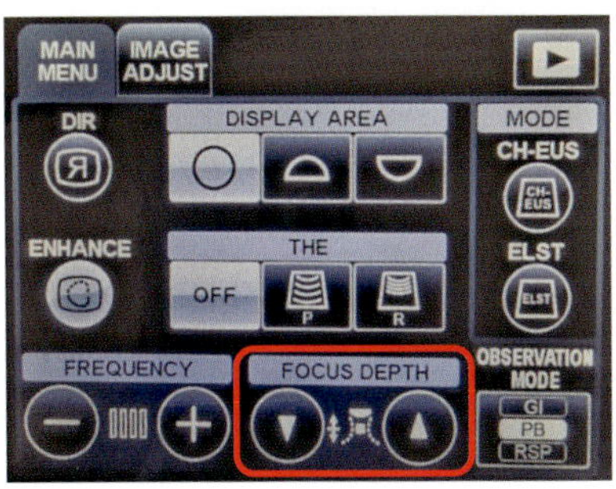

⑤ Focus depth: 검사자가 원하는 깊이로 가장 해상도가 높은 초점 거리의 조절이 가능하다.

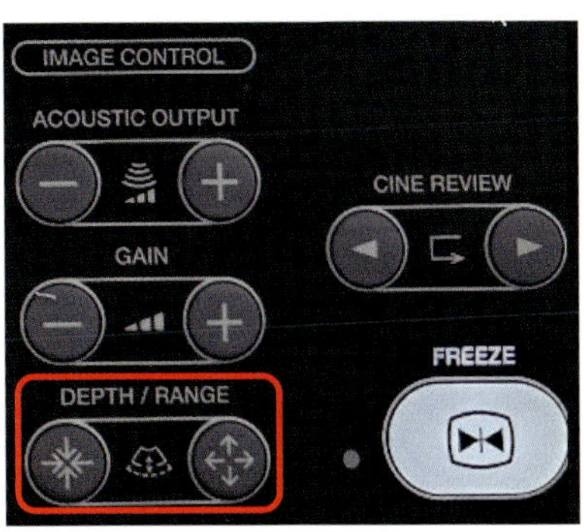

⑥ Depth/Range: 영상을 확대 또는 축소하면서 관찰할 수 있다.

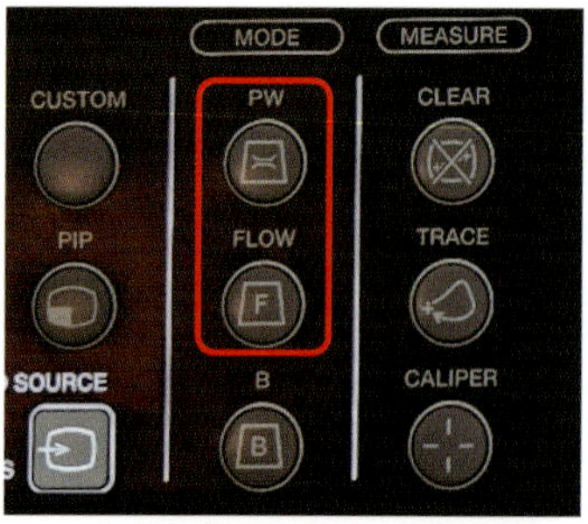

⑦ Doppler: Flow 버튼을 눌러 Doppler로 혈관 구조물을 확인한다. Pulse wave로 동맥과 정맥을 구분하는 데 도움을 받을 수 있다.

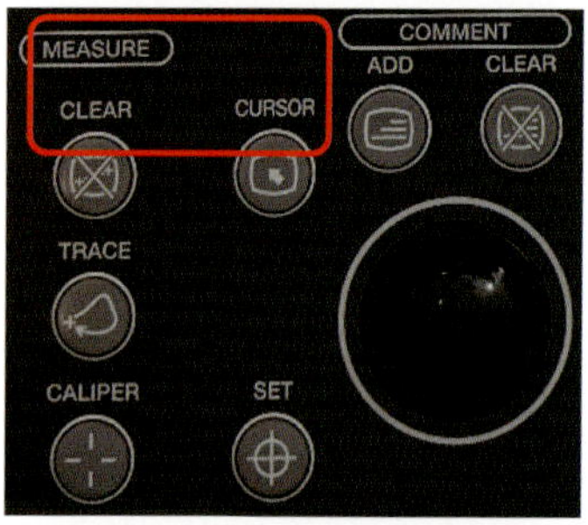

⑧ Measurement: Caliper 버튼을 누르고 trackball과 set 버튼을 이용하여 병변의 크기를 측정할 수 있다.

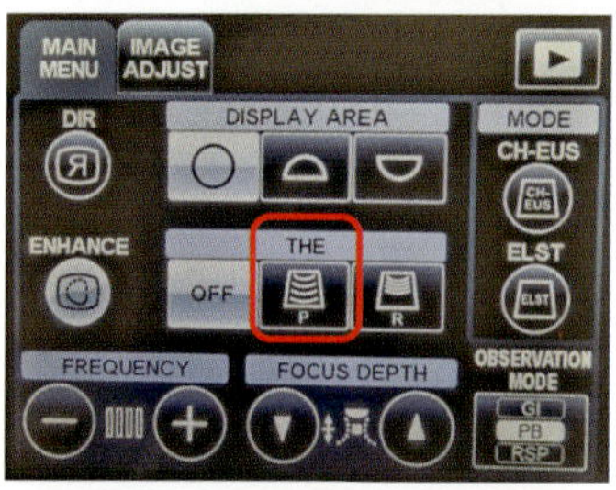

⑨ Tissue harmonic mode: Harmonic 영상은 반향 허상, 측엽 허상, 노이즈를 감소시키고 대조도를 증가시켜서 해상도가 좋은 영상을 만든다.

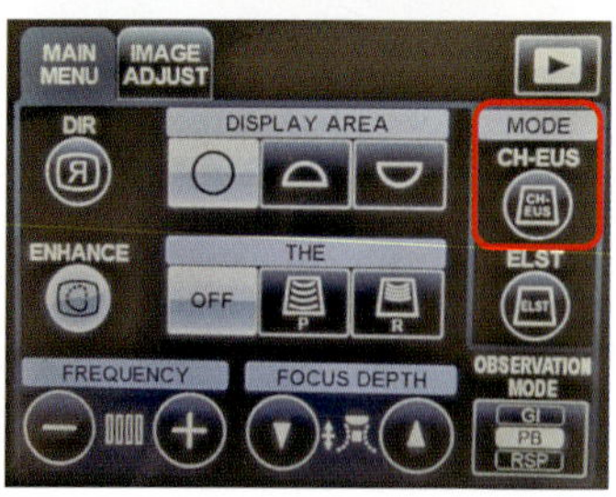

⑩ Contrast Harmonic EUS mode: 조영증강 하모닉 EUS 영상을 얻을 수 있다.

5. 조영증강 내시경초음파(EUS)

조영증강 내시경초음파는 조영제 주입 후 조영제에 특화된 영상기법인 하모닉 영상을 얻는 방법으로 췌장 실질의 관류 및 역동적인 미세순환의 탐색이 가능하다. 초음파 조영제는 초음파의 후방산란(backscatter)을 증가시켜 혈류의 평가를 더욱 용이하게 하는 역할을 한다. 초음파 조영제에는 여러 종류가 있으며 현재 우리나라에서는 용해성 기체를 포함하는 2세대 조영제가 흔히 사용된다.

1) 검사 방법

(1) 조영증강 초음파 시행 전 고식적 B-mode scanning을 시행하여 병변의 위치, 크기 및 특징을 관찰한다.

(2) 내시경초음파를 조영증강 방식으로 변경하고 대상 병변 관찰에 접합한 위치에 초음파를 위치한다.

(3) 조영제를 16-18 G의 카테터를 통하여 천천히 정맥주입하여 미세기포(microbubble)의 파괴를 최소화하며 IV line에 조영제를 채운다. 이후 생리식염수를 10 ml를 빠르게 주입하며, 이와 동시에 초음파 기계 패널의 타이머를 시작한다.

(4) 3.4 MHz의 고주파를 이용한 하모닉 감지 방식으로, 조영제 정맥 주입 후 즉시 내시경초음파로 병변을 관찰한다. 병변과 정상조직의 조영증강 특징, 조영소실 특징 및 분포 양상 등을 비교 관찰한다.

(5) 조영제를 정주한 시점을 기준으로 조영제가 도달하기까지는 10-20초, 동맥기는 그 후부터 30-45초 정도까지이며, 정맥기는 30-120초 정도이다. 동맥기와 정맥기를 관찰하기 위해 조영제 주입 후 150초 동안 검사를 시행한다. Kupffer 조영제의 경우 Kupffer기 확인을 위해 10분 이후까지 검사를 시행한다.

6. EUS-FNA/FNB

내시경초음파를 이용하여 병리 진단 목적으로 췌장, 림프절 등에 대해서 초음파를 이용하여 바늘을 찔러 조직을 채취한다. 진단적 내시경초음파 유도하 세침 흡인/조직검사의 적응증은 조직학적으로 췌장암을 증명하거나 종양형성 췌장염 혹은 자가면역췌장염의 감별진단, 림프절 전이의 진단, 그리고 췌장의 낭성종양 감별진단을 위해서 시행하고 있다.

1) 검사 방법

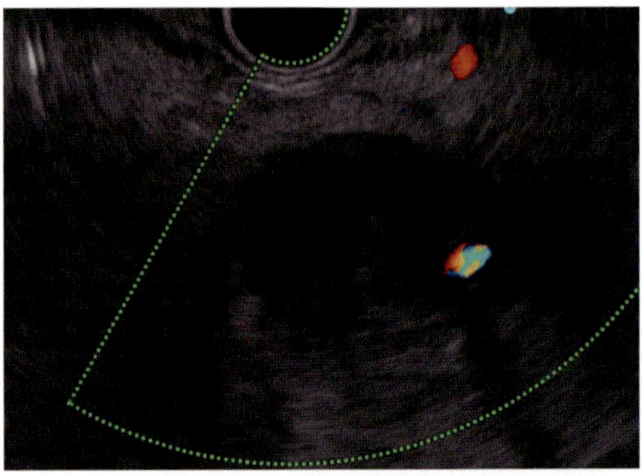

① 선형 내시경초음파를 이용하여 병변을 찾아내어 5–7시 방향에 병변이 위치하도록 한다. 컬러 도플러를 이용하여 천자바늘 주행 방향에 혈관이 존재하는지 확인하고 혈관을 피해 천자할 수 있는 최적의 위치를 확인한다.

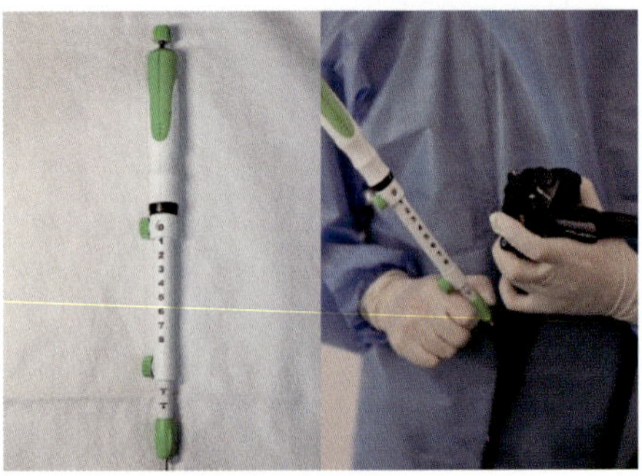

② 내시경 겸자공 고무마개를 분리하고 천자바늘을 겸자공에 고정한다.

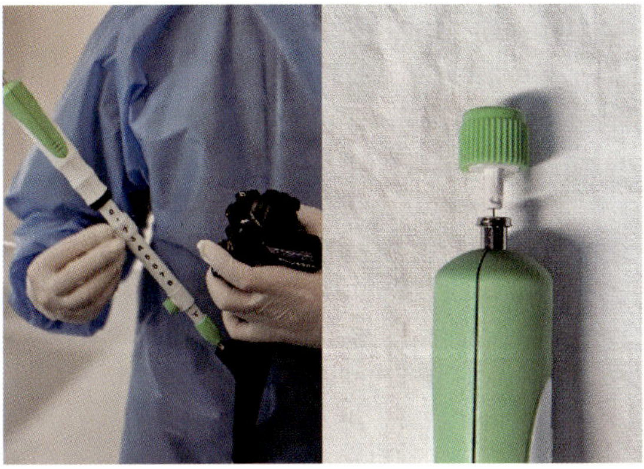

③ 표적까지의 예상되는 거리를 측정하여 천자바늘 stopper를 고정하고 stylet을 살짝 당겨 놓아 바늘을 예리한 상태로 만들어 초음파 영상에 목표 병변을 천자한다.

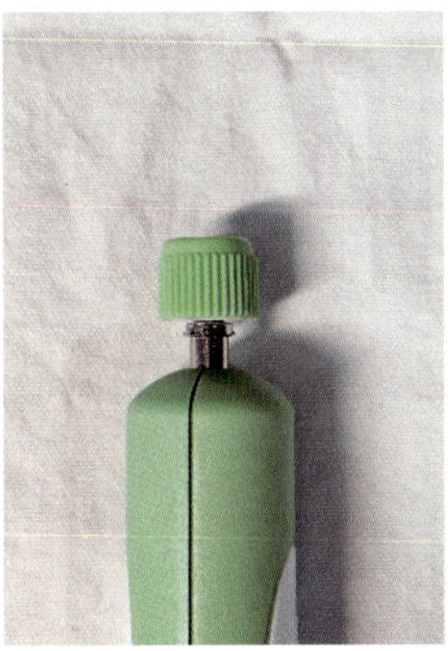

④ 천자 후에는 다시 stylet을 끝까지 밀어내어 바늘 내부로 들어온 위장관 조직을 밀어내고 이후 stylet을 제거한다.

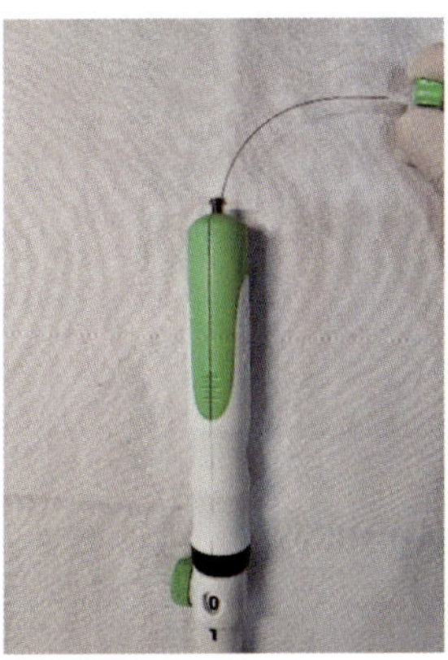

⑤ Slow pull back method의 경우, stylet을 천천히 빼면서 약간의 음압을 만든 상태에서 천자 바늘을 병변 내에서 반복적으로 앞뒤로 움직여 조직을 얻는다. 병변 내부에서 천자 바늘의 방향을 바꾸어 가면서 병변의 다양한 부위의 조직을 얻기 위해 노력한다.

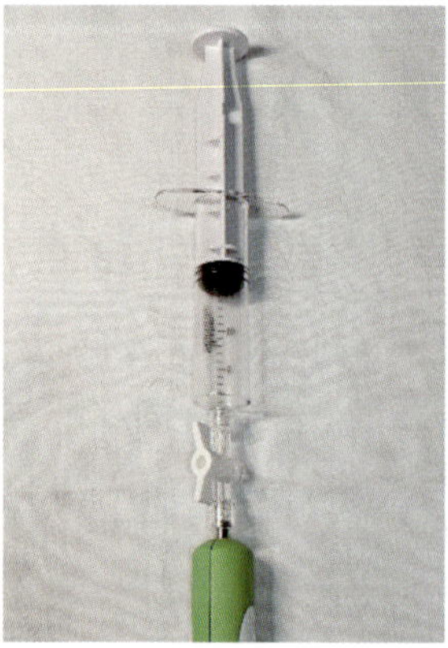

⑥ 또 다른 방법인 suction method의 경우, stylet은 제거하고 10 ml 음압주사기를 천자 바늘에 연결하여 음압을 건 상태로 천자 바늘을 병변 내에서 움직여 조직을 얻는다.

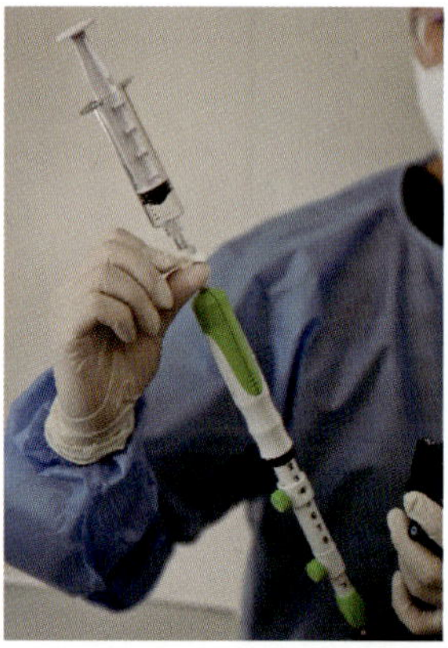

⑦ 검체를 채취하고 천자 바늘을 내시경에서 제거한 후에는 stylet을 다시 삽입하여 조직을 밀어내어 채취한 검체를 확인한다.

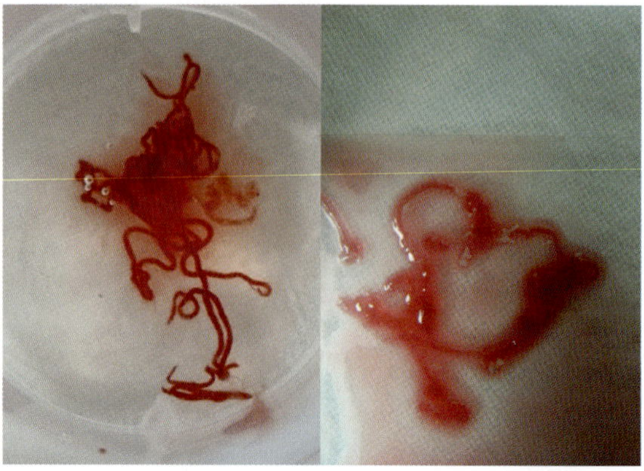

⑧ 조직을 충분히 얻은 후에는 음압 주사기를 잠근 후 천자 바늘을 내시경에서 제거한다.

2) 채취한 조직의 고정법

(1) 검체를 슬라이드 유리 위에 밀어내고, 회백색의 검체는 조직진단용으로 포르말린에 담가 고정시킨다. 남은 부분은 슬라이드 2장을 이용하여 smear를 시행한 후 세포진 검사를 위해 알코올 용액에 고정한다.

(2) 검체를 액상흡인세포병리 고정액에 담고, 회백색의 검체는 조직진단을 위해 포르말린이 담긴 통에 넣어 고정시킨다. 남은 검체는 원심 분리하여 cell block을 만들어 세포진 검사를 시행한다.

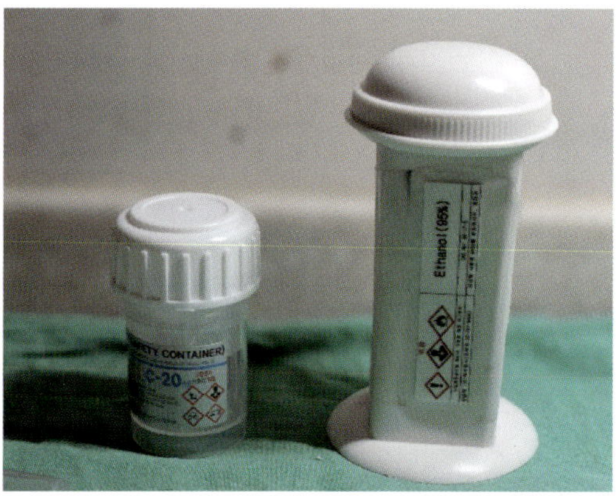

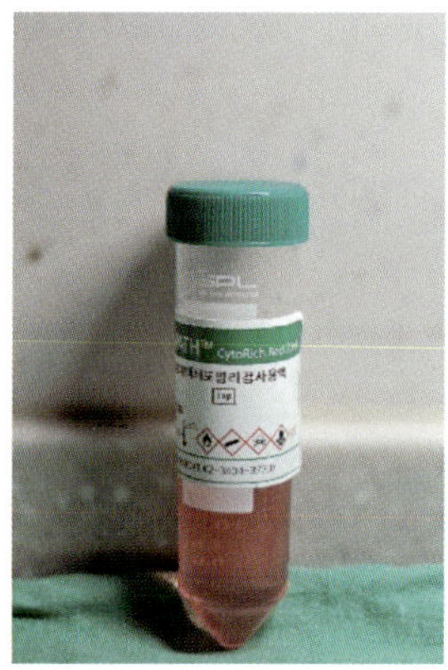

주의할 점

1. 5–7시 방향에 병변을 위치시키고 가능한 한 내시경이 직선화된 상태에서 검사를 시행하는 것이 좋다.
2. 병변과 초음파 probe 사이의 거리는 최소화하는 것이 좋다.
3 췌장두부, 특히 췌장구상돌기 병변에 접근하기 위해서는 내시경이 심하게 굴곡지게 된다. 굵은 천자 바늘은 뻣뻣하여 병변을 천자하기 어렵다. 따라서 천자가 어려울 것으로 예상되는 병변에 대해서는 가늘고 유연한 25 G 천자 바늘을 사용하는 것이 추천된다.

한글

ㄱ

가스트로그라핀 70
강성 30
결찰 후 내시경 점막절제술 131
경도 30
경비 담관 배액관 190
경피경간 담도경 검사 240
경피내시경하 위루술 139
고주파 전기 수술기 41
괄약근 절개도 185
글리세롤 101
금속 스텐트 192
기계적 쇄석술 229
기포제거제 67

ㄴ

나이프 107
날록손 70
내시경 유두부 절제술 237
내시경 유두부 풍선확장술 219
내시경적 경비 담관 배액관 배액술 232
내시경적 역행성 담관 배액술 236
내시경적 역행성 담췌관 조영술 198, 206
내시경적 유두절개술 214
내시경 점막하 박리절제술 136
내시경초음파 48
내시경초음파 유도하 세침 흡인술 195
내시경 클립 165
네트 겸자 115

ㄷ

단일 시술자 담도내시경 181, 244
단일 풍선 소장내시경 32, 89
담도내시경 178
듀얼 포커스 56

ㄹ

램프 18
루골 95
루골액 95
리도카인 스프레이 66

ㅁ

마우스피스 72
만곡부 23
멀티벤딩 내시경 59
메틸렌블루 95
메페리딘 69
미니 프로브 50, 52
미다졸람 68

ㅂ

바륨 70

바스켓 187

방사형 초음파 스코프 50

밴드 114

변형된 점막절제술 129

부스코판 68

부지 확장술 147

분말 스프레이 170

ㅅ

살포 튜브 97

삽입도관 183

삽입부 22

상부내시경 검사 80

상부내시경 스코프 27

생검겸자 74

선단부 22, 179, 181

선형 내시경초음파 249

소장내시경 검사 87

솔세포진 194

송기 18, 34

송수 34, 39

스텐트 151, 152

스텐트 삽입술 151

식도 정맥류 결찰술 116

십이지장경 176

ㅇ

아르곤 플라즈마 응고 45

엔도 루프 104

연결부 25

연성부 24

오버튜브 73

올가미(스네어) 103

위 정맥류 경화술 122

유도철사 184

응급카트 79

이물제거 144

이산화탄소 송기 장치 37

이중 풍선 소장내시경 32, 90

인두마취제 66

인디고카르민 95, 96

인젝터 98

ㅈ

저온 올가미 폴립 절제술 124

점막절개 후 내시경 점막절제술 133

점막절제술 127

점막하 주입액 100

점액제거제 67

조작부 24, 179, 182

지혈 겸자 164

진정내시경 76

ㅊ

천공 159

출혈 156, 157

ㅋ

캡슐내시경 92, 156

캡장착 내시경 점막절제술 129

캡(후드) 112

ㅌ

투 채널 내시경 57

ㅍ

풍선도관 188

풍선 확장술 147

프로포폴 69

플라스틱 스텐트 191

플루마제닐 69

ㅎ

하부내시경 검사 84

하부내시경 스코프 29

협대역 54

협착부 확장용 풍선 189

확대 내시경 54

흡인 36

히알루론산 101

영문

B

Band ligation EMR 131
Blue light imaging, BLI 62
Brush cytology 194

C

Cap EMR 129
Cimetropium bromide 68
Coagrasper 164
Computer-aided detection, CADe 64
Computer-aided diagnosis, CADx 64
Cold snare polypectomy, CSP 124
Cholangioscopy 178

D

Double balloon enteroscopy 90
Duration 43

E

Effect 43
EndoCapsule 92
Endocut I 43
Endocut Q 43
Endo-loop 104
Endoscopic mucosal resection, EMR 127
Endoscopic nasobiliary drainage, ENBD 232
Endoscopic papillary balloon dilatation, EPBD 219
Endoscopic papillectomy 237
Endoscopic retrograde biliary drainage, ERBD 236
Endoscopic sclerotherapy, EST 122, 214
Endoscopic variceal ligation, EVL 116
Endoscopic retrograde cholangiopancreatography, ERCP 198, 206
Endoscopic submucosal dissection, ESD 136
EUS-FNA/FNB 195, 254

F

Flush knife 110
Foreign body removal 144

G

Glycerol 101

H

H knife 109
Hook knife 110
Hyaluronic acid 101

I

Interval 43
Injector 98
i-scan 62
IT knife 107

L

Linear EUS 249

M

MiroCam 92
Mini probe 52
Multi-bending 59

N

Narrow band imaging, NBI 54, 61
Needle knife 108
Non-lifting sign 102

O

Over-the-scope-clip, OTSC 160, 174

P

Padlock clip 161
Percutaneous transhepatic cholangiography, PTCS 240
PillCam 92
Precut EMR 133

S

Simethicone 67
Single balloon enteroscopy 89
Single-operator cholangioscopy 244
Spyglass DS 181
Stiffness 30

소화기내시경 실무 길잡이 기구, 약제, 시술의 모든 것

2025년 6월 20일 인쇄
2025년 7월 10일 발행

지은이 | 대한소화기내시경학회 부산·울산·경남지회

발행인 | 신은주
책임편집 | 송윤석
임프린트 | 도서출판 대한의학
발행처 | ㈜에스앤씨퍼블리싱
출판등록 | 2003년 9월 27일 제 25100-2014-000011호
주소 | 서울특별시 구로구 디지털로 288 대륭포스트타워1차 1209호
전화 | (02)921-0653
e-mail | medbook2000@daum.net
홈페이지 | www.dhmbook.co.kr
www.medbook.co.kr

정가 | 25,000원
ISBN | 979-11-5590-314-8 93510

이 책은 저자와의 계약에 의해 ㈜에스앤씨퍼블리싱에서 발행합니다.
이 책의 내용 일부 혹은 전부를 무단으로 복제하는 것은 법적으로 금지되어 있습니다.
도서출판 대한의학은 ㈜에스앤씨퍼블리싱의 의학 전문 임프린트입니다.

인쇄나 제본 과정에서 잘못된 책은 교환해 드립니다.